International Agency for Research on Cancer

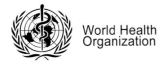

World Health Organization

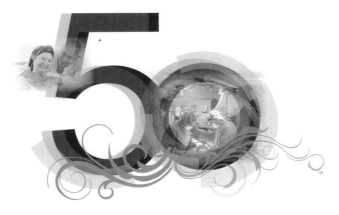

International Agency
for Research on Cancer
THE FIRST FIFTY YEARS

国际癌症研究机构
第一个五十年 (1965—2015)

[意] 鲁道夫·萨哈希　　[英] 克里斯托弗·P. 怀尔德【著】

江桂斌　陈国胜　张庆华　李湉湉【译】

科学出版社

北京

图字：01-2016-8738 号

内 容 简 介

　　国际癌症研究机构（IARC）是世界卫生组织中一个从事癌症研究和预防的独特机构。本书全面概述了IARC的起源、50年来癌症研究发展历程、在世界各地开展的流行病学和病因学等重要研究活动，以及对减轻全球癌症负担的重大贡献。本书图文并茂，史料珍贵，内容翔实，是了解IARC这一重要机构的权威资料。

　　本书可作为从事癌症流行病学、公共卫生、环境毒理学、化学品风险评估相关科技人员的参考书籍，也可作为环境与健康、癌症预防方面的科普书籍。

Published by the International Agency for Research on Cancer in 2015 under the title *The International Agency for Research on Cancer: THE FIRST 50 YEARS, 1965—2015*
©International Agency for Research on Cancer（2015）

图书在版编目（CIP）数据

　　国际癌症研究机构：第一个五十年（1965—2015）/（意）鲁道夫·萨哈希（Rodolfo Saracci），（英）克里斯托弗·P. 怀尔德（Christopher P. Wild）著；江桂斌等译. —北京：科学出版社，2018.2
　　书名原文：International Agency for Research on Cancer：The First 50 Years，1965—2015
　　ISBN 978-7-03-056657-7

　　Ⅰ.①国… Ⅱ.①鲁… ②克… ③江… Ⅲ.①癌－研究机构－概况－世界－1965—2015 Ⅳ.①R73-24

　　中国版本图书馆CIP数据核字（2018）第039870号

责任编辑：朱 丽 杨新改 / 责任校对：韩 杨
责任印制：肖 兴 / 封面设计：耕者设计工作室

科 学 出 版 社 出版
北京东黄城根北街16号
邮政编码：100717
http://www.sciencep.com
北京汇瑞嘉合文化发展有限公司 印刷
科学出版社发行　各地新华书店经销

*

2018年5月第 一 版　开本：720×1000 1/16
2018年5月第一次印刷　印张：15
字数：280 000

定价：108.00元
（如有印装质量问题，我社负责调换）

此书谨献给

与我们一样热爱该机构 (IARC) 的玛丽卡和赫瑟

译者序

癌症是威胁人类健康的重大祸患，也是迄今为止人类社会所面临的重大挑战。为了应对这一重大挑战，50 年前，隶属世界卫生组织（World Health Organization，WHO）的国际癌症研究机构（International Agency for Research on Cancer，IARC）应运而生。

IARC 是一个在世界范围内开展癌症流行病学调查、致癌机理研究、癌症危险性评估以及癌症预防等方面工作的研究机构。翻译出版这本 IARC 50 周年纪念册，不只是为了褒颂 IARC 对人类健康事业的伟大贡献，更重要的是让更多读者科学地了解癌症的病因以及预防知识，鼓励更多的学者同仁关注和投身于癌症的病因、机理、预防与治疗相关研究，期待我国相关机构和科技工作者积极参与更多的国际合作，为人类的健康事业做出更大贡献。

本书主要译者陈国胜博士曾应邀作为专家组成员参加了 IARC 主持的室内空气污染（2006）和大气污染（2013）对人类致癌性评估项目。在 IARC 主任克里斯托弗·P. 怀尔德博士的一次报告中，陈博士了解到 *International Agency for Research on Cancer: The First 50 Years, 1965—2015* 的出版，并于 2015 年 12 月回国探亲之际提议将此书翻译成中文版，大家一拍即合。

本书概述 IARC 第一个 50 年的发展历程，以癌症研究为例，系统地概括了基因、环境与健康研究方面的成果和方法学方面的发展。作为专业书籍，本书可为从事环境与健康方面研究和管理的专业人员提供流行病学、病因学、分子生物学、暴露组学、环境健康评估等方面的基础知识以及最新研究进展；同时，也希望 IARC 建立的方法体系能够为国内环境与健康方面的研究提供借鉴。作为科普书籍，希望本书的出版能够让读者更准确地了解各种常见癌症的病因和预防知识；敦促国内有识之士在科技、经济、文化等诸多方面关注环境与健康问题；并借此推进环境污染与健康研究，在国内外开展合作与交流，保护和增进人类健康。

在本书翻译过程中，得到了多方面的支持和帮助，在此表示衷心感谢：陈国胜博士主导了本书的翻译；IARC 主任及 IARC 出版社对中文版翻译团队给予了充分信任；科学出版社朱丽编辑在编辑工作中高标准严格要求；中国科学院生态环境研究中心的多位同事对初稿进行了认真审阅。翻译是利用业余时间完成的，前后历时两年，翻译过程中字斟句酌，反复校准，译稿修改十余次。我们力求准确再现英文版的语言风格，同时尽可能符合汉语语言规范。由于译者水平所限，翻译中若有疏漏、不准确之处，敬请读者批评指正。

2018 年 3 月於北京

前言

50 年前，在夏尔·戴高乐总统领导下，法国设定了一个雄心勃勃的目标：在世界卫生组织（WHO）支持下建立一个国际癌症研究机构。

半个世纪以来，国际癌症研究机构（IARC）在全球癌症研究中发挥了决定性的作用。这项成就是通过在世界各地建立癌症登记、开展癌症流行病学研究，以及通过培养从事癌症研究的科学家这种培训计划来实现的。IARC 为世界卫生组织的公共卫生事业提供了必不可少的关于癌症的基础数据。

50 年来，IARC 已经发展成为一个重要的国际机构。其独立理事会成员已经从 5 个创始国发展到 24 个参与国，并且参与国家的数量还在不断增加。

IARC 的活动涵盖广阔的研究领域，并指导全球控制癌症的决策。在世界卫生组织内，IARC 有着特殊的地位，因为它是唯一一个开展自己的研究计划并将其研究成果发布给全世界的 WHO 机构。同时，IARC 也因为制定癌症的研究和预防方面的议程而享誉世界。

我深信，IARC 将会继续成长，并帮助 WHO 加强努力以减轻全球的癌症负担。

陈冯富珍博士

世界卫生组织总干事

关于本书

本书的出版是为了纪念在 1965 年 5 月世界卫生大会上成立的国际癌症研究机构（IARC）50 周年。旨在向读者介绍 IARC 的起源与发展、其重要研究课题，以及 IARC 在第一个 50 年的活动对世界科学和公共卫生事业的主要贡献。

本书第一、二章阐述在 1965 年引发 IARC 成立的一些事件，以及 IARC 当年运作并且现在仍然实用的一般社会和医学方面的背景知识。第三～五章重点介绍 IARC 在发展癌症研究工具和基本框架建设方面的主要贡献。第六～十一章概述 IARC 在癌症病因的鉴定和癌症预防方面的主要成就。最后，第十二章探讨这些过去一直指导着 IARC 工作的原则和构想，在当今是如何更为相关；尽管在这 50 年期间，癌症以及癌症的研究活动都发生了很大的变迁。书中还穿插了一系列在 IARC 历史上一些关键人物的访谈录，它们为本书增色不少。

本书不是一本关于 IARC 的史书，因为将来可能会有专业的历史学家去写它，我们也没打算全面地、系统性地概括 IARC 科学家在过去和现在进行的所有研究课题及相关活动。对于那些资深的和年轻的科学家们、IARC 所有的支撑人员，以及世界各地数以千计曾为 IARC 作出过贡献的科学家们，我们在此表示歉意。本书因其特性所限制——有选择性的主题，尽量少地采用专业术语的风格，以及（正因如此）只能偶尔引用个别论文——未能公正对待科学家们工作的深度和价值，而这些正是 IARC 的精华所在。关于书中实例以及访谈录的选择，相关责任完全由作者承担。

关于作者

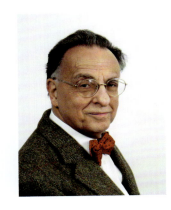

鲁道夫·萨哈希（Rodolfo Saracci）

1976 年第一次来到国际癌症研究机构（IARC）。作为一名流行病学家，他曾在流行病学和生物统计学部门工作，随后作为负责人长期（1983 ～ 1995 年）任职于分析流行病学部门。自 2009 年以来，一直是 IARC 的高级访问学者。

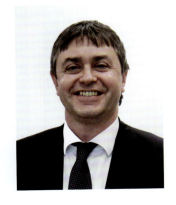

克里斯托弗·P. 怀尔德（Christopher P. Wild）

1984 年通过国际癌症研究机构（IARC）博士后奖学金资助来到 IARC。他先以科研人员的身份在致癌机理部门工作，之后担任环境致癌机理部门负责人（1994 ～ 1996 年）。2009 年，回到 IARC 并出任该机构主任。

致谢

如果没有大家的宝贵奉献，这本书是不可能出版的。

首先，我们要感谢受访者：弗拉基米尔·阿尼西莫夫（Vladimir Anisimov），布鲁斯·阿姆斯特朗（Bruce Armstrong），赫尔穆特·巴奇（Helmut Bartsch），诺曼·布雷斯洛（Norman Breslow），沃尔特·戴维斯（Walter Davis），尼克·戴（Nick Day），雅克·埃斯泰夫（Jacques Estève），安德鲁·霍尔（Andrew Hall），南·希金森（Nan Higginson），马诺利斯·卡格维纳斯（Manolis Kogevinas），吉尔伯特·勒努瓦（Gilbert Lenoir），朱利安·利特尔（Julian Little），托尼·麦克迈克尔（Tony McMichael），鲁杰罗·蒙特萨诺（Ruggero Montesano），努比亚·穆尼奥斯（Nubia Muñoz），马克思·帕金（Max Parkin），理查德·皮托（Richard Peto），蒂埃里·菲利普（Thierry Philip），齐藤敬二（Keiji Saita），三卡云高（Rengaswamy Sankaranarayanan），安·香农（Ann Shannon），贝内代托·泰拉奇尼（Benedetto Terracini），克里斯蒂安·特泼（Christian Trépo），山崎宏（Hiroshi Yamasaki）和大卫·扎里泽（David Zaridze）。是他们无偿且慷慨地提供了他们的个人记忆和对 IARC 工作的看法，以及从那些访谈中我们选取的简短摘引。这些访谈将会在其他地方以一个更为完整的形式来展现。

除了那些曾在国际癌症研究机构（IARC）工作过或者有过科学合作的受访者之外，我们也从克里斯托夫·德阿斯捷·德拉·维热里（Christophe d'Astier de La Vigerie），杰弗洛伊·德阿斯捷·德拉·维热里（Geoffroy d'Astier de La Vigerie），弗朗索瓦·布朗潘（François Blancpain），弗朗西斯·拉塔尔热（Francis Latarjet）和雅克·拉塔尔热（Jacques Latarjet）那里获得了宝贵的帮助和见解。作者要特别感谢弗朗西斯·拉塔尔热允许我们使用有关他父亲雷蒙德·拉塔尔热的照片。

还要特别感谢乔治·克莱因（George Klein），他是 1965 年 9 月成立的第一届国际癌症研究机构（IARC）学术委员会的成员。他也参加了新机构成立之前的策划讨论，感谢他分享那些 IARC 早期成形时有关讨论的回忆。

感谢布鲁斯·阿姆斯特朗（Bruce Armstrong）通读全书，并对内容作了外部审查。

我们对弗雷迪·布雷（Freddie Bray），弗朗索瓦·德洛什（François Deloche），

罗兰·德雷（Roland Dray），雅克·费雷（Jacques Ferlay），苏珊·哈弗-勒格拉斯（Susan Haver-Legros），丽塔·候米拉（Reetta Holmila），伊莎贝尔·苏（Isabelle Soerjomataram）和韦罗妮克·泰拉斯（Véronique Terrasse）表示感谢，他们协助准备了本书的内容。

我们非常感谢 IARC 出版团队持续及娴熟的技术支持和热情协作：娜塔莎·布拉瓦埃（Natacha Blavoyer）（制作助理），杰西卡·考克斯（Jessica Cox）（校对），萨拉·邓巴-克里夫（Sarah Dunbar-Khelifi）（出版助理），尼古拉斯·戈丹（Nicolas Gaudin）（管理编辑），特里萨·李（Teresa Lee）（知识主管），西尔维亚·勒萨热（Sylvia Lesage）（出版助理），以及凯伦·穆勒（Karen Müller）（英文编辑）。

最后，感谢弥赛亚（Messaggio）公司为本书提供设计和布局，确保了这本书的美观。

目录

第一章
国际癌症研究机构（IARC）的诞生

在国家历史上，很罕见人们能找到很好的理由来表达对政府和当权者的慷慨及利他主义的敬意：国际癌症研究机构的诞生是这些罕见的情形之一。
　　　　　　　　　　　　　　　　　　——洛伦佐·托马蒂斯

伟大的事业是由一系列小事情聚集而成的。　——文森特·梵高

一个想法——1963 年 11 月

通常很难查明一个想法的起源，无论好的还是坏的。然而，在创立国际癌症研究机构（IARC）这一事件中，人们可以合理推测它的构想是源于癌症夺去生命而带来的痛苦，希望创办一个机构来战胜这种疾病。一封来自一位失去爱人的丈夫的信件，叙述了他的妻子被诊断出癌症后所遭受的苦难。这封信困扰着收到信件的报社编辑，并鞭策他采取行动。随后，他的同情心、个性及其社会关系，再加上那个时代的乐观主义精神，便产生了变革的动力。这些细小的个人行为，唤起激情和同情，获得了国际上的政治反响，并唤起了跨越国界的共鸣。

写这封信的人是来自尼斯（Nice）的一位记者——伊夫·波焦利（Yves Poggioli），那位编辑是第二次世界大战后在法国成立的一个和平运动组织的一位资深会员。爱人的离世触动了波焦利，并从 1963 年 2 月底起开始努力，希望能够直接从国家指派给核武装的预算中得到资助，来创立一个与癌症作战的国际中心。之前，波焦利主动接触过几个不同的组织和个人，包括法国政府，但没有什么反应。1963 年 4 月初，他主动接近报社这位编辑，请求该编辑将这个想法转发给世界和平理事会，即另一个核裁军组织。

收到来信的这位编辑名叫德阿斯捷，他在几个方面都很特殊 [参见"伊曼纽尔·德阿斯捷·德拉·维热里（Emmanuel d'Astier de La Vigerie）——摆脱癌症的重负"]。德阿斯捷于 20 世纪的第一个星期出生在巴黎，是一个有贵族背景的法国

人。他曾就读于法国海军学院，但在 25 岁时就退伍了，此后他的兴趣转向于新闻、诗歌，但同时他也染上鸦片。他是一个知道反省、但浅尝辄止的人，在抛弃了早期的君主主义倾向后，开始日趋漂移到政治左派。在第二次世界大战开始的前几个月，德阿斯捷重新入伍成为法国海军。1940 年 6 月法国沦陷后，他决定采取行动来抵制侵略，并在法国南部未被占领地区创建了三大抵抗组织之一。该组织最初在夏纳建立，被称为"最后一队"，后来搬迁到克莱蒙 - 费朗，随后改名为"解放南方"。

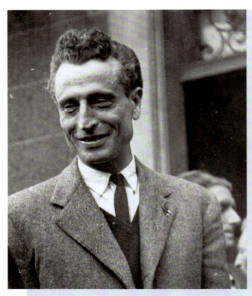

伊曼纽尔·德阿斯捷·德拉·维热里在寻求戴高乐将军支持一个新的国际癌症研究机构事件中起到了核心作用

伊曼纽尔·德阿斯捷·德拉·维热里（Emmanuel d'Astier de La Vigerie）——摆脱癌症的重负

可以毫不夸张地说，伊曼纽尔·德阿斯捷·德拉·维热里是法国 20 世纪后期的一位重要的公众人物。然而，有趣的是人们对他在 IARC 创立上的关键作用知之甚少。甚至在德阿斯捷自己撰写的或者关于他的几本书中，都没有提及这一事件。这或许是由于他只是早期参与，后来接力棒便传给了其他同伴的缘故；他的同伴，特别是安东尼·拉卡萨涅（Antonie Lacassagne）和尤金·奥雅勒（Eugene Aujaleu），接手了他最初的想法并去实现它。尽管如此，我们希望在本章呈现德阿斯捷的倡议的这段历史传奇，当然这是建立在伊夫·波焦利的原始动力之上的。

根本上而言，德阿斯捷是一个对人性抱有希望、相信民众的人，也是一位实干家。的确，他说过，脱离于行动的想法是不够的。这一点从他对波焦利的来信富有同情心的回应，以及他直接去接触国家元首来寻求解决方案这件事情上得到了很好的印证。

德阿斯捷出生于 1900 年 1 月 6 日，是家里八个孩子中最小的一个。可以这么说，在纳粹占领法国的 1940 年期间，他才第一次找到自己的人生目标——用压倒一切的信念来恢复法国的尊严，并且将这一想法付诸行动。他和爱德华·康林龙 - 莫利尼耶（Édouard Corniglion-Molinier）（在"最后一队"期间）、让·卡瓦耶（Jean Cavaillès）、露西（Lucie）和雷蒙德·奥布拉克

（Raymond Aubrac）等，一起创立了"解放南方"这一抵抗运动组织。伯纳德（德阿斯捷作为卧底时曾用名）后来说，他们在那期间建立的友谊是无与伦比的。

抵抗运动是德阿斯捷生命中的一个关键时期。首先，他必须将自己从鸦片毒瘾中解救出来。在此人们再次看到他个人的非凡毅力：他将自己独自关在酒店房间里长达数天，直至令人绝望的鸦片瘾过去。后来他复述在那段幸存下来的痛苦经历时说，即使自己被捕，遭受最严厉的胁迫，他也坚信不会透露任何秘密。

德阿斯捷第一次见到戴高乐将军是在 1942 年 5 月中旬，在英国伦敦。后来，在他再次访问英国首都期间，便写下那首著名的《游击队纪念歌》的歌词。战后，随着《解放》报纸不断发行，他获得法国共产党的支持和协助。1950 年，德阿斯捷是斯德哥尔摩上诉书的联名签署人之一，呼吁绝对禁止核武器。战后，戴高乐总统曾邀请他出任法国驻美国大使。据说是因为德阿斯捷的个性和独立性的某种力量使他回绝了这个邀请，而专注于写作、新闻事业及作为法国参议院伊勒 - 维莱讷省的一个长达十年的极左代理人。

在详细的采访中，德阿斯捷坦承 1964 年底《解放》报的关闭对他的冲击，描述他自己处在一个"十字路口"，并讲述报社的关闭给他留下的"真空"。建立一个国际机构的提议，可能正是他那因寻找新的事业和意义而激发出的一系列具有创造性的想法之一。自初始接触戴高乐到解放报的关闭后大约一年时间里，可以肯定此事一直困扰着德阿斯捷。所清楚的是，1963 年 10 月 23 日，仅在给戴高乐发送 11 月 7 日公开信的两个星期前，德阿斯捷收到了一封来自戴高乐的友好的私人信件，信中评论了他的最新著作《谈斯大林》。在 20 世纪 60 年代选举中，德阿斯捷也出乎意料地呼吁选民支持戴高乐。因此，在这段时间这两人间的关系肯定还是存在的，并且是相当积极的。

《解放》报关闭后，德阿斯捷推行一个新的项目。特别是在年轻医生贝尔纳·库什内（Bernard Kouchner）的参与下，他推出了一个新的出版物《事件》（L'Evénement）。后来这位医生创立了"无国界医生组织"（Médecins Sans Frontières），并担任法国卫生部部长。最为大众熟知的是，20 世纪 60 年代中期，德阿斯捷每周 15 分钟时事评论的电视节目。1969 年，德阿斯捷因心肌梗死去世。在浏览德阿斯捷的照片时，会惊奇地发现在许多照片中他都在抽烟。可悲的是，他死于那抽烟的习惯；而在 IARC 历史上，抽烟一直是很重要的癌症风险因素之一。

德阿斯捷和他的两个兄弟亨利和弗朗索瓦一起被称为解放伴侣，尽管他们走着各自不同的道路。在德阿斯捷的人生旅途上，创立 IARC 这件事可能仅仅是这个非凡人物的一个极其普通注脚。在过去五十年里，德阿斯捷点燃的火焰正在以 IARC 的形式大放光彩。

德阿斯捷利用其新闻记者的背景来塑造"解放南方"组织，通过散发传单呼吁群众抵抗占领军和维希（Vichy）政府。之后，这种危险活动演变为地下报纸《解放》的发行。该报第一期出版于 1941 年年初，并持续至第二次世界大战后，直到 1964 年 11 月。那位痛失妻子的悲伤的丈夫写信给的正是《解放》报，他感谢德阿斯捷用《解放》报为政治与和平而战，但同时也质问："你们做什么来对付癌症呢？" 德阿斯捷后来写道，这封来信让他心情十分沉重。这种抵抗精神将要把他的注意力转向一个新的"敌人"。

如果说这封来信是导致德阿斯捷提议创立一个国际癌症研究机构的一个关键因素，那另一个因素就是他在战争时期建立起来的关系。"解放南方"是最终统一法国抵抗运动组织的一部分，并演变成为全国抵抗运动委员会。在这个国家统一进程中，德阿斯捷会见了让·穆兰（Jean Moulin）（后来被盖世太保抓获，囚禁于里昂并受到拷打），他是戴高乐将军的使者。在这段著名的交往中，也并非没有分歧。随后，德阿斯捷参加了团结在戴高乐周围的不断壮大的领导班子，并分别在伦敦和阿尔及尔受到了戴高乐的接见。这些活动打开了他和其他政要接触的大门，包括与温斯顿·丘吉尔（Winston Churchill）的会晤，在该会上德阿斯捷极力要求英国政府为法国抵抗组织提供武装。1944 年，德阿斯捷曾短暂担任过法国临时政府的内政部长。

呼吁总统

鉴于德阿斯捷从战争最初期就和戴高乐有直接接触这层关系，他希望总统支持通过国际上的努力来对抗癌症这一想法这件事似乎并不蹊跷。正是这先前的关系打开了这扇否则可能一直关闭的大门。德阿斯捷与戴高乐间有两次有记录的接触——第一次是单独的，第二次是通过征集 12 位法国公众领袖人物支持的公开信（参见"公开信的联名签署人"）。

1963 年 7 月的第一次会面似乎并没有引起戴高乐太大的兴趣。德阿斯捷说："戴高乐在听，但我不知道他是否听见我说什么。" 唯一例外的是，当德阿斯捷提到波焦利所建议的这一大胆设想，即恳请主要核武装大国从他们国防预算中捐赠出很小的百分比，来创立一个新的国际机构时，戴高乐抬起了一下他那凝重的眼皮，并问了几个问题。他既没肯定也没否定。离开时，德阿斯捷感到自己很天真，并未抱太大希望。

第二次接触是以公开信的方式进行的。这封公开信于 1963 年 11 月 7 日直接传递到爱丽舍宫，并抄送给苏联、英国和美国大使馆。这封信是由德阿斯捷和 12 位来自不同专业领域的重要人物联名签署的（还有两位不愿透露姓名的人士拒绝加入这个署名行列）。这其中一些人还曾经受到过戴高乐在爱丽舍宫的接见。著名肿瘤专家安托万·拉卡萨涅是共同签署者之一，虽然彼时他已经从巴黎镭研究所退休，但仍是法国抗癌联盟主席（参见"法国的朋友——安托万·拉卡萨涅"）。其实，正是在拉卡萨涅和一位癌症生物学家马塞尔·贝西（Marcel Bessis）讨论后，这封信才正式成型。德阿斯捷指出，该项目是在一个"腐烂的夏天"末期才初具规模的。的确，那年法国的夏天异常阴冷和潮湿——或许正是这更多的室内时间推进了这项计划的进程。

公开信的联名签署人

这 12 位来自不同学科领域的法国公众领袖人物共同签署了伊曼纽尔·德阿斯捷·德拉·维热里给戴高乐将军的公开信：

路易斯·阿曼德（Louis Armand）（工程学）

皮埃尔·奥格（Pierre Auger）（物理学）

弗朗索瓦·布洛赫 - 莱恩（François Bloch-Lainé）（财政学）

安布鲁瓦兹 - 玛丽·卡雷（Ambroise-Marie Carré）（神学）

让·伊波利特（Jean Hyppolite）（哲学）

安托万·拉卡萨涅（Antoine Lacassagne）（肿瘤学）

查尔斯·柯布西耶（Charles Le Corbusier）（建筑学）

皮埃尔·马塞（Pierre Massé）（土木工程学）

弗朗索瓦·莫里亚克（François Mauriac）（新闻学）

弗朗西斯·佩兰（Francis Perrin）（物理学）

弗朗索瓦·佩鲁（François Perroux）（政治经济学）

让·罗斯唐（Jean Rostand）（生物学）

这封公开信要求使用法国、苏联、英国和美国的军事预算中"不值一提"的 0.5%，来投资一个在联合国支持下的国际癌症研究机构，并加入"为生命而战"。据称这个征收额度不会破坏各国军事力量的平衡。这封给戴高乐的公开信还特别提及当时没有足够多的学术大会、学术交流和跨学科会议，因此，非常有必要建立一个中心来组织这些常规活动。这个通过国际共同努力抵抗癌症的提案，得到了媒体的正面报道。正如信中所说的那样，"癌症是人类承受的最重大祸患之一"。这里，可见德阿斯捷的新闻背景派上了用场。例如，1963 年 11 月 8 日周五的《纽约时报》头条报道："敦促使用军备开支来抵抗癌症。"

在第二次世界大战后反思期间，这封给戴高乐的公开信试图来揭示癌症和军事之间的相似之处，指出如果四国权力机构的元首们同意这个提议，那么"战胜癌症可能会提前许多年"。毋庸置疑，和平主义者通过战时的类比来呼吁大

ACTUALITÉS MÉDICALES

Pour développer la lutte contre le cancer des personnalités françaises lancent un appel en faveur d'une institution internationale de recherche pour la vie

Des savants, des écrivains, des sociologues, ont lancé un appel pour que les Etats-Unis, l'U.R.S.S., la Grande-Bretagne et la France assurent le financement d'une institution internationale de recherche pour la vie. En voici le texte, qui, en France, revêt la forme d'une requête au président de la République.

» Les soussignés demandent aux gouvernements des grandes puissances, qui actuellement reconnaissent la nécessité de la coopération internationale pour résoudre certains problèmes humains, de faire un geste immédiat et raisonnable au profit d'une stratégie universelle pour la vie. Il s'agit de mettre tout en œuvre pour parvenir à une mobilisation contre un des plus grands fléaux qui pèsent sur l'humanité : le cancer.

» Malgré certains succès thérapeutiques déjà importants, il n'y aura pas de victoire décisive sur le cancer tant que ne seront pas déterminés la nature du mal et le mécanisme de sa production. La victoire sur le cancer sera une grande victoire de l'homme.

» Un prélèvement dérisoire sur le budget des grandes puissances permettrait de mettre sur pied une institution internationale de lutte pour la vie, sous le contrôle effectif des organismes qualifiés de l'O.N.U. et des savants cancérologues les plus incontestés.

» Les soussignés soulignent qu'une réduction d'un demi pour cent sur les budgets militaires des Etats-Unis, de l'U.R.S.S., de la Grande-Bretagne et de la France (réduction qui ne saurait modifier l'équilibre des puissances et qui pourrait être éventuellement con-

sentie par d'autres puissances militaires) permettrait de multiplier par milliers le nombre des laboratoires, des chercheurs et des expériences. Ainsi seraient dégagés les moyens d'une stratégie universelle de la recherche sur la vie. Il ne suffit pas de congrès, de communications, de rencontres de discipline à discipline ; il faut un centre où puisse s'élaborer cette stratégie universelle qui s'impose.

» A l'institution serait confiée par ailleurs la tâche d'informer dans un langage simple, mais très exact, des progrès accompli dans la recherche. L'opinion mondiale serait ainsi conduite à participer à une recherche et à un combat qui la concernent.

» Si les quatre chefs d'Etat des puissances désignées consentent ce prélèvement dérisoire, le terme d'une victoire sur le cancer pourrait être avancé de nombreuses années.

» Nous nous adressons à la plus haute autorité de notre pays pour qu'elle donne en cette matière l'initiative à la France. »

Cet appel a été signé par MM. Louis Armand, Emmanuel d'Astier, Pierre Auger, François Bloch-Lainé, R.P. Carré, Jean Hyppolite, Antoine Lacassagne, Charles Le Corbusier, François Mauriac, Pierre Massé, Francis Perrin, François Perroux, Jean Rostand.

UN VŒU QUI DOIT ÊTRE ENTENDU

1963 年 11 月 8 日发表的给戴高乐的公开信复印件

众，尽早合作可能会挽救许多生命。之后在 1964 年 10 月的一篇关于法国公共卫生和人口部部长雷蒙德·马塞兰（Raymond Marcellin）的新闻报道中，马塞兰指出，这个在世界主要大国之间的和平合作举动，可以营造一个有利于所有国家的核裁军气氛。虽然这封信只是着眼于癌症，但它也体现着裁军与和平。

事实上，在创立国际癌症研究中心这一积极建议的背后，反核武器情绪背景依稀可辨。例如，波焦利最初接触德阿斯捷，是因为他与世界和平理事会（World Peace Council）有联系。这个组织是由苏联发起的，旨在促进世界各地的和平运动。

世界和平理事会第一任主席是弗雷德里克·约里奥-居里（Frédéric Joliot-Curie）。他是一位物理学家，战争前他曾从事核链式反应工作，是伊伦·居里（居里夫人的女儿）的丈夫。在世界和平理事会，约里奥-居里曾与德阿斯捷共事。两人都是斯大林和平奖（后改名为列宁和平奖，苏联的"诺贝尔和平奖"）的获奖者。1958 年约里奥-居里去世，他曾与核物理学家皮埃尔·奥格（Pierre Auger）关系密切。而奥格正是后来和德阿斯捷一起给戴高乐公开信的签署者之一。

法国朋友——安托万·拉卡萨涅
（Antoine Lacassagne）

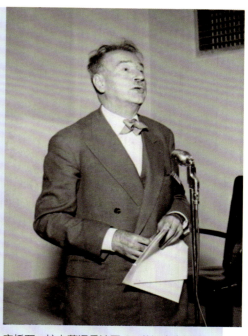

安托万·拉卡萨涅1884年出生于卢瓦尔（Loire），在加盟德阿斯捷于1963年11月给戴高乐将军发送的公开信的12位法国联名签署者中，他无疑是最具影响力的签署者之一。事实上，在13位签署者中，拉卡萨涅是唯一的癌症专家，并且在随后的一篇法国报纸文章中报道，德阿斯捷谈及在撰写给戴高乐的信之前，他与拉卡萨涅进行过讨论。毫无疑问，德阿斯捷的这个创新想法是由这位有技术专长和经验，并受人高度尊敬的拉卡萨涅来互补完成的。

安托万·拉卡萨涅是法国20世纪癌症领域的领军人物，他最初在里昂接受医学培训

拉卡萨涅一直在参与这个想法的成型。1963年12月，他参加了第一次政府会议，在这个会议上，成立一个新的癌症研究机构的想法才真正成形。在庆祝他的80岁生日时，他在法国政府和1964年由国际抗癌联盟组织（UICC）在斯德哥尔摩举办的学术大会之间，发挥了重要的纽带作用。拉卡萨涅似乎已经相当沉着自如地行走在科学界和政治界之间这根特殊的钢丝绳上。

他和里昂这座城市也有着千丝万缕的联系，虽然并没有证据表明在选择IARC总部所在地时，拉卡萨涅对里昂的忠诚起到了一定作用，但可以合理推测，他一定支持这一想法。事实上，安托万·拉卡萨涅的父亲是里昂大学医学和药学系的法医教授。他本人是里昂大学医学博士并在里昂医院实习。拉卡萨涅一直留在里昂，直到他的导师克劳狄·雷果（Claudius Regaud）搬到巴黎居里夫人所在的镭研究所，并邀请安托万也加入其中。在第一次世界大战的医疗团队服务结束后，凭借自己在病理学上的培训以及作为放射生物学和利用X射线治疗癌症领域的先驱和领先者，他打算在这个著名研究所度过他之后的职业生涯。后来雷蒙德·拉塔尔热（Raymond Latarjet）接替了他的工作，退休后的拉卡萨涅成为法国抗癌联盟的主席，直到1971年去世。

也许值得一提的是，拉卡萨涅在1954年退休后，还是帕格沃什运动

（Pugwash Movement）第一次大会的受邀者之一。该运动为实现和平而努力，并反对大规模杀伤性武器。这项把军事资金转向用于癌症研究的建议，一定与拉卡萨涅深有共鸣，如同在这个新的尝试中，其他关键合作者一定有此想法，其中包括伊夫·波焦利，德阿斯捷和亚历山大·哈多（Alexander Haddow）。

没人知道是什么原因导致第二次的接触改变了戴高乐的想法。但众所周知，那段时间，也就是戴高乐因病去世前的一段时间，他曾非公开地去了巴黎古斯塔夫·鲁西研究所（Gustav Roussy Institute）（一个专业癌症中心），造访了他的私人医生。无论如何，戴高乐积极回复了，并且相当迅速（参见"戴高乐将军的回复"）。在 1963 年 11 月 9 日的回信中，戴高乐总统赞赏了这个出于慷慨的想法，并强调了至今仍然是 IARC 灵魂的三大特征：人民之间的合作，人类生存条件的改善，以及科学的进步。

戴高乐将军的回复

戴高乐将军在两天内回复了德阿斯捷的联名公开信。

尊敬的先生：

建立一个国际机构来促进癌症研究这个想法，振奋人心，我认为法国应该参与其中。

事实上，这个想法似乎和法国的传统是一致的，法国应该积极参与那些具有三大抱负的工作：人民之间的合作、人类生存条件的改善，以及科学的进步。

因此，我已要求公共卫生部长全力以赴对待此事。

我恳求您将这些告知和您一起给我写这封联名信的公众人物们。尊敬的先生，请接受我最深的敬意。

夏尔·戴高乐

Mon cher Maître,

L'idée de promouvoir la recherche sur le cancer au sein d'une institution internationale procède d'une inspiration généreuse et je considère comme souhaitable que la France s'y intéresse.

Il me paraît, en effet, conforme à ses traditions qu'elle s'engage dans une œuvre où se retrouve une triple vocation : la coopération entre les peuples, le progrès de la condition humaine et l'avancement des sciences.

Aussi ai-je confié au ministre de la santé publique le soin de prendre toutes les initiatives nécessaires à cet égard.

Je vous demande de le faire savoir à toutes les personnalités signataires avec vous du message qui m'a été adressé et vous prie de croire, mon cher Maître, à mes sentiments fidèlement dévoués.

Ch. de Gaulle

进入世界卫生组织的舞台

　　1963 年 11 月 11 日，公开信发表四天后，负责此事的法国部长马塞兰（Marcellin）致电时任世界卫生组织（以下简称世卫组织，WHO）总干事——马可利诺·戈梅斯·坎道（Marcolino Gomes Candau），请求在 48 小时内在巴黎与其会面，这一会议确实于 11 月 13 日举行。从现代角度来看，人们只能惊讶于当时的神速和果断。据传闻，马塞兰给坎道通话中传递了这样的信息：可在任何地方、任何时候来讨论建立一个癌症研究所事项，其资助水平大约为每天 100 万美元。马塞兰还联系了联邦德国和意大利，转达了戴高乐总统希望他们也一起来加盟这项创举。可以理解在第二次世界大战结束后不到 20 年，联邦德国、法国、意大利、苏联、英联邦和美国在以健康为中心的合作事业的背后所蕴藏的理想主义。

　　马塞兰将后续工作委派给他的公共卫生总干事尤金·奥雅勒（Eugene Aujaleu），奥雅勒参加与坎道的第一次会面（参见"法国朋友——尤金·奥雅勒"）。奥雅勒在最终创建 IARC 过程中起到了重要作用。1942 年当盟军抵达阿尔及尔（Algiers）时，他正巧一直在那儿，并因此在法国临时政府内负责公共卫生工作。战争结束后，奥雅勒被任命为卫生部社会卫生总监一职，并且从 20 世纪 50 年代末到 80 年代初一直是世卫组织（WHO）的法国代表。无疑，奥雅勒在世卫组织的工作经验有助于他领导建立一个新的癌症研究机构的这一想法，顺利通过世卫组织复杂的管理程序。事实上，在世界卫生大会考虑这项计划之前，正是奥雅勒主持了这些筹备会议。

　　现在回想起来，这一系列的非同凡响的活动和动力，可能来源于两个美好理想之间极大的一致性：为和平而战的理想和战胜癌症的愿望。在人类面临可见困难时，人们会从心里滋生出人类的人道主义情怀。减少资源分配给一个被公认为是祸害的事物，增加这些可利用资源来解决另外一个问题，这本就是一个自然的正义。然而，这种理想主义很快就遭遇到官僚主义和自私自利两大障碍的阻挠，甚至将该项目置于将被抛弃或被水冲走而不留痕迹的危险境地。

法国朋友——尤金·奥雅勒（Eugène Aujaleu）

　　尤金·奥雅勒于 1903 年出生于塔恩 - 加龙省（Tarn and Garonne）。他在图卢兹（Toulouse）学习医学，专攻传染病学，并于 1936 年被任命为圣宠谷（Val-de-Grâce）医院的流行病学研究的首席科学家。在战争爆发期间，他指导卫生服务工作以及从事法国武装部队的流行病学研究。当盟军

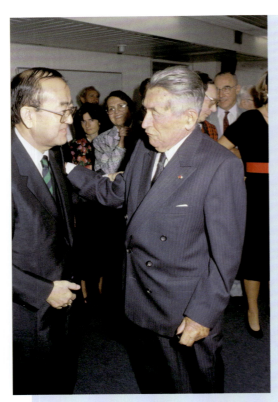

登陆时，他正在阿尔及尔，并在解放区建立健康服务中发挥着重要作用。1943 年，在戴高乐和德阿斯捷领导下的法国临时政府里，他被任命主管公共卫生和援助服务。

奥雅勒一直坚守在将 IARC 从想法和理想转变为现实过程之中。他是"部委里的人"，可以并有效地运用世界卫生组织的系统和流程，促成了 1965 年 5 月的 WHA18.44 决议。奥雅勒是公共卫生和人口部内关于 IARC 讨论的首要联系人，1944 年他被任命为社会卫生处处长。1956 年，他成为卫生部第一个总干事，促进了医学教育的重大改革并创立了法国大学的教学医院。

奥雅勒也牢牢立足于世卫组织，自 1948 ～ 1982 年，他是 WHO 的法国代表，并因获得莱昂·伯尔纳（Leon-Bernard）基金奖章而出名。事实上，正是奥雅勒在世界卫生大会上表述了建立新的癌症研究机构

尤金·奥雅勒突破国家政府和世卫组织的行政障碍，在创建一个新的癌症研究机构中发挥了核心作用。图为奥雅勒（右）与世卫组织前任总干事中岛宏（Hiroshi Nakajima）在一起

的提议。1965 年 9 月，毫无悬念，该提议成功地通过后，他成为国际癌症研究机构（IARC）第一届理事会会议主席。在 70 年代中期，他重返社会舞台，这一次他厘清了 IARC 和 WHO 在有关癌症研究和控制方面所担负的不同职能，并在 1977 年以此主题撰写了一篇重要报告。在 1964 ～ 1969 年，奥雅勒担任法国健康和医学研究所（INSERM）的第一任总干事一职，在任期间，使国际癌症研究机构（IARC）成为现实，并在法国土地上建起了它的家园。

从孕育到诞生——1963 年 11 月至 1965 年 5 月

自 1963 年 11 月给戴高乐的公开信，到 1965 年 5 月在世界卫生大会上创建 IARC 的决议被采纳，这 18 个月是理想主义与实用主义相碰撞时期。不同学科的

参与者，包括来自法国国内的和其他更远地方的代表，均表达了他们的关注——考虑到这个资金充足的国际组织的潜在影响，以及政府的财政预算水平。各方也对新机构提出了各种建议，包括通过在国际范围内分担研究任务的方式，让这个机构来协调全球研究工作，或者将它直接作为现有科研院所分配基金的一个渠道。

毫无疑问，这些之所以引起法国和其他地方癌症研究界的关注，主要是源于现有中心研究资金的长期匮乏。例如，美国国立卫生研究院（NIH）因减少对国外健康研究开支，引起了各界关注。1963 年，NIH 在 50 多个国家的支出总额为 1350 万美元。纵观各种情况，人们可以觉察到固有的利益矛盾：既想要获取（相对）大量急需的癌症研究资金，又希望避免新建立的组织是这些资金的唯一或主要受益者。与此相关的是，也担心这样一个资金雄厚的中心将会从国家研究所吸引走所有最优秀的科研人员。

世界卫生组织

世卫组织起初对法国提议的规模感到出乎意料，并不得不考虑这可能会怎样影响自己正在进行的研究活动的规划。毫无疑问，法国总统与世卫组织总干事之间的初步接触，对这一事件的明确支持是至关重要的，历史也证明马塞兰和坎道之间形成了紧密的合作关系并且他们彼此欣赏。

与此同时，世卫组织对它在研究中的作用做了"一个彻底的重新评价"。事有凑巧，1963 年 11 月下旬，就在给戴高乐公开信之后，两个重要科学顾问会议已经计划在日内瓦召开：一个是专门考虑 WHO 在癌症防控中的作用（一个在 1959 年创立的癌症研究单位），而另一个是计划建立一个广泛而宏大的由三个部门（流行病学、生物医学研究以及通信科学和技术）组成的大约有 1300 名职员的世界卫生研究中心。不可忽视的是，英国杰出的流行病学家理查德·多尔（Richard Doll）出席了这两个研讨会。

在 1964 年第十七届世界卫生大会上组织讨论过世界卫生研究中心这个新理念，并且在 1965 年第十八届世界卫生大会上做进一步辩论之前的这一年内已举行了多次会议对其进行讨论。然而，很显然鉴于这个项目太过宏大，世卫组织总干事"将会头疼地"看到这个新的中心的成立。此外，在那个阶段，创立癌症研究中心的"戴高乐倡议"已经牢牢地摆在"桌面"上了。事实上，许多为世界健康研究中心计划的特征后来也体现在 IARC 上：例如，流行病学部门将要开展实验室工作来研究不同国家健康和疾病的模式；生物医学部门将要研究与癌症相关的作用机理及其他的重大生物医学问题；其培训更是独具特色。

在 1965 年的世界卫生大会上，这个宏大的健康研究中心想法，在一个更适度的规模上，以 IARC 的形式得以实现。对世卫组织总干事来说，IARC 的创立可能挽救了已夭折的研究中心的一些内容，同时也保留了世卫组织确定的癌症研究的机会。事实上，世卫组织已经参与了一些国际研究——特别是在挪威和芬兰的肺癌比较研究，在世界七个不同地区开展与哺乳和生育相关的乳腺癌研究，印度和苏联在中亚的共和国的口腔黏膜癌症研究，以及通过一系列全球病理学参考中心进行的人类肿瘤国际分类等著名活动。

当然，坎道为新的癌症机构如此快速地通过世卫组织的管理层，以及成功地通过第十七、十八届世界卫生大会上的正式答辩和决议，肯定是鼎力相助的。显然，马塞兰和奥雅勒也不遗余力地支持。围绕着创建一个新组织的在战略上的考虑，似乎已经与这样的一个实体活动范围的构想相融合了。那些有影响力的事件呈现出的不只是一个新机构的轮廓，如果能实现的话，将会是一幅美景。

另一个国际癌症组织

自 1933 年以来，已有一个国际癌症组织：国际抗癌联盟（Union Internationale Contre le Cancer，UICC，现称国际癌症控制联盟）。这并不意外，UICC 也不得不考虑法国的倡议对他们潜在的影响。

第一个行动者是著名的亚历山大·哈多（Alexander Haddow）教授，他是伦敦切斯特 - 比特（Chester Beatty）研究所所长，并从 1962 ～ 1966 年担任 UICC 主席。哈多给五位国家元首写信支持考虑戴高乐的建议，同时指出，有必要考虑到现今组织在执行的和已经计划的活动。并且哈多告知戴高乐关于这些信件的事，并附上一封他写给美国总统林登·约翰逊（Lyndon Johnson）的信来作为一个例子。戴高乐给哈多的回复尤为引人注目，他称赞 UICC 和其他人的努力的同时，他更强

戴高乐总统写信给 UICC 主席，强调了在新的倡议下，将需要提供比现有组织能做到的更多的事情

调，如果要想取得战胜癌症的胜利，研究人员必须共同努力，并提出一个"超越国界的研究人员联盟"。显然，他想要的远不是癌症研究人员之间那种松散的信息交流。在孕育一个国际组织并在 IARC 诞生的过程中，这个认识是富有洞察力和影响力的。

无论在内部还是外围，UICC 以不同程度的热情继续探讨新组织的形态和形式。1963 年年底，哈多对坎道和马塞兰表达了他对事态发展的忧虑。除了考虑对 UICC 活动的直接影响外，还有两个主要问题：第一，世卫组织将不会是一个研究中心安家的最好地方，这是因为世卫组织繁重的官僚机构以及它的以公共卫生为主导的定位（UICC 考虑新中心的定位应是基础研究）；第二，考虑到如果投资规模（最初从国防预算中征收这一大胆设想）开始可能会缩水，因此 UICC 认为最好加强现有的研究工作，而不是创建一个新的且前途未卜的小型中心。

为了寻求一个纯科学的观点，1964 年 9 月 7 ～ 9 日，UICC 在斯德哥尔摩组织了一个国际会议，并邀请了世界领先肿瘤专家来考虑建立新机构的替代方案。这使得该机构与世卫组织的关系变得紧张，因为有可能会产生与世卫组织争夺倡议的控制权的印象。哈多在他的开场白及评论法国倡议的最初设想时说："作为一个苏格兰人，这个理念对我吸引力巨大，在没有超出我们已经达成协议开支的情况下，将带来巨大收益。对迄今为止的失败，我个人深表遗憾，因为在英国，我也积极地参与多个关于和平与裁军问题；但在实践中这种想法或理想显然早已夭折。"

哈多，曾是多项裁军倡议的参与者，对减少军事预算和增加癌症研究资金

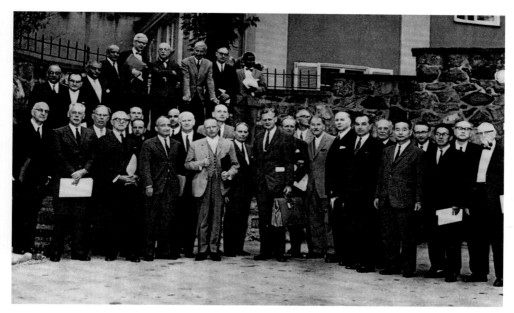

世界领先癌症研究人员于 1964 年 9 月 7 ～ 9 日在斯德哥尔摩举行的 UICC 会议上讨论了"法国的倡议"

之间的关系的断裂，他显然感到失望。这和后来 UICC 首席执行官——让·弗朗西斯克·德拉弗雷奈（Jean Francisque Delafresnaye）的回忆相一致。他记得，7 个月前在巴黎召开的参与国第二次会议上，哈多对一个大幅度缩收研究计划的提议表示强烈不满；参与国在随后主办的规划会议上再也没有邀请 UICC。

可变的自由度

现在回想起来，可以觉察到在那个时期存在着两种不同的观点。第一种观点来自癌症研究领域，其更多关注的是新组织能做什么，并倾向于创立一个完全独立于世卫组织之外的机构，无论是政府间的或非政府性质的。第二种观点是由世卫组织来联络对此感兴趣的 5 个政府，注重于如何创造一个新的、政府间的，但与世卫组织仍有关联的一个机构，无论是作为组织的一个分支或通过签署的公约，允许新机构从世卫组织的管理构架中受益，并避免了完全独立的重新开发的需要。回想起来，事实非常明确，这个倡议在法国属于最高级别事项，由法国部长亲自来推行，并且得到世卫组织总干事的个人支持；在世卫组织及更广泛的联合国大家庭内，最终找到了这个合适的位置，这正是 IARC 的贡献独特的根源。这不仅使 IARC 能够独立地开展和协调国际合作研究，同时作为世卫组织的癌症机构这一身份，增强了其调查结果和声明的影响力。

奥雅勒曾在世卫组织模式下工作过，他所关心的是：如果研究项目需要得到 100 个左右的世卫组织成员国的审批，那么最终决定将会如何作出，并且癌症课题是否会被上级组织更普遍的健康问题而冲淡？他还感觉到，那些国家会更倾向于支持一个自主的、客观的以癌症为核心的机构。根据世界卫生组织宪法，有几种可能的解决方案，其中被选择的一个是通过第 18（K）条款，即允许世界卫生大会建立机构来促进和开展研究。据推测，这正是那个打算创立一个更大世界卫生研究中心所选择的路线，如果这个中心实现了的话，无论如何，正如奥雅勒的完美表达，这个方案产生了一个既独立、又在世卫组织框架内的机构。这是一个极富远见的解决方案。

那些早期混乱的、偶尔烦躁不安的日子，导致了对新组织一些重要的思考，如怎样让新组织独具特色，并避免与国内和国际上现有的工作产生重复等。相反地，UICC 在许多领域，不仅仅是在能力培养方面，将会成为 IARC 长期的、有价值的合作者之一。

趋向一个决议

为了给这一新机构制定计划，1964 年 6 月世界卫生大会之前，在巴黎举行了两个关键的技术性会议。第一次会议于 1963 年 12 月 17～18 日召开，出席会议的有联邦德国、法国、英国和美国（苏联被邀请，但没出席）的代表们和世卫组织总干事以及 UICC 主席。拉卡萨涅作为法国代表团成员之一出席了会议，在会上他将此事衔接到最初给戴高乐的联名公开信。这次会议召集仓促，仅在公开信发出后一个月内，因此只有相当少的时间来做准备。但是，这次会议已勾勒出了那些有潜力的活动领域，包括建立一个癌症信息中心、肿瘤分类、流行病学以及通过为项目提供标准和资源的方式，在世界各地进行培训和扶持研究人员。从各个方面来看，虽然这次会议在本质上是初步的，但是积极的。

第二次会议于 1964 年 2 月 27 ~ 28 日召开，除了之前的参与者，还有来自联合国教科文组织（UNESCO）的观察员们，他们讨论了不同的管理模型并制定了更为详细的计划，并最终汇总成一份文件，提交给世界卫生大会。在此期间，各国政府有时间确定他们的立场，其中有些政府变得不是全心全意地支持。有趣的是，一个名为"世界癌症研究机构"（World Research Agency for Cancer）已经出现，并且产生了一个有秘书处的理事会和学术委员会的这一想法，该秘书处由技术专家组成并通过与世卫组织保持密切联系这种方式来运作。这个提案和 IARC 的最终管理结构非常相似，理事会是该机构的"最高权力机关"。

也正是在 2 月份召开的这个会议上，大家第一次详细地考虑了预算这个关键问题。对癌症研究来说，可悲的是，即使在越南战争期间，那些军事领导们仍然可以高枕无忧。如果按六个国家（联邦德国、法国、意大利、苏联、英国和美国）军事支出的 0.5% 来计算，年度总额将会是惊人的三亿九千六百万美元（大概相当于马斯林给坎道初始表述的每天 100 万美元的预算）。这笔款项中，两亿六千五百万美元将来自美国，大约十分之一来自英国。这也难怪，当时美国代表团团长、军医总监助理詹姆斯·瓦特（James Watt）提出一个相反的提案。他的提案是基于每个国家等同出资 10 万美元，这远远低于 100 万元的年度预算，相对应地，也远低于初始理想（军费开支的 0.5%）。正因如此，哈多用很强硬的语言强调美国的提议跟戴高乐提出的想法没有任何相似之处。令人吃惊的是，尽管如此，法国代表团仍然同意使用

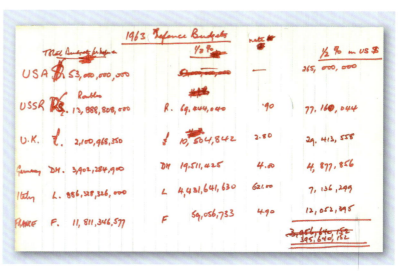

将 0.5% 的国防预算划分给癌症研究的财务模型的事后分析（由 20 世纪 60 年代末和 70 年代初 IARC 的行政和财务组组长 A. G. B. 萨瑟兰编制）

美国提议的草案，也包括这一预算，并以此作为进一步讨论的基础。

在 12 月和 2 月份召开的两次巴黎会议造就了在 1964 年 6 月 19 日世界卫生大会上的决议，该决议授权世卫组织总干事"开始与这些关心建立与运作一个世界癌症研究机构的国家进行讨论"。该提案是奥雅勒代表联邦德国、法国、意大利、英国和美国在世界卫生大会上作出的。虽然这事业还没最终完成，但是木已成舟。

地点、名称和资金

世界卫生大会后，于 1964 年 7 月 27 日在位于巴黎的法国外交部举行了一个会议。尽管资金模式发生了改变，但法国依然有决心看到这个项目能取得成果。在这次会议上，第一个问题是关于新组织的选址。法国几个城市对外交部表达了他们的兴趣，最终出现了两个竞争者：在巴黎郊区的沃克雷松（Vaucresson）内靠近加尔舍（Garches）的雷蒙德·庞加莱医院（Raymond Poincare Hospital），以及靠近 WHO 总部日内瓦（Geneva）的里昂（Lyon）。作为一个临时方案，里昂已经准备在埠拉托（Brotteaux）区提供一整栋大楼，甚至表示能够 在 "48 小时内" 提供市政府两翼的一个大办公室。虽然进一步的筹备会议是 1964 年 9 月 29 日～10 月 2 日在巴黎举行的，但第二年接下来的一系列详细讨论都是在里昂举行的。这或许进一步显示新机构将会建在这个罗马高卢（Gaul）的前首都—— 一个曾被称为卢迪南（Lugdunum）的地方。

1965 年 2 月 16～18 日在里昂举行了由三个分会组成的政府间会议。讨论又转回到预算上，并且辩论延时很久。会议由奥雅勒主持，参会者试图平衡五个独立的国家每年分别贡献十五万美元的最大额度，并认识到总共七十五万美元确实是一个为数不多的启动资金。事实上，最直接的问题是，当年后期，被委任来为新机构科研项目提供咨询的科学家们，可能会认为这个总经费少得可怜，都不值得进行讨论！

来自英国的哈罗德·希姆斯沃思（Harold Himsworth）提出了一个可走出困境的方案：给 10 多个国家发送邀请函，邀请他们加入新机构，这样来自 15 个国家的贡献，其年度总预算将会达到大约 200 万美元。坎道建议，这笔款项应该只是作为起动资金来帮助科研计划，这是在该会议上最终能达成的一致协议。他们还讨论了是否需要在即将召开的世界卫生大会上及时招募其他国家。这五国集团并不想排除其他国家，而只是考虑到其他国家在余下很短的时间作出决定的难度。一个有趣的例子是，荷兰有意识地一直出席近五个月的会议；两年后，荷兰最终如愿以偿，成为国际癌症研究机构的一个参与国。

关于机构名称，讨论还在继续。毫无疑问，其中部分原因是受讨论者的不同母语的影响。"世界癌症研究机构"这个名称已经消失了。提议出的法语名称中包含了"国际中心（centre international）"这一字眼，巴西籍的世卫组织总干事认为它的英文字面翻译是"国际中心（international center）"。来自英国的希姆斯沃思（Himsworth）提议使用"国际机构（international agency）"，因为这样含义将会更广泛些，因为"中心（center）"一词暗示"活动在一个地方"。实际上这个概念和拉卡萨涅的早期意见不谋而合，据说他表明建立的是一个国际机构（institution），而不是一个国际研究所（institute）。相对于预想的更广泛的合作，法语中的"研究所"有着较大的局限性。这场辩论的结果反映出英语和法语名称之间的差异，直到今天，英文的"agency"（机构）及法文的"centre"（中心）都表达出更广的不局限于一个地方进行工作的含义。但是这种广度绝不意味着可解释为不需要总部和核心工作人员，而是指在该机构的工作中，各国科学家对国际合作参与的期望程度。事实上，该原则还表述为国际癌症研究机构的参与国不仅只是提供财政捐助，而且通过其科学家的合作来参与研究。直到1965年2月19日，奥雅勒在撰写第一届学术委员会会议的邀请函中，他同时用法语和英语提到了国际癌症研究机构（IARC）这个永久的名称。

有趣的是，一个最终没有与IARC名称关联上的，是被暗杀的美国总统约翰·肯尼迪的名字。将这位已故总统的名字附在IARC的建议是由皮埃尔·马塞（Pierre Massé）提出的，他是德阿斯捷给戴高乐的联名信以及在1963年年底哈多给总统约翰逊的原始信件的共同签署者之一，但其建议并没有得到进一步推行。

活动范围

现在的工作进入了一个新的阶段：明确新机构将做什么。1965年3月30日至4月6日在里昂的讨论，是基于早期在日内瓦举行的一系列会议的工作议题：关于一个癌症研究信息中心（1965年2月3～5日召开的工作组会议）、流行病学（1964年12月14～16日）、病理学（1964年12月14～18日）以及培训项目［无日期，但至少一部分是由阿尔伯特·图茵斯（Albert Tuyns）起草的，他后来成为IARC第一批科学家中的一员］。

科学咨询委员会是由来自世界各地12名杰出的癌症研究人员组成的，1965年3月30日至4月2日，他们会聚一起强调了在国际合作层面所能学到的知识以及培训的价值。流行病学被确认为是IARC活动的主要领域，包括对癌症发生和分布模式的研究。值得一提的是，流行病学小组的三位参与者分别是理查德·多尔、约翰·希金森（John Higginson），以及丹尼尔·施瓦茨（Daniel Schwartz）［他是古斯塔夫·鲁西研究所（Gustave Roussy Institute），法国第一个肿瘤流行病学研究小组的负责人］。

科学委员会强调了流行病学家不应孤立工作，这与病理学（与流行病学相关的）的重要性有极大关系。现今一些领域不属于IARC的工作范围，特别是家畜、农场和野生动物的比较肿瘤学，以及比较肿瘤学在已明确表征的动物品系中分布和在其他动物实验的研究工具中的作用。如果新机构希望在世界范围内产生一定影响，这指示性的 200 万美元的预算就是一个最低要求。预算的限制导致专家们降低了对某些领域的重视程度，其中就包括建立一个全球癌症研究信息中心。

学术会议刚结束，4 月 3 ~ 6 日政府代表们立即汇聚，参加会议的还有几天前的大会主席，来自荷兰的奥托·慕赫博客（Otto Mühlbock），以及大会的报告员理查德·多尔。在这次会议上，大家支持对流行病学和培训的重视，但是指派给癌症研究信息中心的资源相对缺乏，在这点上没有达成一致意见。他们还重申了新机构应避免重复国家中心的研究，并去开展那些国家中心无法完成的工作。还有一种观点认为，该机构将去支持国家中心的研究，包括通过提供资助方式。这表现在 IARC 通过合作研究协议这种方式，在世界各地建立合作中心。

在预算方面，法国还在继续努力争取更多的经费。依据学术委员会的观点，首先主张每个国家 40 万美元，但后来为了达成共识，下调到 20 万美元。最后，在 5 个出席国中，协议只能达成 15 万美元，并寄希望于更多国家加入。在此基础上，制定出了一个 5 年预算，尽管随后 IARC 的预算改为每 2 年一个周期。奥雅勒表示："相信该机构很快就会得到比本次会议上表决的经费更多的捐助，这样才不至于放弃刚组建 IARC 时提出的希望。"这也正是原先打算，这个"核心"预算将会得到具体项目的额外资金来补充。

奥雅勒指出不同的参与国经费贡献均等这一观点的积极性，这样将避免政策由支付远远超过其他国家的少数几个国家操控的风险。在 IARC 参与国之间提供财政捐助规模相对较小的差异，是过去 50 年来一直保留的模式，所取得的也是奥雅勒所预期的结果。顺便说一句，忠实于初衷，法国是唯一的从其国防开支中为 IARC 提供启动经费的国家。

从一封简单的信件，到一个倡议再到世界卫生大会，创立一个新国际癌症研究机构，这种不同寻常的过山车式的旅程，终于在 1965 年 5 月迎来了成果的高潮：IARC 诞生。

国际癌症研究机构的诞生——1965 年 5 月

1965 年 5 月 20 日可以被认为是 IARC 的生日，当时世界卫生大会通过了这个非常简短、例行的 WHA18.44 决议，根据世界卫生组织宪法第 18（K）条款，在卫生领域创立一个国际合作机构。然而，在技术层面，世卫组织于 1965 年 9 月 20 日宣布 IARC 于 1965 年 9 月 15 日开始行使职能，由 5 个参与国（联邦德国、法国、意大利、英国和美国）共同正式确认协议，遵守和运用世界卫生大会决议后的 IARC 章程。至此 IARC 才正式成型。

1965 年 5 月 20 世界卫生大会 WHA18.44 决议，正式成立国际癌症研究机构

在世界卫生大会后不到一个星期，IARC 理事会第一次会议于 1965 年 9 月 23 ~ 24 日召开，奥雅勒任主席，来自意大利的乔瓦尼·卡纳佩里亚（Giovanni Canaperia）任副主席。苏联出席了本次会议，因为在规划期间，其与荷兰是密切关注事态发展的国家之一。在该会议上，澳大利亚和苏联都成为了参与国，因此共有 7 个国家致力于 IARC 的发展。1966 年，以色列也成为参与国，这可能是通过在科学规划会议上，来自魏茨曼（Weizmann）科学研究所的艾萨克·贝仁布鲁姆（Isaac Berenblum）的参与而争取到的名额。之后不久，荷兰于 1967 年 4 月加入其中。这些参与国指导着 IARC 在 20 世纪 60 年代后期的发展。到 1972 年 IARC 搬进自己办公室的时候，参与国的数量已增加到了 10 个。这时比利时

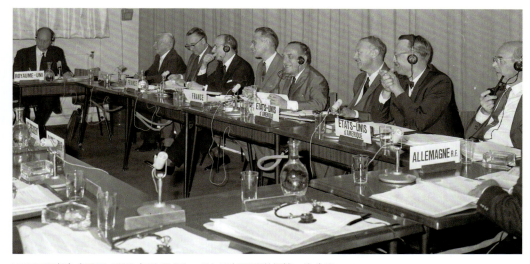

IARC 理事会成员于 1965 年 9 月 23 ~ 24 日在里昂举行第一次会议

> 苏联不是 IARC 的创始国之一，但很快就加入了进来。希金森分享了他对尼古拉·布洛欣的回忆，讲述他是如何说服赫鲁晓夫来支持苏联加盟该机构。——大卫·扎里泽（David Zaridze），IARC 前任科学家

和日本已经加入，但 1971 年以色列退出。当时年度预算已经达到 240 万美元，略高于七年前最低预计金额。

1965 年 9 月 25 日 IARC 学术委员会举行了第一次会议。出席会议的是世界癌症界领袖人物，包括理查德·多尔（Richard Doll）、亚伯拉罕·利林菲尔德（Abraham Lilienfeld）、尼古拉·布洛欣（Nikolai Blokhin）和乔治·克莱因（George Klein）以及艾萨克·贝仁布鲁姆（Isaac Berenblum），这足以证明这个新的国际组织的重要性（参见"第一届 IARC 学术委员会"）。事实上，众所周知，当讨论第一任 IARC 主任人选问题时，多尔曾多次被邀请过，但他拒绝了。

1966 年 7 月 1 日约翰·希金森出任 IARC 主任，并开始建立一个团结在他周围的科研小组。其中第一批科学家包括卡卢姆·缪尔（Calum Muir）、阿尔伯特·图茵斯（Albert Tuyns）、格雷戈里·奥康纳（Gregory O'Conor）（从美国国家癌症研究所借调过来的）、盖伊·德特（Guy de Thé）、洛伦佐·托马蒂斯（Lorenzo Tomatis）、帕维尔·博高夫斯基（Pavel Bogovski）和沃尔特·戴维斯（Walter Davis）（来自哈多的切斯特 - 比蒂研究所）。希金森为 IARC 设定了许多直到今天仍然还是的优先项目，其中包括坚定不移地致力于建立一个强有力的跨学科方式来认识癌症的起因和癌症预防。多尔一直是 IARC 坚定的支持者。他因没能参加 1972 年在里昂 IARC 新大楼的落成典礼，而在给希金森的信中写道："我特别伤心（没能参加典礼），因为从成立这个机构的想法孕育的第一天起，我就和它紧密地联系在一起。"

第一届 IARC 学术委员会

1965 年 9 月 25 日到会的第一届 IARC 学术委员会成员：
I. 贝仁布鲁姆（I. Berenblum）（以色列）
N. N. 布洛欣（N. N. Bloklum）（苏联）
P. 布卡洛西（P. Bucalossi）（意大利）

W. R. S. 多尔（W. R. S. Doll）（英国）

H. 哈姆佩尔（H. Hamperl）（联邦德国）

B. 凯尔纳（B. Kellner）（匈牙利）

G. 克莱因（G. Klein）（瑞典）

A. M. 利林菲尔德（A. M. Lilienfeld）（美国）

G. 梅斯（G. Methe）（法国）

D. 梅特卡夫（D. Metcalf）（澳大利亚）

O. 慕赫博客（O. Mühlbock）（荷兰）

P. N. 瓦希（P. N. Wahi）（印度）

在 WHA18.44 决议中，IARC 章程的第一句是："IARC 的宗旨是促进癌症研究的国际合作。"章程还明确了管理机构，包括理事会和学术委员会。与每个参与国一样，世卫组织总干事也是理事会成员；并且该机构的项目和预算都将由理事会制定。该理事会也负责任免 IARC 主任，即首席执行官（CEO），CEO 对理事会负责，而不是对世卫组织总干事负责。理事会同样有权决定哪些世卫组织成员国有可能成为 IARC 的参与国。所有的这些因素综合起来表明 IARC 是世卫组织内的一个独立的自治机构，对世卫组织任何会员国开放，但希望通过同时贡献资金和科学专家这种方式来参与。这就是 IARC 只有参与国，而没有会员国的原因。

IARC 的创建者，在如何完全整合于世卫组织内并拥有绝对的独立性之间取得权利平衡上表现出了高超的技艺。他们希望两全其美，并且他们的远见证明也是令人振奋。IARC 在相当程度上是自治的，但仍是世卫组织的一部分，因此也是联合国大家庭的成员之一。该解决方案还使 IARC 在其对外关系中享有独特的个性。在癌症研究方面，IARC 作为全球的领导者不仅建立了自己的声誉，还进而给世卫组织带回了更大的影响力。

作为一个有如此独立程度的研究机构，IARC 能够调查难度大的、通常是政治上敏感的课题；在这些情形中 IARC 能够表述科学依据，而其他机构只能根据政策措施。在研究过程中不受任何因素干扰正是 50 年前创立 IARC 时参与国坚守的原则。因此，秘书处以及理事会，肩负重任，须维护着这些原则走向未来。

一个称为家的地方

IARC 会安家何处？法国是这个新国际组织的天然东道国，IARC 与联合国教科文组织（总部设在法国的另一个联合国组织）一起安身于法国。根据官方杂志《法国国民议会》的报道，1965 年 9 月 IARC 首次理事会会议上，里昂被正式确定为 IARC 的新址所在地。总统乔治·蓬皮杜（George Pompidou）在 1972 年

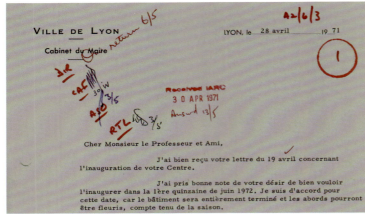

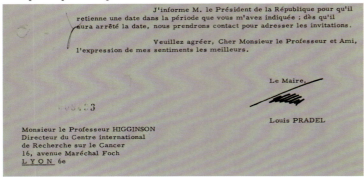

VILLE DE LYON

Cabinet du Maire

LYON, le 28 avril 19 71

Cher Monsieur le Professeur et Ami,

J'ai bien reçu votre lettre du 19 avril concernant l'inauguration de votre Centre.

J'ai pris bonne note de votre désir de bien vouloir l'inaugurer dans la 1ère quinzaine de juin 1972. Je suis d'accord pour cette date, car le bâtiment sera entièrement terminé et les abords pourront être fleuris, compte tenu de la saison.

Je vous demanderais de ne pas rendre publique cette date, surtout aux architectes et aux entrepreneurs. Je leur dirai que vous avez besoin des bâtiments dans la première quinzaine de mai. Si la date exacte est dévoilée, ces messieurs ne se presseront pas et le bâtiment ne sera pas impeccable pour recevoir les invités de marque.

J'informe M. le Président de la République pour qu'il retienne une date dans la période que vous m'avez indiquée ; dès qu'il aura arrêté la date, nous prendrons contact pour adresser les invitations.

Veuillez agréer, Cher Monsieur le Professeur et Ami, l'expression de mes sentiments les meilleurs.

Le Maire,

Louis PRADEL

Monsieur le Professeur HIGGINSON
Directeur du Centre international
de Recherche sur le Cancer
16, avenue Maréchal Foch
LYON 6e

1971 年 4 月 28，里昂市长寄给 IARC 主任的信件，告诫他不要泄露新建筑开幕的确切日期，以确保大楼能如期完工："我想请你不要公布这个日期，尤其是对建筑师和承包商。我会告诉他们，五月中旬你需要这建筑。如果确切日期透露，他们就会不紧不慢，那样迎接我们尊敬的客人时，该建筑将不会完美地呈现在众人面前。"

IARC 塔式大楼揭幕式的讲话中提到，选择里昂的主要原因是其深厚医药传统以及靠近日内瓦和世卫组织总部。奥雅勒也指出，与世卫组织总部在地域上分开，也是确保 IARC 独立自治特性的另一个因素。

当时里昂市市长路易斯·普拉德尔（Louis Pradel）也极力支持里昂作为 IARC 的主办城市。普拉德尔是一个地道的里昂人，全身心地致力于城市建设，1957 年担任市长直至 1976 年因癌症去世。里昂的一家医院是以他的名字命名的，而另一家普通公立医院为纪念他的前任爱德华·赫里欧（Edouard Herriot）而以他的名字命名；

这些关联也许进一步印证了 IARC 安家于里昂这个在医学和科学上追求卓越并持续发展至今的城市。普拉德尔显然是一个深谙人性的务实者。他曾给 IARC 主任写信说，期盼着新的 IARC 塔式大楼隆重开幕，就是一个很好的例子。

乔治·克莱因（George Klein）是 1965 年成立的第一届 IARC 学术委员会成员之一，并且他还参加了新机构的规划会议。克莱因回忆说："里昂市长花了令人惊讶的大量时间和我们一起。很显然他想要新机构设立在那里。我们对里昂的印象非常深刻并支持它作为 IARC 的安家之处。随后几年的发展让我们惊叹——特别是这新大楼——我们的感觉是，我们做了一个明智的选择。"

至 1967 年 5 月前，IARC 一直由日内瓦的世卫组织主办。其发展史中一个关键日期是 1967 年 3 月 14 日，世界卫生组织和法国之间签订了主办协议，批准

IARC 在里昂建立总部。市长将马雷夏尔 - 福煦（Marechal Foch）大道 16 号作为临时办公楼，在市中心其他地方为生物统计组增设了办公室，并且确定 IARC 于 1967 年 5 月 22 日正式"开幕"。正如承诺，IARC 还可以使用里昂市政厅（17 世纪中期的一座宏伟建筑）的一些精致会议室。

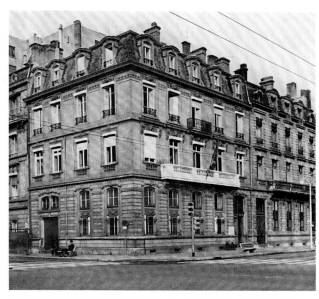

1967 年里昂市政府将在马雷夏尔 - 福煦大道 16 号提供给 IARC 作为办公室

此后，便开始讨论新的为 IARC 专门建造的楼房。1968 年 3 月 24 日，总统蓬皮杜访问里昂时，参观了新塔式大楼的模型。同时，当地科学界和医学界也表现出了极大支持：法国卫生和医学研究所（INSERM）和梅里厄研究所（Merieux Institute）分别为 IARC 提供实验室；在罗杰·索希尔（Roger Sohier）和著名地区癌症中心主任马塞尔·达基恩（Marcel Dargent）的支持下，IARC 能够从莱昂·贝拉尔（Leon Berard）中心租用一些地方。这时在 IARC 未来塔式大楼的地址上，一些预制建筑也已经竖立起来了，它们将被用作实验室、办公室和动物房。那些两层"临时"建筑存留了 20 多年。即使在 20 世纪 80 年代后期，它们仍被用来饲养小群兔子用以生产抗体，以及作为法语和英语语言学习的教室——并且时常是在同一时间使用！

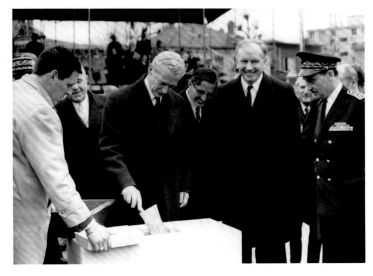

1969 年 3 月 23 日，法国总理莫里斯·顾夫·德姆维尔（Maurice Couve de Murville）为 IARC 塔式大楼奠基

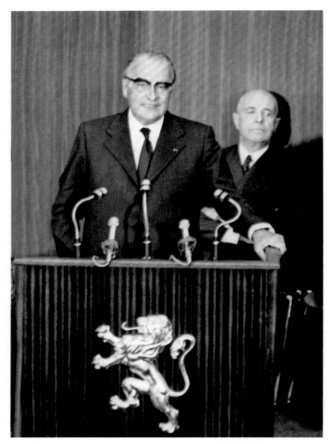

1972 年 5 月蓬皮杜总统在 IARC 新的塔式大楼揭幕典礼上演讲。站在他身后的是里昂市市长路易斯·普拉德尔

这座新建的 IARC 塔楼的确鹤立鸡群。特别是在 20 世纪 70 年代初，这 14 层的高楼耸立于附近所有其他建筑之上。里昂市委派的建筑师是皮埃尔·布尔代（Pierre Bourdeix）和保罗·基佑（Paul Guillot），并且 IARC 的咨询建筑师是来自巴黎的 INSERM 首席设计师罗兰德·门德尔松（Roland Mendelssohn）。即使在今天，状态有些老化，此建筑仍然醒目：在里昂清澈、晴朗无云的蓝天下，混凝土石柱和蓝色的招牌引领着你的眼睛直上云霄；并且那坚固的、方方正正的设计散发出不凡的气度和坚实的可靠性。入门大厅因皮埃尔·马修（Pierre Mathieu）制作的结实的桃花心木雕而熠熠生辉，它代表着"生命的胜利：超越于环境中的毁坏性元素"——这个概念与 IARC 及其世界上众多合作伙伴的工作极为相称。一个有趣的注脚是，IARC 的地址是阿尔伯特-托马斯大道 150 号，鉴于 IARC 的起源，你可能注意到某种程度上的讽刺意义，因为托马斯是第一次世界大战期间法国军需部部长，后来他出任首届国际劳工局主任。

　　IARC 塔楼是由法国总理莫里斯·顾夫·德姆维尔（Maurice Couve de Murville）于 1969 年 3 月 23 日奠基的，仅三年后，这座大楼便由蓬皮杜总统在其妻子和至少 5 位法国部长的陪同下于 1972 年 5 月 9 日揭幕。在揭幕式上，IARC 理事会主席约翰·格雷（John Gray）强调机构工作"规划应该不受政治和国界限制"。总统蓬皮杜谈到必须消除围绕癌症的恐惧和神秘，并以此结束他的演讲，"先生们，愿人类的团结精神在你们如此广大的工作范围中得到应用并获成功。"

　　一些政府首脑也纷纷来信表示支持，特别是一年前刚签署了《国家癌症法案》，并发表 "向癌症宣战"（war on cancer）这著名宣言的美国总统理查德·

I PLEDGE THE STRONG AND CONTINUING SUPPORT OF MY COUNTRY TO ITS
IMPORTANT WORK PD VE ARE GRATEFUL TO THE GOVERNMENT OF FRANCE FOR
MAKING IT POSSIBLE FOR THE STAFF TO HAVE EXCELLENT PHYSICAL
FACILITIES IN WHICH TO CONDUCT THEIR URGENTLY NEEDED STUDIES PARA
SINCERELY PARA RICHARD NIXON PARA ROGERS

COL NIXON ROGERS

10 Downing Street
Whitehall

I congratulate the International Agency
for Research on Cancer on the occasion of the
inauguration of the new Headquarters Building
so generously provided by the French Government
and the City of Lyon.   Her Majesty's Government,
in common with the governments of the other
participating states, places the greatest
importance on the fight against cancer and is
eager to explore all opportunities for increasing
international co-operation in this field.   I am
confident that the new facilities inaugurated
today by President Pompidou will enable the Agency
to continue and expand to the best advantage its
contribution to cancer research.

Edward Heath

8 June 1972

IARC 在里昂设立总部时，收到许多来自各国政府首脑的祝贺信件。图所示为来自美国总统理查德·尼克松和英国首相爱德华·希思的贺信

尼克松；以及刚刚带领他的国家进入欧洲共同市场的亲欧的英国首相爱德华·希思（Edward Heath）。

成长上的关注

随着时间的推移，IARC 逐渐建立起来，塔楼中原本空着的一些楼层，已被占满。随着附加楼房和设施的开启，IARC 得到了进一步扩展。1988 年，日本富商及慈善家笹川良一（Ryoichi Sasakawa）为 IARC 提供捐赠，来建造亟需的会议室。这间新的主会议厅是以日本公主高松喜久子（Kikuko Takamatsu）命名的，高松喜久子公主因从事与癌症研究相关的慈善活动而备受尊重。

另外一栋楼建立于 1994 年，用以安置营养和癌症的大型队列研究［欧洲癌症和营养前瞻性研究（EPIC），参见"营养、代谢和癌症"一章］，其中包括腾出空间来安放装有数百万生物标本试管的液氮罐。另一个有趣的 IARC 建筑是拉塔尔热大楼，该楼建成于 2000 年并以雷蒙德·拉塔尔热（Raymond Latarjet）的名字来命名（参见"法国朋友——雷蒙德·拉塔尔热"）。这栋楼的正面是在保罗·克雷休斯（Paul Kleihues）任 IARC 主任期间，由克里斯蒂安·德勒韦

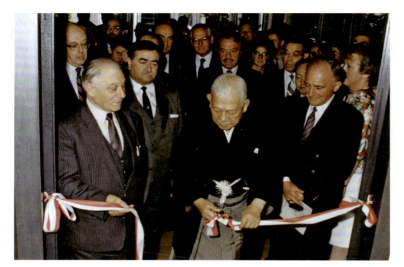

笹川良一（Ryoichi Sasakawa）（中）和 IARC 主任洛伦佐·托马蒂斯（右）
于 1988 年出席"高松公主大厅"开幕式

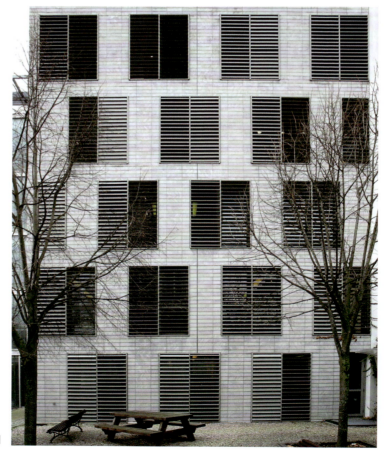

拉塔尔热大楼正面图

（Christian Drevet）设计的，他用模仿 DNA 测序的凝胶胶片来捕捉那个时代癌症研究的最前沿技术。

因为 20 世纪 70 年代初塔式建筑的固有结构，在 90 年代初塔楼确实存在一些问题，特别是发现石棉水平超标。当专业人员来对这种致癌物进行昂贵的清除处理时，该建筑被迫关闭数月。这也导致 IARC 工作人员被遣散到城市各个地方。无论是对于办公室和实验室的安置，都重现了 60 年代后期的一些精神风貌。当然，这"危机"也体现出当地里昂社区与 IARC 的团结精神及其对全球的使命感。

> 20 世纪 90 年代，因为大楼充满着被确认为是致癌物的石棉，我们不得不撤离大楼并搬迁到城里其他地方。我记得很清楚，那是个大动作。——齐藤敬二（Keiji Saita），IARC 前行政和财务主管

正如 IARC 章程的开头几句所表明的，合作是该机构设想的核心。在早些年建立起来的几个 IARC 区域中心便是最有力的证明。这也许是模仿了世卫组织更大的区域办事处，这也是 IARC 最初就具有远见卓识的标志，即 IARC 不应该局限于一个单一地理位置（参见"IARC 散居地"）。IARC 在肯尼亚的内罗毕，新加坡，牙买加的金斯敦，以及伊朗的德黑兰都曾设有这样的办事处。

法国朋友 ——雷蒙德·拉塔尔热（RAYMOND LATARJET）

拉塔尔热，1911 年出生于里昂。作为里昂人他深感自豪。在整个 20 世纪下半叶，他是法国癌症研究的主力。他出生于一个外科医生家庭，父亲是医学教授。值得一提的是，他的第一项研究是关于大气臭氧波动和紫外线辐射对生物体的影响——那是在 1935 年，并且他打算继续以紫外辐射的影响来作为博士研究课题。这个背景可能是安托万·拉卡萨涅于 1941 年邀请他加入巴黎镭研究所的原因之一，在那里他开始对癌症研究产生了兴趣。

第二次世界大战结束后，拉塔尔热在美国冷泉港与萨尔瓦多·卢里亚（Salvador Luria）一起工作了一段时间。期间他致力于研究受辐射后病毒的突变，并发现了著名的卢里亚-拉塔尔热曲线。1954 年他继承了导师安托万·拉卡萨涅的衣钵，在居里基金会镭研究所担任生物学科主任。

1959 年拉塔尔热通过参加一个直接给法国总统汇报的科学咨询小组，

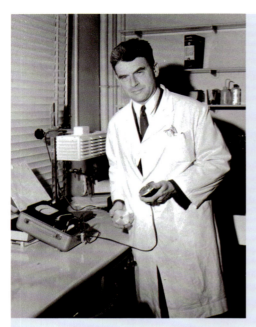

雷蒙德·拉塔尔热在巴黎镭研究所的实验室中

对法国未来的分子生物学产生了显著的影响。他的儿子弗朗西斯记得他曾多次讲述关于与戴高乐在巴黎的这次会议。当时有来自不同学科领域的12位领先专家，每人限时5分钟来讲述他们的工作。戴高乐听取了每个讲演，并解释了一些他能理解的好想法，如太空或深海的探索等，这些是作为政治家应该具备的知识。但是，他说尽管他听到所有这些，但在内心深处"我问自己，如果这个神秘的分子生物学，对此我一窍不通，也将不会明白什么……这很可能是我们今天还一无所知的新医学的基础，这有可能就是21世纪的医学。" 因此咨询小组将分子生物学挑选为最高优先项目。

雷蒙德·拉塔尔热是一位杰出的临床医生和研究人员，而且还有着广泛的兴趣爱好。他是一位备受尊敬的登山运动员，参加过北极探险，在学生时期还是滑雪冠军。他在文学和音乐方面知识渊博，并且他的妻子是巴黎音乐学院教授。他还是一位作家，并因这方面才能而获得过表彰。

1972年拉塔尔热担任IARC学术委员会主席，同年当选为法国科学院细胞和分子生物学部院士。鉴于他与里昂的密切关系，建筑师克里斯蒂安·德勒韦（Christian Drevet）设计了拉塔尔热大楼，提醒着人们他对IARC早期发展的极大贡献。

肯尼亚的办事处与艾伦·林塞尔（Allen Linsell）同名，林塞尔协调着IARC关于肝癌的早期工作（参见"人类环境中的致癌物"一章）。伊朗办事处的建立是基于对里海沿岸地区食道癌高发病率的研究（参见"营养、代谢和癌症"一章）。每个中心也是通过发展癌症登记的方式来记录当地的癌症模式。

因为IARC的这些办事处难以维持，1980年5月经理事会决定后便关闭了。但是在冈比亚的IARC办事处自20世纪80年代中期一直由英国医学研究理事会主办，其继续着冈比亚肝炎的干预研究（参见"病毒和疫苗"一章）。近些年来，该地的办公室得以重新翻修，并允许依靠主要项目来开发许多辅助性的研究，这也使该办事处成为撒哈拉以南非洲地区的少数几个以人口为基础的癌症登记处之

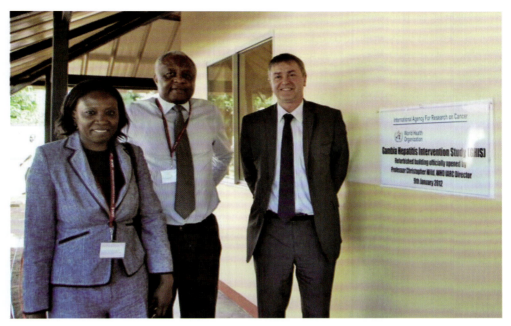

冈比亚肝炎干预研究（GHIS）项目的负责人让牟·恩杰（Ramou Njie），冈比亚医学研究理事会（MRC）主任屠曼尼·寇哈（Tumani Corrah）和 IARC 主任克里斯托弗·怀尔德（Christopher Wild）于 2012 年在冈比亚 - 法加拉（Fajara）MRC 校园 GHIS 办事处翻新的开幕式上

一。在全球癌症登记发展倡议下（GICR），最近为癌症登记而建立的 IARC 区域中心，使区域中心这个想法得以重新审视（参见"癌症登记：世界性的努力"一章）。

追求卓越

令人惊奇的是，IARC 在成立十年内，便已经以研究闻名于世。那时已经建立起有关伯基特淋巴癌（Burkitt lymphoma）、食道癌和肝癌，以及其他癌症的研究。到 1976 年参

> "
>
> 刚抵达 IARC 时，我注意到的第一件事是他们的满腔热情和开拓进取精神。这些具有"探险家"性格的人们来到这一领域并踏遍世界，去非洲、亚洲和南美洲。国际癌症研究机构有开创性的一面也有多元文化的一面，这里有俄罗斯人、意大利人、日本人等，来自每个国家的人都具有不同的文化背景。
>
> ——吉尔伯特·勒努瓦（Gilbert Lenoir），IARC 前任科学家

与国已发展到 10 个，并且财政预算达 420 万。这个新的机构吸引到了资深科学家们，来自世界各地的 150 位科学家在里昂一起工作。IARC 也通过它的各个区域中心提高其国际知名度。在里昂 IARC 已成立研究肿瘤发生机理实验室，并且著名的专论项目已经到位，该项目是用以评估人类致癌物的证据。在第一个 10 年里，IARC 奖学金项目已经为 150 多位青年科学家提供了研究培训奖学金，并为 200 位资深科学家提供旅费资助。

无疑，这一进展水平是由那些来到里昂并将他们的构想变为现实的人们所驱动的。这也是由于该构想本身就是一个持久的信念：通过跨越国界到紧密合作以及专注于人类生存条件的改善，这样科学家们可取得最大的成就。

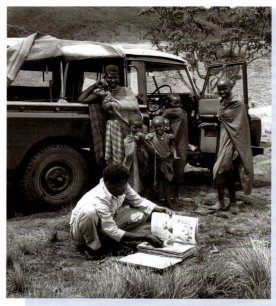

IARC 早期的一项研究，由肯尼亚内罗毕区域中心组织，是有关黄曲霉毒素和肝癌的相关性研究

IARC 散居地

IARC 总是着眼于合作，甘为国际合作研究活动的催化剂。其中一种方式就是在那些癌症分布模式特殊的地方成立 IARC 区域中心，并收集可能的有关癌症风险因素数据。建立区域中心的目的是来发展一些长期项目，这需要当地研究界的极大兴趣，并且能够在科学上和配套基础设施上提供支持。这些区域中心也被看作是 IARC 的博士后们从事他们研究的主要渠道。IARC 只提供少量的资源来资助每个办事处，例如，每个办事处每年获得 5000 美元的资助，并且领导层来自当地。

第一个区域中心建立在肯尼亚的内罗毕，运行于 1967 年。选择这个区域中心的部分原因是由于在撒哈拉以南非洲地区所观察到的肝癌高发病率，这是继 20 世纪 60 年代初黄曲霉毒素这一发现之后不久，黄曲霉毒素被认为是迄今为止所发现的最强天然肝脏致癌物。内罗毕的 IARC 区域中心能够为肯尼亚和非洲其他一些国家如科特迪瓦、南非、斯威士兰，以及非洲以外的一些国家进行许多关于食品中的黄曲霉毒素分析。进一步的工作则侧重于与已经加入里昂研究团队的盖伊·德特进行合作，开展人类疱疹病毒（Epstein-Barr virus）和伯基特淋巴瘤的研究。该中心在支持这个区域的几个癌症登记的工作中也作出了一些贡献。

艾伦·林塞尔（Allen Linsell）是内罗毕区域中心的代名词。他已经扎根于内罗毕，并为建立这个区域中心不知疲倦地工作着，大到策略层面，小到每个细节。有一次，他对约翰·希金森承诺楼房翻新需要的资金肯定"不会超过 400 英镑"。林塞尔亲自监督这所新大楼的建设。作为 IARC 的前哨，该大楼是希金森于 1969 年揭幕的，它的建立甚至早于在里昂的 IARC 总部大楼。

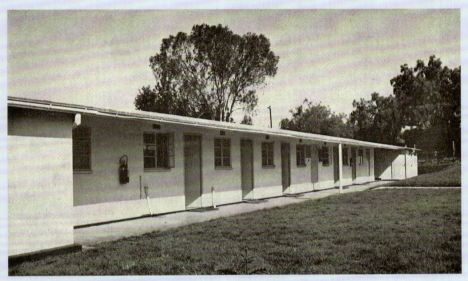

图示内罗毕 IARC 区域中心的新大楼，于 1969 年 6 月正式运行

当这些研究刚刚有些规模时，弗兰克·皮尔斯（Frank Peers）和格雷戈里·奥康纳（Gregory O'Conor）加入了林塞尔领导的关于黄曲霉毒素和肝癌相关性的研究工作，其中包括斯威士兰（Swaziland）的肝癌流行病学研究，黄曲霉毒素和乙型肝炎病毒感染等工作。内罗毕区域中心还参与了用狒狒作为动物模型的研究黄曲霉毒素的早期试验。林塞尔领导该区域中心多年，直到后来搬迁到里昂。1975 年该区域中心领导权由安布罗斯·瓦桑纳（Ambrose Wasunna）接任。该中心持续得到 IARC 的经费支持来维持着办公室以及研究活动。

新加坡是另外一个被选定为 IARC 区域中心的地方——它很可能是第一个区域中心，因为早在 1966 年年底，该中心就被批准了并于 1967 年 1 月在新加坡大学正式开幕成立。如同在内罗毕的林塞尔，也有一位参与新加坡区域中心发展的关键人物，他就是卡卢姆·缪尔（Calum Muir）。缪

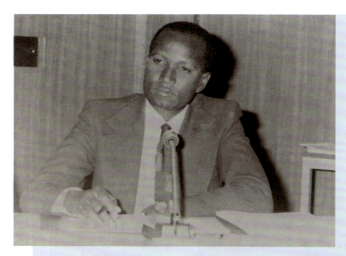

尔是新加坡大学的病理学家，曾计划建立一个癌症登记处。当时在新加坡还没有这样的一个登记处，但是已经认识到它的巨大潜力，因为新加坡的种族众多，有大量的马来西亚人、中国人及印度人，且他们癌症发病率不相同。有趣的是，缪尔后来也搬迁到里昂，加入到了不断壮大的科学家阵营，以帮助 IARC 的发展。

1975 年艾伦·林塞尔离开去里昂后，安布罗斯·瓦桑纳接管并领导该中心

新加坡区域中心的成立，不可不提来自病理学系的尚卡纳（Kanagaratnam Shanmugaratnam）的奉献，后来多年他一直是该中心的负责人。这个中心专注于鼻咽癌和肝癌（包括胆管肉瘤）的研究，并建立癌症登记处，该登记处于 1968 年 1 月 1 日开始运行。这些 IARC 区域中心网络能够提供机会的优势开始显现：例如，林塞尔将他在内罗毕的肝癌工作和新加坡的 IARC 区域中心的工作联系在一起。

IARC 第三个区域中心位于牙买加的金斯敦（Kingston），是通过与西印度群岛大学签订协议及在病理学教授格里特·布浩（Gerrit Bras）的全权负责下，于 1967 年年底成立。该中心在支持波多黎各、阿鲁巴、百慕大和圭亚那，以及库拉索岛的癌症登记处的发展中发挥了重要作用，在这些地方，已经注意到了无论是女性还是男性都表现出较高的食道癌发病率。

位于德黑兰的 IARC 区域中心成立于稍微晚些时候，第一次正式协议于 1970 年签署，1971 年该中心正式启动。其主要的研究兴趣也是食道癌，例如在里海沿岸地区食道癌发病率极高，且女性发病率甚至超出男性。这项工作也涵盖了鸦片的使用及其他风险因子的研究。

这些研究的正式协议是与德黑兰大学公共健康研究所签订的，而研究活动是在巴博勒（Babol）研究站进行的。该协议持续到 20 世纪 70 年代中期伊朗伊斯兰革命之后，但实际上这些工作非常难以继续。德黑兰的区域中心一直由马波比（E. Mahboubi）主持工作，直到 1980 年协议正式结束。近年来，IARC 重启该地区工作，但对于该地区食道癌惊人的高发病率的原因，仍然没有一个确切的结论（参见"营养、代谢和癌症"一章）。

1980 年，IARC 理事会审查了这些区域中心模式，并决定将这些中心

关闭。为此，IARC 主任希金森发出了正式信函，感谢中心负责人多年来的工作和合作。从此以后，合作将集中在围绕着课题来展开，而不是通过合作研究协议来支持项目的方式。IARC 与新加坡的合作将继续采用这种模式。

第二章

1965 ～ 2015 年：IARC，变化世界中一个独特的机构

> 我敢打赌，良好的发展能够积累，但不好的中断却无益于系统组建。
>
> ——保罗·利科（Paul Ricoeur）

一个变化的世界

1965 年的世界为 IARC 的到来作了一系列铺垫，毋庸置疑这也促进了它的发展：一个宽容的社会和政治环境，一个全新的对医学能有效控制疾病充满信心的乐观看法，以及癌症——一直被认为是几乎不可避免的老龄伴侣，也是可以控制的新兴观点。IARC 在 20 世纪 60 年代的历程深刻地体现了这三方面情形。

20 世纪 60 年代的世界

在 20 世纪，欧洲曾经两次是战争的发源地并且是主战场。在人类历史上它们第一次被称为"世界大战"，因为战争迅速蔓延并席卷其他大陆的国家和人民。自从 16 世纪初，群体之间的接触和交流，无论是和平的或是暴力的，已经在全球范围内出现；随着欧洲在其他大陆的殖民扩张，紧张关系日益见长。在这些长达数世纪的交往中，两次世界大战给人们带来了惨痛经验教训，导致 1945 年第二次世界大战结束时，产生了一个全新的局面：第一，人们开始重新认识世界上所有人的生活是如何交织在一起的；第二，共同的经历推进了人权的集体运动，致使殖民时代终结；很多地方在 20 世纪 40 年代仍是殖民地，但后来逐渐成为新的自治国家；第三，重建工作已经开始，主要致力于经济的持续增长。在发达国家，人均国内生产总值（GDP）每年增长了接近 5 个百分点。

第二次世界大战后，这种影响持续了约 30 年，直到 20 世纪 70 年代中期。这段时间在日益增加的机会和福祉方面，对所有的人们，无论最初的社会经济水平如何，都是历史上有记载的黄金时代。战争的残酷经历和教训唤醒了人们对生

活的憧憬和广泛的团结精神。如果没有这些憧憬和团结精神的相辅佐，以及在许多方面的指导，单纯的经济增长是不会产生这样结果的。这个憧憬正是国家内部的驱动力；在国际上，它曾多次成功地克服了根深蒂固的思想上和政治上的分歧。1945 年战争一结束，立即成立了联合国；随后在 1948 年成立了它的专门卫生机构——世界卫生组织（WHO）。

欧洲走上了一条密切合作及创新的道路，其主要目的是为了防止武装冲突的重演。从 1951 年 6 个国家之间的一个条约开始，权力逐渐转移到超越国家的层面，并一步步地形成了今天的具有 28 个成员的欧洲联盟。这种经济增长的背景和国家法规框架内的团结，不仅有利于科学研究的扩展，也刺激了其国际化的进展。1954 年，欧洲核子研究组织（著名的 CERN）在日内瓦成立。今天，它是世界上进行亚原子粒子实验和研究的领先技术中心。CERN 包括 12 个组建国，9 个加盟成员国，加上几个准成员国以及观察员国家包括美国和日本在内。1964 年，一个生命科学组织，即欧洲分子生物学组织（EMBO）成立。自 1969 年以来，EMBO 计划和活动都是通过欧洲分子生物学大会（EMBC）从欧洲成员国的政府（目前，有 27 个）那里获得资助的。紧接着，独立的欧洲分子生物学实验室（EMBL）成立于 1974 年；今天，它得到 21 个会员国的支持，于 5 个地点运行，包括在海德堡的中心实验室。

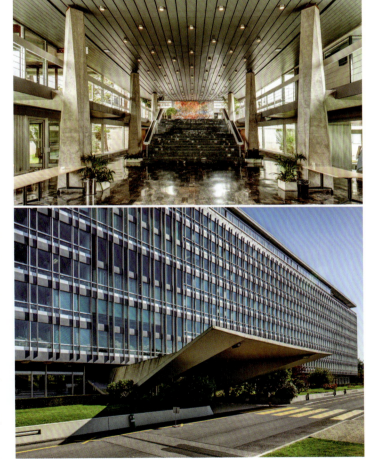

世界卫生组织（WHO）成立于 1948 年 4 月 7 日，总部设在日内瓦的万国宫，由瑞士建筑师让·屈米（Jean Tschumi）设计的世卫组织大楼直到 1966 年才揭幕。2014 年，推出了一个国际设计比赛，旨在开发一栋新大楼并扩建原有的楼房

20世纪60年代的健康与医学

从20世纪初到60年代期间，人类的健康条件显著改善。例如，在1910年即使在经济最发达的国家，平均出生预期寿命仍然很低：美国只有47.3岁，法国47.5岁。到1965年，则已经分别为70.3岁和71.0岁。这种超出20多岁的显著增长的主要原因是两次世界大战期间丧失了大量的年轻生命。健康条件的改善不仅仅是因为有较好的营养、卫生条件和工作环境，同时也是因为医学"腾飞"（took off），医学"腾飞"第一次在如此大的规模上开始常规地表现出成效。

这两个图表显示在英格兰和威尔士呼吸道结核病发病率在逐年下降。第一个图中显示，随着时间的推移，下降的速度似乎是均匀，即使在1882年罗伯特·科赫（Robert Koch）发现病原体——结核细菌之后，下降速度仍没有改变；并且在

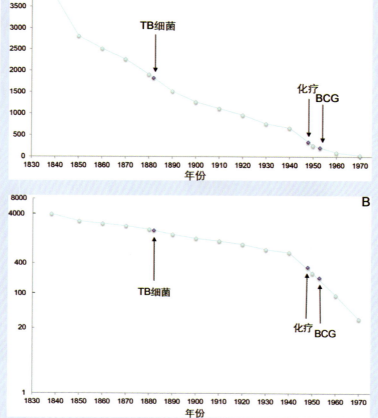

相同的数据以两种不同的方式作图，图示在英格兰和威尔士呼吸道结核病死亡率的降低（测量数据单位为每百万人每年死亡人数）。图中显示的关键日期是结核病（TB）细菌的发现，抗结核病的药物引进（化疗）及卡介苗（BCG）的普及日期

抗结核药物（化疗）和在 20 世纪 40 ～ 50 年代卡介苗（BCG）的引入后也无明显变化。这些结果，以及其他传染病与在其他国家的类似结果，曾被广泛引述为：很显然，自 19 世纪初健康条件上的改善主要是人群的环境、卫生和营养条件的改善，医学的进步几乎没有起到任何作用。

然而，第二个图讲述了一个不同的故事。在此，相同的数据在纵轴上用一个比例尺度，而不是一个算术尺度（如第一个曲线图）来作图。这种表示方法能更好地洞察变化情况，因为在自然界中，数量改变通常是随着存在于每个时刻成比例的量而改变，它不是一个常量。可以看出，虽然结核细菌的发现并没有影响到死亡率的降低，但是化疗方法的引进，使降低的斜率产生了急剧变化。在 1945 年之后，死亡率降低得更加迅速。这些结果清楚地表明，如果在第二次世界大战前，健康改善可能是由于较好的环境、卫生和营养条件；那么在之后的时间里，医学的进步为健康改善则作出了重要贡献。

1930 年左右从医学院毕业的、在 60 年代还在行医的年长医生们，经历了医学上的巨大变化。1930 年，只有屈指可数的有效和适当较安全的药物可供利用，基本上都是几种疫苗、阿司匹林和洋地黄。虽然外科医生可以多做一些工作，但除了少数手术如那些治疗骨折的，对患者的短期和长期效果仍然是不确定的。直到 60 年代，一批新药物被发现并可供临床使用。例如，磺胺，第一批抗菌药物，是在 30 年代中期引入的；随后是在第二次世界大战期间使用的抗生素。可的松和相关药物是从 1948 年才开始使用，自 50 年代初它们仍是安全和有效的利尿剂和精神病药物。与用于治疗的药物开发齐头并进的是，诊断程序也经历了一个突飞猛进过程，特别是基于临床生物化学，对组织标本进行显微镜检查的组织化学，以及适合于临床使用的生理功能测试等方面的发展。这些进步从根本上改变了人们对医学到底能干什么的这一般看法。学院派的教师们完全转变了他们的观点：从把作出正确的诊断代表专业技能的巅峰和成就（主要是让疾病自愈），转移到对疾病的治疗或控制作为专业成功的评估指标。

根本的和更深刻的进展发生在对生物学基本功能和结构上的理解方面。人造同位素在 1930 年可用来标记生物分子并跟踪它们在体内的行为。1942 年，鲁道夫·舍恩海默（Rudolf Schoenheimer）在其《身体构成的动态》一书中，就简明扼要地表达了这个概念。从标记分子的研究可看出，生物体是一个开放系统，处于一个稳定但不断更新的状态并与周围环境交换成分。示踪分子的出现变革了代谢和其他生理功能的研究，使得在活体不受干扰的情况下，来检查正常的和病理过程成为可能。

在 20 世纪 50 年代初，人们对于核酸的化学成分，特别是 DNA 已经积累了大量的知识。由于奥斯瓦尔德·埃弗里（Oswald Avery），科林·麦克劳德（Colin MacLeod）和麦克林·麦卡蒂（Maclyn McCarty）在细菌研究上的根本发现，DNA 被认为是每个生命物种特有的遗传信息，并且能从父母传给后代。与此假

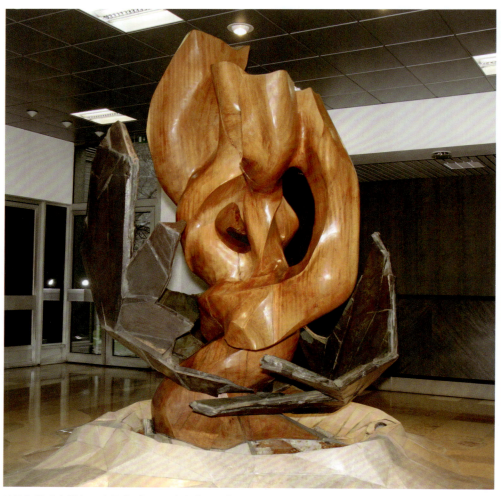

IARC 塔式大楼入口大厅的"DNA 欢迎着人们"（DNA welcomes people）。这座 DNA 雕塑是法国艺术家皮埃尔·马修（Pierre Mathieu）的作品，也是梅里厄基金会赠送的礼物。正如其题词所表达的：呈现出那镶嵌在自然 DNA 结构中的基本诗韵

设相符的是，欧文·查戈夫（Erwin Chargaff）及其同事在哥伦比亚大学已经发现，不同生物体的 DNA 中，其分子成分、嘌呤碱基（腺嘌呤和鸟嘌呤）及嘧啶碱基（胸腺嘧啶和胞嘧啶）所占的比例是不同的。更为关键的是，他们已经发现，腺嘌呤（A）与胸腺嘧啶（T），和鸟嘌呤（G）与胞嘧啶（C）的定量比例总是 1∶1，且不依赖于特定的物种组成。因此，一个碱基配对规律，即一个嘌呤碱对应一个嘧啶碱基显然是成立的。

　　同时在 20 世纪 50 年代初，物理学家罗莎琳德·富兰克林（Rosalind Franklin）在剑桥大学提交了 DNA 分子进行 X 射线检验，来研究它们的空间构象。从 X 射

线图像（衍射图案），她推断：结果表明一个螺旋结构（必须非常紧密堆积的）中每个螺旋单元可能含有 2、3 或 4 个同轴核酸链。直到 1953 年春天，吉姆斯·沃森（James D. Watson）和弗朗西斯·克里克（Francis Crick）意识到，要满足碱基配对规律，一个长的螺旋结构不应该由单链构成，而应该是配对的双链。他们在《自然》杂志上发表了这篇只有两页纸的、划时代性的论文。在论文中，他们提出一个与其化学和物理特性严格相一致的 DNA 结构模型，即后来著名的、经受住时间考验的双螺旋结构。生物学特别是遗传学由此彻底改观。现在，有可能研究从父母传给后代的遗传信息是如何以不同单元的形式（基因）编码在已经明确的 DNA 结构中，该单元是人类染色体的关键组成部分。遗传代码的破译以及它是如何被翻译成指令，最终控制人体的生理功能，在 20 世纪 60 年代已扩展成为一个巨大的研究领域。

与此同时，DNA 结构知识为人们了解环境是如何影响基因的开辟了新的途径。环境不仅会产生短暂、可修复的损伤，更重要的是，还会产生稳定的和可遗传的基因突变。1920 年，赫尔曼·穆勒（Hermann Muller）在可遗传特征，例如果蝇眼睛的颜色的研究中发现 X 射线能产生基因突变。此后，几种化学物质如芥子气的突变作用，在 20 世纪 40 ～ 50 年代已经得到了证明，特别是表现在夏洛特·奥尔巴赫（Charlotte Auerbach）、约翰·迈克尔·罗布森（John Michael Robson）和埃里克·博伊兰（Eric Boyland）的工作中。在此背景及现在已阐明的 DNA 结构的基础上，在 20 世纪 50 年代末 60 年代初菲利普·罗礼（Philip Lawley）能够表征特定的 DNA 碱基和已知的致癌物分子之间的结合，例如多环芳烃加合物。多环芳烃是无所不在的不完全燃烧产物，比如在烟草烟雾中。这些工作开辟了关于环境中的物质和癌症相关性这一研究领域：一些致癌物能与 DNA 碱基相结合，产生基因突变，且能够诱导或允许无限制的细胞增殖，而这些正是癌症的特征。

结合当时医学实际成果，所有这些生物学方面的新兴发展，激发了人们对生物医学能够取得什么样的成就表现出了广泛的乐观看法。

对癌症的新看法

癌症研究很快就包括在这些合理的希望中（参见"癌症是数百种不同的疾病"）。虽然癌症研究和治疗性干预措施（主要是手术和放疗）在 20 世纪上半叶取得了一些进展，但人类仍面临着癌症的严峻现实，正如在 1956 年一篇论文的开篇句中所述："癌症最明显的表征就是它的致命性。"然而，在 20 世纪 40 年代人们已经开始尝试使用单一的合成药物来治疗癌症，并且能够抑制癌细胞的增殖，例如，一些用于淋巴瘤和儿童白血病中的药物。

癌症是数百种不同的疾病

"癌症"这个术语描述的是一组几百种的不同疾病，它们是源于人体或动物体内不同类型的细胞，并存在于身体的不同器官。每种疾病有其自身特有的临床表现，并呈现出自己的演变过程。但是，所有的这些疾病都有一个共同的基本特征：癌症源细胞（"癌症干细胞"）不受控制地增殖。如果不及时治疗，这种过度细胞增殖，再加上对相邻的或远处的器官入侵，一段时间后将导致机体死亡。这段时间可长可短，变化很大；一些癌细胞增长快速，另一些癌细胞则生长缓慢。

细胞无休止的增殖意味着某些可遗传的复制指令能够从一代细胞传递给下一代。事实上，人们早已认识到，遗传基因的改变是癌症发生的核心所在，并且最近的研究已经表明，一种典型的癌症包含有若干个异常突变的"驱动"基因，正是它们赋予了肿瘤细胞选择性的生长优势。这可能与驱动基因控制的一些机制相关，如抑制衰老，程序性细胞凋亡，或免疫破坏等（通常它们是防止细胞再生的）。这还可能是由于基因组的不稳定性，这种不稳定性有利于一些细胞在身体不同的隔室（微环境）中能够成功地存活并复制。这正是癌症致命的真正原因：绝大多数死于癌症的患者，在远离原发性的其他器官中都发现有多个癌症集落（癌症转移），例如，前列腺癌细胞可以转移到脑、肺和骨骼。这些集落，除非高度局部化，通常很难或不可能进行手术切除或者放射治疗；并且它们那可变基因组成，增加了一些癌细胞对抗癌药物表现出耐药性的可能。因此，虽然所有癌症的发展过程非常相似，但其生物学特性、临床表现、演变进程，以及治愈的可能性均不相同。

从群体的角度来看，癌症一直存在于人类（和其他动物）中，首次提及的癌症案例可追溯到大约公元前3000年，那是在一张埃及的莎草纸上发现的关于乳腺癌的记录。有两个因素极大地增加了在现代人群中记录到的癌症病例数量：其一是有别于其他疾病，我们对癌症识别和诊断能力的提高；其二是加剧的人口老龄化。源于肺、结肠和乳腺等上皮组织的癌症基本上涵盖了所有癌症的五分之四，且其发病率随着年龄增长而急剧增加。在20世纪60年代初，无论是在国家内部或国际上，无处不在的癌症已经成为公共卫生的一个主要问题，那时建立一个国际中心来致力于促进癌症研究的提议已经成型。

癌症疾病所获得的暂时缓解，激发了科学家开发药物在人体有效性严谨研究的兴趣。例如，美国国家癌症研究所和英国医学研究理事会分别在1954～1955年以及1957年开展了随机临床试验，来测试使用不同种多药联合治疗方

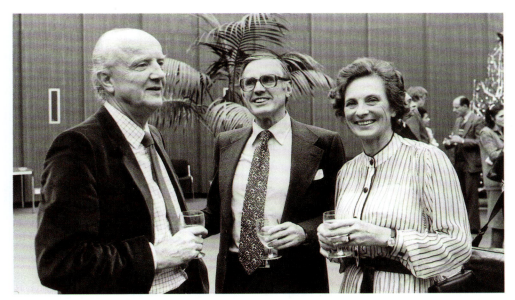

约翰·希金森，IARC 第一任主任（1966～1981 年），和他的妻子南（Nan）以及安东·戈塞（Anton Geser）（左）在一个新年招待会上。戈塞是一位流行病学家，与盖伊·德特（Guy de Thé）一起，开展了 IARC 在乌干达和坦桑尼亚联合共和国对伯基特淋巴瘤（Burkitt Lymphoma）的研究（参见"病毒和疫苗"一章）

案的有效性，其中包括几种新型的药物分子。因此认为癌症基本上是不可医治的观点逐渐消失；大约十年后，认为癌症是无法预防这一观念也消失了。理查德·多尔在 1967 年出版的《癌症预防：流行病学的指针》一书中就明确表达了这个观念上的转变，并得到可靠的科学论点的支持（参见"预防癌症"）。

预防癌症

以下引文摘自理查德·多尔的书籍《癌症预防：流行病学的指针》的序言。

"在大约 15 年前（1950 年），一位外科教授告诉我，设法预防癌症这一做法不仅浪费时间，并且还似乎是不道德的。他的想法是，癌症的发展是正常老化过程的一部分。人们试图干扰它，最终注定是要失败的。最坏的情形是，他们代表着普罗米修斯（Prometheus）有过的那种冒犯了君主的罪过，因此易于遭致一些相应的惩罚。这种观点以极端的形式代表着宿命论的态度，但是我希望持有这种观点的人不是大多数。人们对恶性细胞的性质以及正常调节组织生长用以防止癌症的过程知之甚少；虽然在理论上癌症预防被认为是可能的，但实际应用上并不认为是一个切实可行的

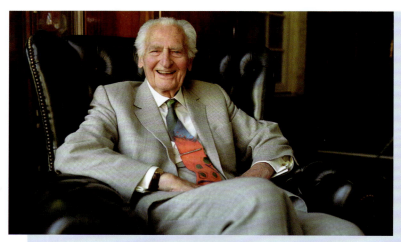

理查德·多尔，20世纪后半期最杰出的流行病学家，是IARC最初科学项目的主要灵魂人物之一

目标。因此，医学教育和公众期望都集中在治疗方法的改善及疾病的早期诊断上，在这一时期治疗可能更有效。

"自那以后，情况发生了根本改变。新的化学致癌物逐渐被揭示，其中一些存在于人类自然环境中，并且能够在动物实验中，在以前是很难影响到的器官中产生癌变。例如，现在已知的亚硝胺，经口服后将很容易产生食道癌、胃癌或大肠癌。在热和潮湿条件下储存的食品中，真菌如黄曲霉，产生的代谢物，极少剂量将会导致肝癌和胃癌。并且更重要的是病毒能在多种动物中产生癌症这一发现，使人不难相信它们在人类中也可以产生某些类型的癌症。

"与这些发展并行的是，流行病学研究表明男性的癌症发病率与他们的生活条件的相关程度远超出人们以前的期望。一些经典的癌症病例发生在高强度暴露于特定的职业危害，或者与某种古怪习惯（如在口腔内燃烧雪茄）相关，这些例子还在稳步地增加；而在某些情况下，当工作方式或相关联的习惯改变后，癌症发病率有可能下降。目前已知，发病率的波动是正常的规律，而不是例外。没有哪种癌症总是以均匀中等的频率出现，发生在任何地方，而且程度相同。发病率波动在10倍或20倍的范围内是常见的，某些类型的癌症发病率波动范围会更大。因此，有时甚至可能会观察到癌症的爆发，在规模上类似于传染病的流行，当然也需承认这个事实：癌症的诱导期有可能长达30年。

"因此，人们对癌症预防的态度发生了变化，癌症预防越来越被认为是癌症治疗的切实可行的替代方案。但是，我们仍然，几乎完全忽视了癌症在细胞水平的产生机制；在我们了解这些机制之前，我们的预防方法还是易于变得繁琐和低效。出于伦理方面和该疾病时间跨度的考虑，我们不可能在人类身上获得试验证据，因此我们必须通过观察自然试验以及动物试验的类比分析，来决定采取什么样的措施。"

支持这个新观点的最显著的一个特征是，在不同地理区域观察到的特定类型癌症发病率上的变化，这种变化反映在癌症死亡的统计数据上，或者通过记录下来的新病例临床诊断的直接记载中。这种变化往往非常大，说明这可能是由地域差异性导致。例如，肺癌在英国一些地区的发病率是乌干达的 40 倍，食道癌在伊朗一些地区的发病率是荷兰的 100 倍，以及肝癌在莫桑比克的发病率是瑞典的 1000 倍。有可能某一国家观察到的每种癌症最低发生率，与另一国家观测到的每种癌症最高发生率相比，癌症发病率相差 90%。因此，可以合理推测，绝大部分癌症（甚至可能 90% 所有癌症），可归因于外部条件或"环境"。关于环境，IARC 第一任主任——约翰·希金森，是这样定义的："环境是人们周围的、并影响着他们的所有的东西。其中包括你所呼吸的空气、你所处的文化、你所在社区的农业生活习惯、社会文化习俗、社会压力、你所接触物理化学物质、饮食等。"

这一假说的合理性得到几种已知的致癌因素的支持，这几个因素从广义来说都属于环境因素。下表总结了多尔书中所描述的环境致癌各种因素。1942 年，约翰内斯·克莱门森（Johnannes Clemmesen）在丹麦创立了世界上第一个全国性的癌症登记。在他的著作《恶性肿瘤病因学的统计研究》中，详细介绍了直到 1965 年所有致癌因素的相关研究。流行病学研究本身以及与动物试验研究相结合的方式，可识别各种环境下的致癌因素，而在人群中观察到的癌症发病率的变化，为寻找这些致癌因素提供了有价值的线索。在国际水平上调查环境和人群似乎是开发这些研究途径的最好方式，这些进展为法国倡议的新癌症机构的诞生提供了良好的契机（参见"IARC 的诞生"一章）。这一建议与当时人们对生物医学研究和临床医学充满信心的大环境正好吻合，同时也与个人和政府愿意通过建立新的机构来推进科学上的国际合作的意愿相一致，这些已体现在成立的 CERN 和 EMBO 机构中。

已经建立起来的致癌因素（到 1967 年为止）	
类型	因素
一般环境	电离辐射
	紫外线辐射
局部和职业环境	石棉
	镍精炼
	铬酸盐制造
	无机砷化合物
	芥子气制造
	煤气厂油烟
	异丙烯
	α- 萘胺 β- 萘胺

类型	因素
局部和职业环境	联苯胺
	苯基苯胺
	苯
	煤焦油及煤的其他燃烧产物
	含有煤焦油的软膏
个人行为	咀嚼烟草，槟榔和石灰
	吸烟
	饮酒
药品	萘氮芥
感染	华支睾吸虫（中国肝吸虫）
	诱导伯基特氏淋巴瘤的病毒
诱病条件	热带溃疡
	溃疡性结肠炎

圆滑处理棱角

新生儿要占据空间，IARC 也不例外。IARC 成立于 1965 年，是法国公众人物建议的结果。首先 IARC 要确定其具体的研究领域以避免与其他组织重叠（摩擦），填补未涉及的领域，并为协同合作创造新的机遇。从广义上讲，IARC 的研究领域将是癌症病因学，包括机理研究及癌症预防。IARC 最初由世卫组织安顿在日内瓦，后来搬迁到了里昂的临时房舍，最后入驻由法国当局明确下令给 IARC 建造的 14 层塔式大楼。在新大楼的设计上，由于方塔的走廊交汇处是直角，这给实验室推车经过通道时造成了障碍。正如希金森妻子回忆所述——这一障碍是随着将走廊的拐角修成弧线形而消除的（参见"约翰·希金森，IARC 第一任主任"）。

在 IARC 的研究策略方面，也有另一种不同的拐角，也需要圆滑处理。其中有两个这样的决定对 IARC 的未来至关重要。在组建 IARC 的讨论过程中，关于 IARC 内是否适合建造实验室这一问题上，参与国代表们意见有分歧。其中一种观点认为 IARC 的活动应该集中在并仅限于流行病学。正是希金森通过"圆滑处理拐角"的方式最终将该事件处理为实验室是 IARC 活动中不可分割一部分。这种结合有两大优势：首先，它有利于将实验室的测定纳入流行病学研究中，这一特点在开发暴露生物标志物，研究人群易感性，以及在人群中可检测到的早期病变中表现得日益重要。其次，将流行病学家们和进行体内、体外试验研究的科学家们置于同一屋檐下，使得 IARC 这样即使只有中等规模的机构也能够保持在癌症研究的前沿。

约翰·希金森，IARC 第一任主任

在约翰被任命为 IARC 第一任主任时，他的妻子南·希金森（Nan Higginson）给他描绘了这样一幅生动肖像："约翰将这出任邀请看作是拓宽环境癌症研究领域、进入一个综合的全球性努力的一个独特机会。

"虽然约翰·希金森已在美国堪萨斯州顺利地开展了自己的工作，但很显然，他所走过的道路似乎引领着他达到这样的国际地位：在爱尔兰都柏林三一学院（Trinity College）开始攻读他的医学学位，随后来到了苏格兰格拉斯哥的西部疗养院的病理科，之后 8 年间在约翰内斯堡的南非医学研究所工作。在南非，他还是一家拥有 200 个病床的贝拉格瓦纳思（Baragwanath）医院的病理学家。他在这家医院的经历以及对周围教会医院的造访，使他对癌症研究产生了特别的兴趣。

"在约翰的领导下，IARC 在全球 70 多个国家建立了卫星机构。这个成果不仅体现了约翰的国际追求、对癌症研究发展的奉献，而且还反映了他对来自世界各地的科学家的科研努力的深深敬意，以及对不同的文化深刻的迷恋和好奇。

"当约翰开始在 IARC 工作时，他不得不身兼数职！他对该机构运行的各个方面都深感兴趣，从实验室布局到新大楼的建造。例如，当有人指出他们的大楼设计不适合于实验室时（如手推车不能绕过通道的拐角），负责建造大楼的众多建筑师遇到这个"拦路虎"都束手无策。在他们没能找到一个合理的解决方案之前，正是约翰建议他们应该将走廊的拐角做成弧形，后来他们正是这么做的！"

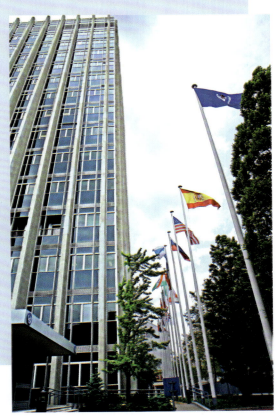

描述性流行病学是 IARC 存在的关键理由，在它的发展上有些问题也需要圆滑处理。针对一个确定的人群

位于里昂第八区的 IARC 塔式大楼，飘舞着世界卫生组织和 IARC 的 24 个参与国的旗帜

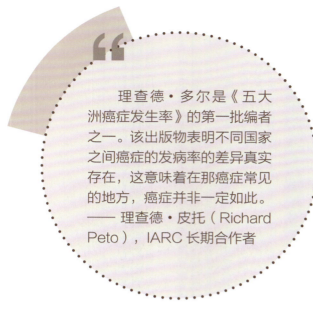

> 理查德·多尔是《五大洲癌症发生率》的第一批编者之一。该出版物表明不同国家之间癌症的发病率的差异真实存在，这意味着在那癌症常见的地方，癌症并非一定如此。
> —— 理查德·皮托（Richard Peto），IARC 长期合作者

在一定的时期内登记所有癌症病例登记已初步开始。例如，美国康涅狄格州或以及丹麦在 20 世纪 40 ～ 50 年代，已经发展升级为一个永久的病例记录系统或"癌症登记"。癌症登记已成为在特定人群中测量癌症发生率的基本工具（癌症发生率是在人群中活跃的致癌因素的综合表现，而癌症死亡率由于受治疗的影响则只能提供一个稍模糊的图像）。为了使在不同人群中的统计数据具有可比性，登记以及数据分析方法必须统一。国际抗癌联盟（UICC，现称为国际癌症控制联盟）是一个国际科学抗癌组织协会，在促进癌症登记方面发挥了关键作用；该组织还委托一科学家团队于 1966 年发布第一份关于多个登记数据的报告，该报告题为《五大洲癌症发生率》。

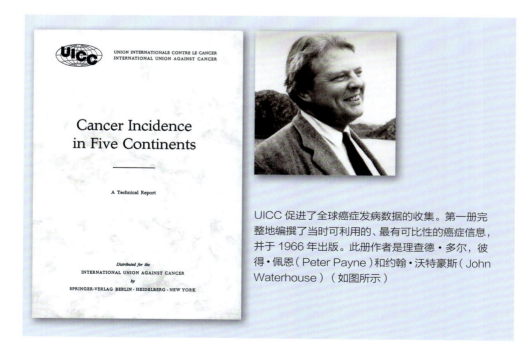

UICC 促进了全球癌症发病数据的收集。第一册完整地编撰了当时可利用的、最有可比性的癌症信息，并于 1966 年出版。此册作者是理查德·多尔，彼得·佩恩（Peter Payne）和约翰·沃特豪斯（John Waterhouse）（如图所示）

IARC 在合适技术能力上的发展已转变为 UICC 与 IARC 间协同努力来编撰癌症登记报告的第二册，并出版于 1970 年。随着癌症登记处的数量在世界各地的快速增长，该项目成为 IARC 与国际癌症登记协会（IACR，一个成立于 1966 年民间组织）一项正在进行的主要合作，并在 1976 年发表了癌症登记报告的第三册。

2015 年：IARC 金色年华

IARC 成立 50 年以来，在这变化巨大的世界里，IARC 比前半个世纪更活跃。现今在 IARC 工作的二三十岁博士后们都在使用电子邮件以及安装了多种应用程序（APP）的智能手机来处理日常工作和生活。当组织一个新课题时，他们可以用视频来参加会议，而他们大部分工作时间也确实是在电脑前面度过的。在实验室中，种类繁多的操作，从血液、细胞或组织标本的处理，到运行生物、物理或化学程序操作，现今均使用自动和可编程设备。所有这些在 1965 年时都是不存在的。那时，所有研究的一个基本日常任务数据分析通常是用机械计算机来完成的。将记录的试验结果输入到下一步进行计算，并重复整个过程至少两次以确保结果的正确性——所有的这一切都必须由操作人员来直接完成。计算一个变量如体重与其他几个变量（如卡路里的摄入量、运动量以及不同食物的摄入量）的相关性，这些足以让工作人员忙上数小时或数天（依赖于需要研究的变量的多少）。而今天，这样的计算可通过使用每秒 100 亿次操作的计算机，只需花费几秒或几分钟就能完成。

在 1965 年和 2015 年间，随着计算机科学和信息技术的发展，生物学已经发生了深刻的转变。它从破译镶嵌于 DNA 的遗传密码的碱基，发展到在 2004 年完成一个典型的人类基因组中超过 30 亿碱基对序列测定。现在只需花费 1000 美元就能够测定每一个人的基因组及其所有序列变异体，且成本仍在下降。科学上的重大进展可能会或也可能不会应用于实际，但都会产生大量

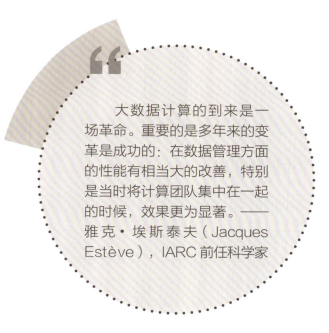

大数据计算的到来是一场革命。重要的是多年来的变革是成功的：在数据管理方面的性能有相当大的改善，特别是当时将计算团队集中在一起的时候，效果更为显著。——雅克·埃斯泰夫（Jacques Estève），IARC 前任科学家

需要研究的新问题。基因转录组学、蛋白质组学、代谢组学以及表征基因组学这些都是现在正在不断扩大的"组学"领域，这些知识都已被 IARC 科学家所掌握。这些新方法有利于探索生理信息是如何由个体差异的 DNA 决定的，以及它们与来自环境的非遗传信息是如何相互作用的——从母体环境对胚胎的影响开始——来指导机体的发育并调节（及反调节）其功能。

自 1965 年以来，医药方面也同样地取得了长足的进步。除了各个领域的改进外，一些全新的分支机构也得到了发展。人体成像，当时局限于 X 射线技术，现在包括多种超声方法，计算机断层扫描（CT）、磁共振成像（MRI）、正电子发射断层扫描（PET）以及正在不断开发的更多技术。重症监护医学，在 20世纪 60 年代还处于研究初期，现已经改变了许多急性疾病的治疗方式。器官移植，当时局限于角膜以及其他器官移植的早期初步尝试，现已成为常规治疗。微创和机器人的方法正在改变着手术的操作方式。癌症医学已经积极地参与了在诊断和治疗方面的转变，并为这些转变作贡献。在特定地域的所有癌症患者存活率的增加，无论护理和治疗与否，这都恰当地体现了癌症医学的进步是如何转化为大众利益的。表中的数据来自美国，但是在许多发达国家表现出相同的时间趋势（尽管实际生存百分比不一定相同）；除了少数几种癌症的数字持续不变，大多数种类癌症都有明显的改善。

癌症治疗进展：患者在初步诊断后，主要癌症的 5 年内生存率（相对于正常的生命期望值）

位置	不同时期		
	1947 ～ 1951 年	1975 ～ 1977 年	2003 ～ 2009 年
食管	4	5	19
胃	7	15	29
结肠	36	51	65
直肠	32	48	68
胰腺	2	2	6
喉	47	66	63
肺	5	12	18
乳房（女性）	54	75	90
子宫颈（女性）	62	69	69
卵巢（女性）	28	36	44
前列腺癌（男性）	28	68	100
膀胱	38	72	80

因此，半个世纪以来，这个故事揭示了科学和技术上的非凡进步，并影响世界上更大的区域。这些急剧的变化，解决了生活各个方面产生的挑战，在以前从来没有以如此的形式或如此大的规模发生过。

新世纪的全球性挑战

在广阔的背景下，IARC 现在和未来的活动面临着以下全球性的三大挑战：人口老龄化，环境改变，以及国家内部和国家之间出现的不平等。这些挑战都至关重要，无论单独的还是交互的。

全球人口老龄化

癌症在很大程度上是一种衰老疾病，并且随着预期寿命的不断增加，特别是在发展中国家，全球癌症负担将会上升（参见"国际癌症研究机构（IARC）：第二个 50 年"）。如下表所示，平均出生时预期寿命在全球范围，从 1960 ～ 1965 年的 51.2 岁增至 2005 ～ 2010 年的 67.9 岁，每年增加 4 个多月，并且在亚洲每年增加 6 个月。考虑到生育力的急剧下降，从 1960 ～ 1965 年的每位妇女平均生育 4.9 个孩子降低到 2005 ～ 2010 年的 2.5 个，这两种因素相结合彻底改变了人类的人口结构。年轻人比例（15 岁以下）在全球范围内下降，而老年人（65 岁以上）比例正在迅速上升；增长最快的群体是那些超过 80 岁的老年人。联合国一项估算表明，到 2050 年，世界人口很可能会超过 90 亿，那时在人类历史上 60 岁以上人数将首次超过 15 岁以下人数，这个现象在经济发达的国家已经发生了。人口老龄化将会对生活每一个方面都产生重要的后果及深远影响。对于每一个 65 岁以上的老年人，在 1950 年相应有 12 位工作年龄（15 ～ 64 岁）的成人，2000 年有 9 位，而到 2050 年将只有 4 位。这急剧增加的抚养老年人的负担落在工作年龄人的肩上；如果只是一小部分工作年龄的人从事经济活动，情况会进一步恶化。很显然健康是人口老龄化的一个突出方面；80% 的老年人至少有一种慢性疾病，50% 的老人有两种或多种疾病。急性疾病和受伤对老年人是不可预计的。人口老龄化需要健康以及社会服务的组织和功能上的重大变革，这就给所有的癌症控制战略带来了挑战。

出生时平均预期寿命（年龄）		
区域	时期	
	1960 ～ 1965 年	2005 ～ 2010 年
全世界	51.2	67.9
非洲	42.4	55.2
亚洲	46.4	69.0
欧洲	69.6	75.4
拉丁美洲	56.8	73.4
北美洲	70.2	78.2
大洋洲	64.1	76.6

全球环境变化

当地的、家庭的和职业环境对健康产生的急性和慢性影响，这点早已为人知晓并且这些影响仍在继续被揭示和研究。空气污染物，如柴油机尾气或石棉纤维引起的肺癌，以及由太阳紫外辐射引起的皮肤癌仅仅是许多例子中的两个。近年来，一个新的、潜在的、全球性的威胁已经出现。正如联合国政府间气候变化专门委员会在其定期评估报告（2014年发表的第5期）中所记录的大量工作：人为温室气体的排放，主要是二氧化碳，自1970年至2010年持续增加，2000年后增加幅度更大。导致排放有增加趋势的因素主要有两个：人口增长和经济活动的扩张，增加的排放量超出了因能源效率改善而得以降低的量。如果这状况得不到缓解，温室效应可能导致21世纪末全球平均地表温度增加3.7～4.8℃，这将对海平面和海岸结构、土地肥力和农业生产以及动物物种（生存、栖息、迁徙模式以及物种相互作用）产生重大影响。最终，人类的健康将会受到影响，其原因既可是直接的，由环境引起疾病；可以是也间接的，因农业的干扰或从不适宜居住的地区大规模迁出而导致的后果。目前一些证据表明全球变暖导致在某些地区与热相关的死亡率的增加以及与寒冷有关的死亡率的减少。热浪对那些原本患有严重疾病（如癌症）的弱势群体，已经表现出更加严重的死亡效应，特别是当这些因素与低社会经济水平相结合的时候。目前，全球疾病负担包括癌症，与全球变暖的相关性较小且还没有很好的量化研究。然而，为了有效地防止全球进一步变暖，以及对人类健康产生更加严重的损害，必须马上采取行动，刻不容缓。

全球不平等

两股独特的并且通常不同的力量，在21世纪初各自影响着人群的健康。首先，社会因素决定健康和疾病的这一认识的增强，正在推进各种行动和计划来改善这些决定因素。其次，越来越占主导地位的自由市场的运作方式，在生活的所有领域无论是公共的或私人的，正趋于把健康作为一种商品，其价值是由其市场价格来反映的，这些通常是极不协调的。

健康的社会决定因素委员会在其关键报告中已经清楚阐明社会决定因素对健康的重要作用（参见"健康和疾病是社会因素决定的"）。

健康和疾病是社会因素决定的

健康的社会决定因素委员会在其最终报告中作出了如下简要说明。

"贫困者健康不良，国家内健康的社会等级差异以及国家之间的明显的卫生状况的不公正是由于在全球和国家范围内，权力、收入、商品、服务的分配不均造成的，随之而来的不公正现象表现在人民生活中直接、可见的状况，如在获得医疗保健、就读和受教育，工作和休闲环境，住所、社区、城镇的条件，以及在享受丰富多彩生活的机会上。这种有损健康的分配不均绝不是一个"自然的"现象，而是由于不好的社会政策和规划，不公正的经济安排以及极坏的政治（即一些人利益优先于他人——往往是有钱有势的少数人利益超出无权的多数人利益）混杂在一起造成的不良后果。总之，结构决定性因素和日常生活条件构成了决定健康的社会因素，并且它们对国家之间和国家内部健康方面不公平现象负主要责任。"

引自健康社会决定因素委员会的最后报告《用一代人时间弥合差距：针对健康的社会决定因素采取行动以实现健康公平》。

下表中讲述一个具有普遍重要性的例子：以出生时预期寿命来衡量，在国家之间进行比较，人们健康状况在较贫穷的国家较差；在富裕的国家内，贫穷的人群健康状况较差。另一个显著例子即社会经济状况迅速恶化后导致人群健康恶化这一事件。例如，20世纪90年代，在俄罗斯联邦预期寿命（20岁时）急剧下降，特别是那些受教育程度较低的男性，其原因是自苏联1991年解体后，伴随着政治、经济和社会制度的急剧变化，成人死亡率上升。最近，希腊因债务危机而在经济上采取了"紧缩"措施，随之出现自杀率升高和精神残障人数增加，以及长期降低的婴儿死亡率趋势的逆转现象。

在一些选定的国家以及英国（苏格兰）和美国国内两个不同地方当前男性出生时预期寿命（年龄）	
地区	出生时预期寿命
英国，苏格兰，格拉斯哥（卡尔顿地区）	54
印度	62
美国，华盛顿特区（黑人居民）	63
菲律宾	64
立陶宛	65
波兰	71
墨西哥	72
美国	75
古巴	75
英国	77
日本	79
冰岛	79
美国，蒙哥马利郡（白人居民）	80
英国，苏格兰，格拉斯哥（伦齐北）	82

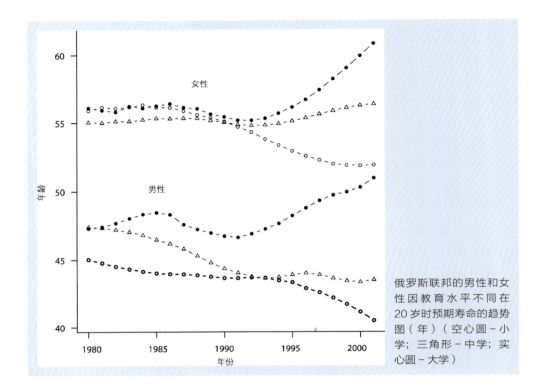

俄罗斯联邦的男性和女性因教育水平不同在20岁时预期寿命的趋势图（年）（空心圆－小学；三角形－中学；实心圆－大学）

基于社会决定因素对健康具有极大影响这一诊断，委员会制定了三项总体建议，用一代人的时间来"弥合这种不平等差距"：改善日常生活条件；解决权力、金钱和资源分配不公的问题；衡量并了解这些问题以及评估采取措施带来的影响。近期全球经济发展和人们收入的分布，主要是以"亲自由市场"为重点导向的全球化政策的结果，这可能会阻碍而不是帮助这一目标的实现。

在过去几十年中，主导政策是一个能够提高大多数人收入的机制，但这是以产生新的不公平为代价的（参见"人民的收入正在发生重大变革"）。特别是，极端贫困人群的持续存在和拥有极高收入（财富）的极少数人与大众之间的差距不断扩大，这个格局在全球许多国家内仍在不断重演。这种贫富不均有可能导致社会所有成员之间的衔接点的断裂，这些关联正是被委员会们理所当然地认为是消除健康不公平现象的关键所在。社会的团结，不仅来自慈善家的私人倡议，更重要的是来自开明政府采取的实际行动，这也正是建立 IARC 的基础。

人民的收入正在发生重大变革

直到最近，世界银行才整理出足够的数据，将世界各国个人收入（人

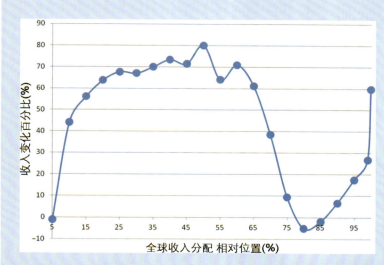

1988 ～ 2008 年间的实际收入百分比变化，全球收入分配以不同的百分值表示（以2005年国际元计算）

均国民生产总值）放在相同标准下进行比较。收入以国际元来表示；一国际元在指定的国家可购买的商品和服务与一美元在美国可买到的数量是等价的（以2005年为例）。一旦以这种方式来估算，可以将世界上所有人的收入从最低到最高进行排名，并划分为组。下图中，横轴显示全球收入分配的相对位置。百分值位置从5至95，增量为5；例如，5表示世界收入的最低5%，依此类推，直至95。最高分布的5%组被进一步分为两小组：95%和99%之间的和那些最高的1%。纵轴表示每个组的实际收入（增加或减少）百分比的变化。

图示近20年期间收入随时间演化表现出明显的特点。对那些在横轴最左边，也就是社会底层的人（即最穷的5%），收入没有改善。自从1988年，在全球收入分布中一个明显的改善（大到80%的增加）发生在10%～70%的人群中。他们中包括大量全球新兴的中产阶级：超过2亿的中国人、9000万的印度人和3000万巴西、埃及人和印度尼西亚人。对那些在1988年收入分布在75%～90%区间的人，仅有很小的改善（小于10%），甚至有所降低；他们主要是发达国家的中产阶级。最后，收入急剧增加的是那些在1988年已经很富有的，特别是最富有的1%的人群（增加60%）。应该指出的是，由于该图的比例是相对的，相同的百分比上升所对应的绝对收入增加差别极大：例如，在该图左端，相对较低的2000国际元的年收入，50%的增加意味着1988～2008年之间只增加了1000国际元；而对于在该图右端年收入10万国际元或更多的人，同样的50%的增幅意味着5万国际元或更多的增益。

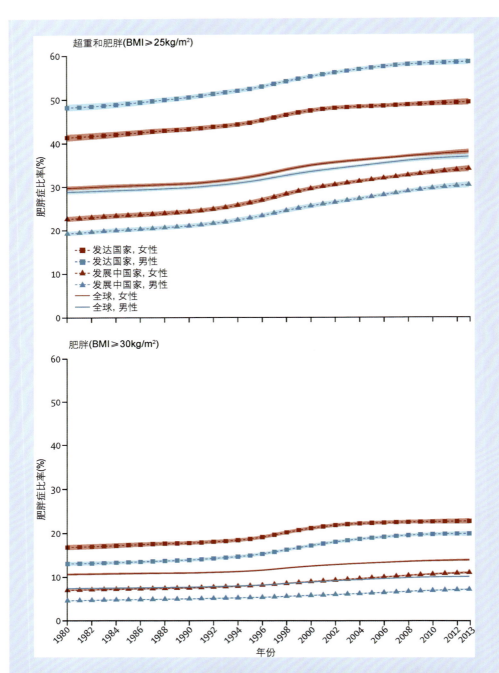

在发达国家以及许多发展中国家，肥胖症比率一直在增加，并且世界各地肥胖症的病例自1980年以来增加了近一倍。2008年，三分之一的20岁或以上的成人（超过14亿成年人）超重，并且超过10%的人有肥胖症。2012年，超过4000万5岁以下的儿童超重或有肥胖症

IARC，科研机构的路标

到 2015 年，癌症已成为一个全球性的重大健康问题。癌症的负担预计将从 2012 年的 1410 万新发病例增加到 2030 年的 2160 万例。据估计，到 2030 年全球非传染性疾病，包括癌症、心血管疾病、慢性呼吸道疾病以及代谢性疾病（如糖尿病）的发病率，将会超过传染病。造成这种非传染性疾病（尤其是癌症）的发病率上升的主要原因是：在发展中国家，人口不断增长、老龄化以及主要致癌因素，如吸烟、饮酒等不健康的饮食造成的肥胖，并伴随着在家中、在工作以及在交通过程中久坐的不良习惯。其结果是，许多发展中国家现在面临着双重负担：仍然流行的传染性疾病，以及一直在增加的非传染性病，包括癌症的发生。过去注意力集中在发展中国家的癌症这一问题上，那主要是由于科学上的兴趣，这种新的流行病学状况意味着，工作重点必须转移到支持发展中国家努力解决那些正要成为主要公共健康的问题。目前，许多癌症在发展中国家的存活率显著低于发达国家，如下表中所示在四个不同地方儿童癌症 5 年生存率。如果经济上许可，提高癌症诊断和治疗服务效率是一个明显的优先选项。然而，从中期和长期的角度来看，在任何国家癌症问题很难用这种方式来解决。事实上，人口老龄化，在发达国家已经非常突出并且发展中国家紧随其后，这势必会导致世界上，特别是在老年群体中，每年患癌人数的急剧增加。采用有效的治疗来延长老年人的寿命，需要付出极大代价。

来自不同国家的四个地区的儿童（0～14 岁）初步诊断为癌症后的 5 年存活率				
癌症类型	地区（时期）			
	澳大利亚 （1997～2006 年）	中国上海 （2002～2005 年）	印度金奈 （1990～2001 年）	泰国 （2003～2004 年）
所有癌症	79.6	55.7	40.0	54.9
白血病	80.6	52.2	36.3	57.4
淋巴瘤	89.9	58.8	55.3	59.5
中枢神经系统肿瘤	71.0	41.2	26.8	41.7
神经母细胞瘤	67.8	—	36.9	33.6
视网膜母细胞瘤	98.4	75.0	48.1	73.1
肾癌	88.6	86.7	58.0	70.4
肝癌	76.0	33.3	10.5	44.5
恶性骨肿瘤	68.9	52.6	30.6	33.7
软组织肉瘤	72.1	54.1	36.3	50.1
生殖细胞肿瘤	89.4	78.4	38.0	70.6
恶性上皮肿瘤和黑色素瘤	93.3	88.9	35.1	—
其他	72.2	—	—	—

这些进展为癌症预防提供了令人信服的理由，主要注重通过避免癌症发生来削减癌症发病数量。1965 年 IARC 成立时，癌症预防被认为是癌症控制的主要途径，因为癌症治疗有一定的功效，但范围有限。当今，或在不远的将来，随着老龄化人群有效或只是有希望的癌症治疗成本的不断攀升，癌症预防将是癌症控制的基石。IARC，一个相对规模不大（约 300 人）的机构，已成为癌症研究领域的国际性路标，因为从一开始 IARC 科学项目是设计产生"预防知识"。正如本书的一些章节所强调的，该项目在下述两个层次上已被清楚阐述。第一个层次是开发用于国际癌症研究的工具和基础结构，包括从癌症研究各个领域的教育和人才培训，到在不同地域建立癌症研究资源，例如生物样品库（生物库）；第二个层次是跨越多个研究方向，从分析癌症发生数据来收集关于潜在的尚未查明的癌症的原因，到测试预防性干预措施的有效性和效率。在发展中国家，虽然定位于去除癌症病因的主要预防工作仍然是 IARC 研究活动的主要目标，但改善癌症诊断和治疗的紧迫性已经促使了几个筛查和早期诊断项目被纳入规划中。

1965 年 IARC 的诞生是由少数几个经济发达国家倡导的，在这些国家中癌症代表着一项重大的公共卫生问题。显而易见，发展中国家的癌症研究，特别是通过实验室支持的流行病学研究，自一开始就被已列入 IARC 的计划中，并立即产生了几个课题。随后，一些 IARC 最伟大的成就，特别是人体乳头瘤病毒被确认为宫颈癌的病因研究，以及防止慢性肝炎和肝癌的疫苗接种试验，都是在发展中国家开展的。今天，癌症也正在成为发展中国家的一个重要的公共卫生问题，在世界上的这些地区，IARC 一直处在癌症研究的最前沿，并成为发达国家和发展中国家之间团结合作的典范。

第三章
癌症研究人员的教育和培训

从 1965 年 IARC 这个机构最初成形时起，癌症研究人员教育和培训被确认为是一个迫切需求，并且一直是 IARC 的一个首要任务。那时能够提供培训的机会仅限于经济发达国家中的、少数几个领先的研究机构。在流行病学领域，正规课程和在工作中的培训机会甚至更少，实际上仅限于美国和英国。在国际层面上，IARC 推行了四种类型的主要措施：国际培训奖学金，高级访问学者奖，国际课程，以及教育材料的开发。这些举措已成为 IARC 的常规活动，旨在为回答癌症研究中的"下一步做什么"这个问题，提供必要的专业知识和技能。

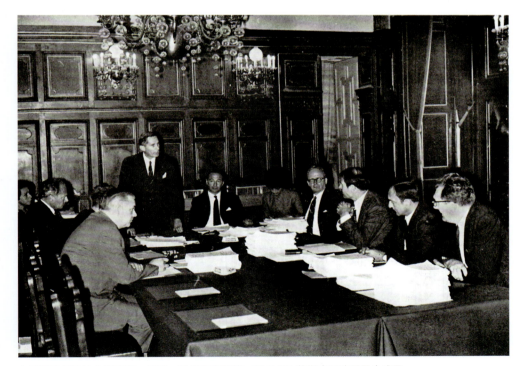

在里昂市提供的会议室里，约翰·希金森欢迎第一届 IARC 奖学金评选委员会成员

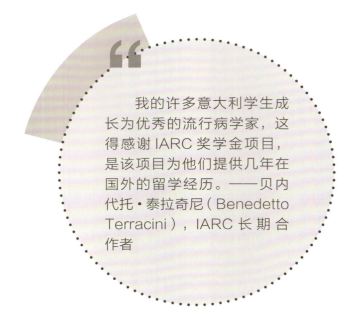

> 我的许多意大利学生成长为优秀的流行病学家，这得感谢 IARC 奖学金项目，是该项目为他们提供几年在国外的留学经历。——贝内代托·泰拉奇尼（Benedetto Terracini），IARC 长期合作者

国际培训奖学金

奖学金项目是 IARC 最早开展的几项活动之一。它起始于 1966 年，为还没有过博士后经验的年轻科学家们提供为期一年的培训奖学金；该项目一直延续至今，从未间断。申请材料由科学家们组成的 IARC 奖学金特设评选委员会来进行审查和评估，其中大部分评委来自 IARC 之外的其他机构。

IARC 奖学金津贴与生活费用保持一致，且与其他基金组织提供的奖学金数额相当。这个项目资金来自 IARC 的核心预算；在过去的几年，意大利癌症研究协会也提供了额外的支持。近几年，欧盟"EC-FP7 居里夫人行动 - 人民 - 共建计划"（IARC 博士后奖学金），澳大利亚癌症理事会（IARC- 澳大利亚奖学金）以及爱尔兰癌症协会（IARC- 爱尔兰博士后奖学金）也提供了部分资金支持。

直到 2004 年，在挑选奖学金获得者时，不考虑候选人的国籍，且主办机构可以是世界上任何地方。大约 98% 的学员会选择在北美和欧洲的研究机构；其中美国排名第一（约 50%），英国第二（约 20%），其次是法国、瑞典、德国和加拿大。最近，为了提供专门的培训以及提高癌症在中、低收入国家中与公共卫生的相关性，IARC 奖学金项目已经做出一些重大改革。首先，自 2004 年以来，奖学金仅限于 IARC 内部的一个研究部门，可延续到第二年，但必须通过奖学金评委会对业绩的评估。其次，挑选获奖者时，注重其科学上的卓越性；但在同等优秀的申请中，优先考虑来自低、中等收入国家的候选人，且研究项目与这些国家直接相关。这种培训形式意味着，学员融入的 IARC 研究课题，更易于将来的长期合作，其意义远超出奖学金这段时间的培训。

几十年来，IARC 奖学金申请的人数一直在变化，平均每年约有 50 人申请，最多时有 100 多人。在 1966 ～ 2014 年这 49 年期间，IARC 共颁发了 602 份奖学金，平均每年 10 ～ 15 人。在早些年间（1966 ～ 1976 年），女学员占少数（约占总数的 10%）；但近几年（2003 ～ 2014 年）女性所占比例明显增加，达到 60%。绝大多数研究人员（80% ～ 85%）完成博士后培训后返回原籍国。大多数人在继续从事癌症研究工作，其中最显著的例子是 IARC 最近的三位主任：

保罗·克莱休斯（Paul Kleihues）（1994～2003年）、彼得·博伊尔（Peter Boyle）（2004～2008年）和克里斯托弗·怀尔德（Christopher Wild）（自2009年至今）。在晋升到显要位置之前，在他们早期的职业生涯中，他们分别是1970年、1981年和1984年的IARC博士后。

奖学金在不同研究领域的分布反映出癌症研究学科的演变。总体而言，三分之二的奖学金被分配到流行病学和生物统计学（24%）、细胞生物学（18%）、化合物致癌性（12%）和病毒致癌性（11%）领域；化合物致癌性领域的比例随时间增加而逐渐减少。另外三分之一的奖学金分布在生物化学和日益增长的遗传学、分子生物学和分子病理学领域。

除IARC奖学金项目之外，还可以通过博士后科学家的招聘获得在IARC进一步进修的机会。这类博士后是直接由IARC财政预算以外的基金支持，其中大部分资金来自竞争性基金项目所资助的、特定的IARC课题。为了维持统一标准，

> 我最大的成绩就是参与奖学金项目，因为它带来知识。—— 沃尔特·戴维斯（Walter Davis），IARC前工作人员

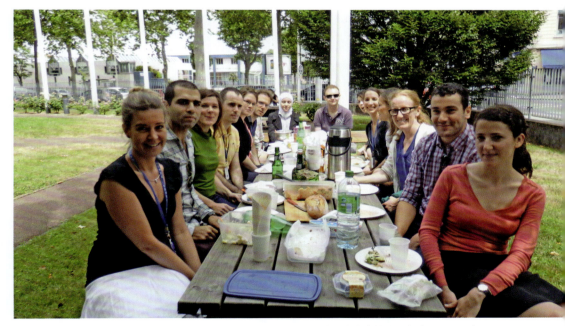

博士后们不是将所有时间都放在工作上。2014年，这些早期职业科学家协会的成员在享受夏季野餐

这些博士后科学家的挑选（目前约每年 30 人）也需要得到 IARC 奖学金评审委员会的批准。2011 年，IARC 推出博士后奖学金章程，该章程是 IARC 导师和受培训的博士后之间的预期协议，它包括参与不同的核心研究技能的培训课程，如经费申请、学术报告、生物伦理学和生物统计学。另外，博士后和博士生们还成立了"早期职业科学家协会"，该协会旨在团结学生、IARC 博士后和其他博士后科学家，来促进社交活动，以便于与 IARC 管理层对话沟通，从而提高职业发展的机会。

IARC 的博士后科学家们来到一个特殊的环境，与来自约 50 个不同民族的人们一起工作，为了共同的目标，在世界各地展开科研项目。因为该工作的合作性质，IARC 为世界各地科学家们提供了交流的机会，每年 IARC 迎来数百名研究人员参加大会、研讨会和研究性会议。所有这些社交联络为博士后科学家们提供了一个可贵的、向世界癌症前沿科学家们自我引荐的机会；这种丰富的个人经历有助于装备他们自己并激励他们未来的职业生涯。例如，一位来自墨西哥的博士后研究人员，离开 IARC 并返回本国后成为分子致癌机制一个新的研究小组负责人，他最近表示："这是一段充满正能量的经历。那里实验室设施合理并更新及时。最重要的是 IARC 的氛围，不仅有利于工作人员、研究人员以及来访的科学家们之间的交流，也使得互动更有成效，并为未来合作铺平了道路。"

高级访问学者奖

IARC 早年的一个突出特点是为资深癌症究人员提供差旅奖学金，以促进短期国际学术交流。1983 年，设立高级访问学者奖旨在为在癌症研究方面有杰出

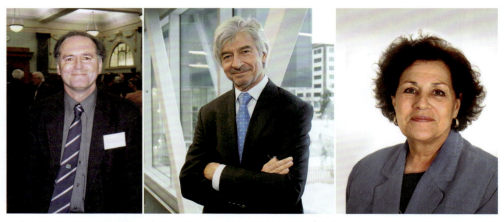

三位高级访问学者奖的获得者（从左到右）：来自新西兰的尼尔·皮尔斯（Neil Pearce），目前是伦敦卫生与热带医学教授，1982 年的第一批奖项获得者之一；杰克·施米迪基（Jack Siemiatycki），现在是加拿大蒙特利尔大学的流行病学教授，于 1996 年获奖；莱蒂西亚·费尔南德斯·加罗特（Leticia Fernandez Garrote），古巴哈瓦那国家公共卫生学院教授，于 2013 年获奖

研究纪录的科学家提供一个在 IARC 为期 6～12 个月的发展合作项目的机会。该奖申请也是由评定博士后奖学金的同一评选委员会来评审的。迄今为止，44 个奖项已经颁发给来自 18 个国家的科学家们，其中超过半数的科学家从事包括流行病学和生物统计学方面的研究。这些高素质的外部科学家的来访和贡献，被证明对加强方法学研究和拓展 IARC 研究小组的研究课题最为重要。这些奖项也一直是加强与来访科学家的所在机构建立合作关系的有利工具。

一个相关的发展是在 2006 年设立的专业知识传播奖学金，旨在让已经独立的研究人员花费 6～12 个月时间在一个低或中等收入国家里一个合适的研究中心，针对东道国相关的领域以及与 IARC 有关的活动，传播他们的知识和专长。至今，该奖学金已授予了来自法国、荷兰、瑞典和美国的研究人员，资助他们访问哥伦比亚、印度、乌干达和乌拉圭，来培养在癌症流行病学方面的博士研究生，促进癌症登记项目，并研究病毒和癌症之间的关系。

国际课程

IARC 第一个年度报告（1966 年）的附件表明："自 IARC 成立以来短期内，专业人员开始认识到在癌症研究领域里，缺少合格的流行病学家和生物统计学家。

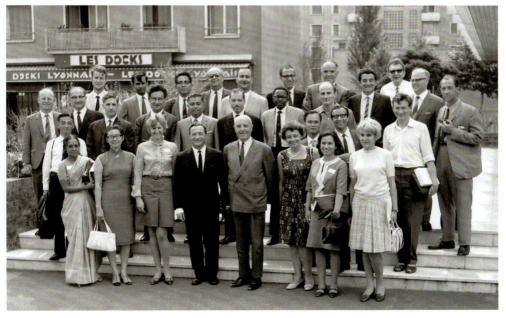

1968 年里昂第一门课程"癌症流行病学"的参加者 。在前排中间是路易斯·普拉德尔（Louis Pradel），当时的里昂市长。他的右边是沃尔特·戴维斯（Walter Davis），IARC 课程的组织者。后排右三是课程的科学主任，阿尔伯特·图茵斯（Albert Tuyns），戴着墨镜。照片的最左边是卡卢姆·缪尔（Calum Muir），是 IARC 流行病学部门的负责人

> 作为一名资深名誉教授，如今使我感到欣慰的是，受到癌症研究单位如在巴塞罗那或鹿特丹的负责人的邀请，并从所有的那些参加课程的学员们那里得知这些 IARC 短期课程对他们的职业生涯来说是非常的重要。这是他们在流行病学的入门。
>
> ——诺曼·布雷斯洛（Norman Breslow），IARC 前任科学家

因此，如果第一门国际课程致力于'癌症流行病学的概念和方法'，专业人员将受益匪浅。同时希望这门课程在 1968 年 7 月能组织起来。"该课程于 1968 年 6 月 24 日～7 月 5 日在里昂举办，共有 30 位学员参加，其中 23 人的所有费用都由 IARC 承担。被邀请的教员是理查德·多尔和伦敦卫生与热带医学院流行病学教授唐纳德·里德（Donald Reid）。

第一门课为国际课程成为 IARC 最受欢迎的教育活动定下了基调。该课程由 IARC 主管教育和培训的专职人员来组织，教师通常是来自 IARC 以外的科学家以及一些 IARC 科学家。参加培训学员的挑选是基于专业资格及在研究中的参与程度，并考虑到其所在机构和国家的分布。课程是免费的，如果切实可行，IARC 会为学员支付全部或部分差旅和住宿费用。

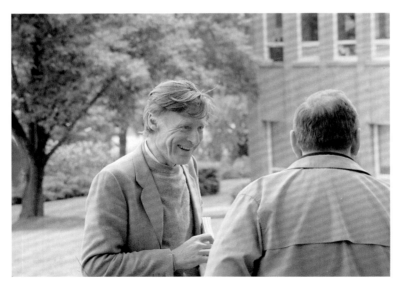

约翰·凯恩斯（John Cairns），一位杰出的分子生物学家，在微生物学和癌症生物学领域做出过有影响力的贡献，他对社会和公共卫生癌症方面有浓厚兴趣。最显著方面是他的演讲和谈话如同反思的种子一样，往往能植入听众心中

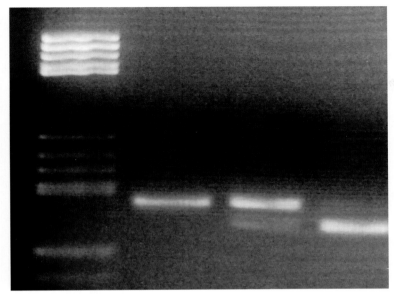

摘自 2001 年 IARC 的一个实验室笔记本中记录的限制性片段长度多态性（RFLP）模式。RFLP 是第一个广泛使用的测定 DNA 序列在个体中差异（多态性）的技术。当 DNA 样本被酶分解成碎片（消化）并将所得到片段根据它们的长度进行分离后，不同的图谱将显示出 DNA 序列个体差异

　　IARC 课程的这些特点在过去几十年里基本保持不变。从早期每年一期课程，到现在发展并稳定在每年两到五期课程的水平，其中至少有一期课程在里昂之外的其他地方举行，通常是在发展中国家（参见"在发展中国家 IARC 课程"）。2004 年之前的大约 40 年中，IARC 组织了 134 期国际课程，其中 77 期课程是在里昂之外举办的，举办地遍布在各大洲的国家。参加学员的人数从开始少的 20 人到多的约 80 人，平均 30 ～ 50 位学员，其中大部分具有研究生学历。最经常举办的科目是流行病学和生物统计学，特别强调方法学。其他的教学科目包括化合物的致癌机理、病毒学和癌症、基因突变等。在 20 世纪 80 年代和 90 年代，关于环境健康危害物的检测的一系列课程成功举办于中国、泰国和津巴布韦。

　　在 IARC 50 年的活动中，IARC 见证并参与了生物学的革命，这场变革最初源于分子遗传学的发展。20 世纪 80 年代早期，基因的存在只能通过身体特征例如眼睛的颜色、血型或某些遗传性疾病来间接地推断，而如今基因可以直接"测量"。这是一次巨大的变化：流行病学家们第一次不仅能够通过可测

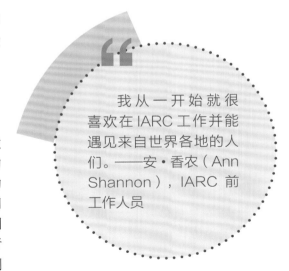

　　我从一开始就很喜欢在 IARC 工作并能遇见来自世界各地的人们。——安·香农（Ann Shannon），IARC 前工作人员

量到的环境物质（如烟草烟雾）的暴露和生理特性（如体重或血液中的胆固醇），并且可以通过遗传基因来研究这些效应。为了让流行病学专家们熟悉分子生物学概念和技术，IARC 于 1986 年在里昂组织了一个为期两周的"流行病学家的分子生物学"课程。有 50 位流行病学家参加了这个培训班。该课程由约翰·凯恩斯带领的由细胞和分子生物学家、遗传学家和病毒学家组成的教师团队来讲授。课程是以讲座和分子生物学技术实际演示相结合的方式来进行。两年后，该课程在奥斯陆（Oslo）癌症研究所再次举行，并逐渐发展成为随后的分子流行病学短期课程。

IARC 第一个癌症流行病学暑期学校于 2005 年在里昂开办（参见"IARC 癌症流行病学暑期学校"）。此时对 IARC 的课程进行了重新定位。大部分学员毕业后成为了专业人士（特别是在癌症登记和癌症筛选方面），而另一些学员则可以上升到高一级水平（例如统计方面）。在 2008～2014 年间举办的 70 多期培训班中，三分之二的课程是在中、低收入国家中举办的，参加学员总数超过2500 人。

在发展中国家的 IARC 课程

沃尔特·戴维斯（Walter Davis），是一位多年在 IARC 从事教育和交流的负责人，回忆起 IARC 课程的"旧时光"。他说：

"在 20 世纪 70 年代，约翰·希金森访问了与 IARC 有合作潜力的国家。他去过中国，并告诉我，'你必须去那里，并告诉他们流行病学是如何的有用。'我去了后，在一个大约能容纳 50 人的会议室里，我概述了什么是癌症流行病学，以及流行病学课程对中国的癌症研究将有何帮助。他们接受了这一想法；但该事项必须通过政治审查并得到中国科学院的批准，这些他们都做到了。因此，1979 年我们在北京组织举办了一期课程。按原计划这应该是一个为期 4 周课程，但因为讲义从英文到中文的翻译进度缓慢，课时延长了一些。参加课程的中国科学家们对流行病学非常感兴趣，并且学习非常努力。在中国提供培训给我留下一段非常美好的回忆，尽管1979 年课程是在没有暖气的宾馆里举行，但学员们都全神贯注和积极参与；当时天气十分寒冷，努比亚·穆尼奥斯（Nubia Muñoz）必须穿着一件裘皮大衣来讲课。这期课程与其他课程一样，有一到两个老师来自 IARC，其他老师来自世界各地的研究机构。"

"在发展中国家组织课程很复杂。我们必须把所有教材（如书籍）提前从里昂寄出。鉴于当地的技术状况，好几次我们不得不寄送整套穿孔卡片和卡片分类针作为统计计算工具。有一期在喀麦隆的雅温得（Yaounde）

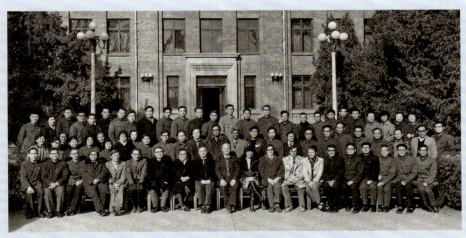

1979 年在北京举办的 IARC 课程"流行病学方法"的参加者

的课程，那些材料曾不见了两次，当时大家都非常紧张。后勤组织工作是复杂的，因为招收的学员不只是来自举办课程的国家，而是来自整个世卫组织区域；例如在非洲，这意味着来自大部分非洲大陆的国家。我们通常用旅行支票支付旅行和住宿费用。我记得有一次一个装有四万美元旅行支票的手提箱丢失了——不过庆幸的是最终还是找到了。"

"IARC 精神是建立一个国际联络网及开展发达国家和发展中国家之间的潜在科研合作。在一些发展中国家，癌症流行病学是不存在的，我们必须通过这些课程来播下种子。"

戴维斯会并继续通过这些课程给发展中国家传达"IARC 精神"，这远超出了技术层面上的意义。正如在最近的一期课程（2014 年 9 月在哈萨克斯坦举行的，为母语为俄语的学员提供的癌症登记课程）中，一位学生所表达的："感谢你们为我们提供参加这期课程的机

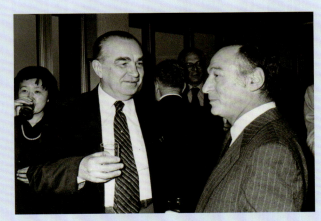

沃尔特·戴维斯是世界各地 IARC 系列课程热心组织者。照片显示为 1987 年 IARC 理事会会议期间，戴维斯（右）与尼古拉·布洛欣（Nikolai Blokhin）的交谈。布洛欣是当时苏联医学科学院实验和临床肿瘤研究所所长，在 1970 年曾担 IARC 学术委员会主席

会，与其说我们获得了处理数据的工作技能——倒不如说实际上有机会相互认识，分享他们的生活以及我们的生活。"

半个世纪以来，IARC 的课程遍布各地，在许多国家举办了培训班；这为当地的癌症研究，特别是在流行病学方面提供了宝贵的技术支持。这些课程也使 IARC 成为癌症领域国际合作研究的一个关键组织。正如博士后培养项目，那"不可估量的收益"是大量的新合作项目以及长期的友谊。这种友谊是那些远隔如智利与中国，或是南非与瑞典的学员们因相同动机在相同学习环境中建立起来的。人们不应该低估那些曾在同一期课程中一起度过一段时光建立起来的友谊所激发出的鼓励和动力。

"

我们的科学通常是孤立的。但 IARC 打破了癌症研究的隔离性。很多年轻俄罗斯科学家在 IARC 工作后，成为高级专家。因为它的国际性，IARC 给大家提供了平等机会。——弗拉基米尔·阿尼西莫夫（Vladimir Anisimov），IARC 长期合作者

IARC 癌症流行病学暑期学校

在当时 IARC 主任彼得·博伊尔（Peter Boyle）的倡议下，暑期学校开始于 2005 年。这所学校有两个重点：为发展中国家培训研究人员，以及为他们积极参与国际合作研究打开大门。在最初的 10 年中，暑期学校由两个模块组成：癌症登记（第一周）和癌症流行病学（第二周和第三周）。

暑期学校平均每年接受 65 名学员，40 位参加第一个模块，40 位参加第二模块，其中大约 20 人同时完成这两个模块。已有 600 多名学员来到里昂参加培训，他们来自世界各地。来自低、中等收入国家的学员（超过所有学员的 90%）免收学费。此外，根据资金情况，IARC 还尽可能提供

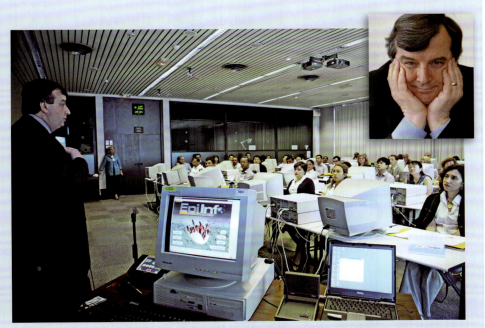

彼得·博伊尔，2004 ～ 2008 年期间任 IARC 主任。图示为其正在给暑期学校的学员们讲授流行病学。在他任职期间，四个国家（奥地利，印度，爱尔兰和韩国）成为 IARC 参与国，增强了支持平台和科研合作机会

全部或部分旅费和生活费用。多年来，经费支持来源于美国国家癌症研究所、北欧抗癌联盟、国际癌症控制联盟（UICC），以及布鲁奇昂基金会（Bullukian Foundation）。

正如学生的评论，暑期学校办得非常成功：最初几年的一项学生调查显示，超过 90% 的学员能将所学应用到他们的工作中。大多数参加学员认为暑期学校对他们的职业生涯是有帮助的（73%）或是决定性的（23%）。这项评估可从近些年来参加学员的评论中得到了证实。

这是一个很有教育意义的课程，我作为一名临床医生，受益匪浅。我想尽一切办法来提高我们新的癌症单位的研究能力，以及促进与其他研究人员合作研究和当地癌症登记工作的开展。——里奥·马桑巴（Leo Masamba），马拉维（Malawi）卫生部，伊丽莎白女王医院首席肿瘤专家（2014 年）

我将运用和分享癌症流行病学和癌症登记的知识，来发展国家癌症控制和预防项目。——巴丹素人·塞文（Badamsuren Tseveen），蒙古国家癌症中心，研究、教育与癌症注册部门主管（2014 年）

　　我要做的第一件事就是与我在埃及儿童癌症医院和在开罗国家癌症研究所的同事们分享这些知识。希望我们能够一起完成两件事情：首先是建立一个儿童癌症的全国性网络（癌症登记，生物标本储存和收集，治疗方案标准化，以及临床研究）；其次是在埃及为医学学生和一年级研究生，建立一个类似的暑期学校。——穆罕默德·萨布里·巴凯（Mohamed Sabry Bakry），埃及开罗儿童癌症医院，生物统计学和信息学研究部负责人（2013年）

"蓝皮书"

　　在 IARC 出版的所有书籍材料中，被称为"蓝皮书"系列（封面的颜色）的肿瘤组织学和分子分类书籍占有突出地位。这些书对教育、科研和临床病理学实践极具价值。在临床和流行病学癌症研究中，准确地描述组织学和临床诊断标准是必不可少的。1956～1957 年，世界卫生组织（WHO）发起了一项计划，旨在全球范围内推行能被广泛接受和使用的肿瘤的分类和分级的国际标准。事实上，早在 20 世纪 60 年代初期及 1965 年世界卫生大会创建 IARC 之前，肿瘤的分类已是新的癌症机构考虑的主题之一（参见"国际癌症研究机构（IARC）的诞生"一章）。显然实验动物肿瘤的组织学分类需要加以规范化，特别是长期致癌实验中（参见"人类环境中的致癌物"一章）。1973 年，IARC 发表了第一套由弗拉基米尔·塔拉索夫（Vladimir Turusov）组织编写的《实验动物肿瘤病理学》参考书。随后的几卷是关于大鼠、小鼠和仓鼠的肿瘤研究。这些书销量很高；且多次重印，并在 20 世纪 90 年代发行了第二版。

　　第一版（1967—1981）中 WHO 对人类肿瘤的分类

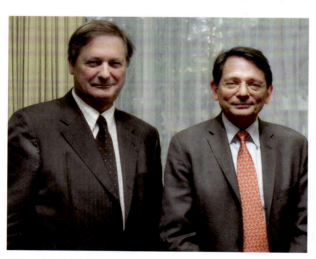

保罗·克莱休斯（Paul Kleihues）（左）与让·弗朗索瓦·马泰（Jean-Francois Mattei）在 IARC。马泰是后来法国健康、家庭和残疾人部部长。克莱休斯是 1994～2003 年间的 IARC 主任，在其任职期，恰逢癌症研究的大环境发生了革命性的变化，其巅峰是人类基因组计划。他改进了 IARC 实验室的活动来适应这个新的环境，鼓励实验室参与 IARC 的主要流行病学项目。作为一名杰出的神经病理学家，他继续投身于脑肿瘤分子遗传学研究

基本上是根据组织学来划分的。第二版（1982—2002）还是由 WHO 牵头，直到 20 世纪 90 年代保罗·克莱休斯通过积极努力，为其注入新的动力。第三版（2000—2005）由 IARC 负责，并由克莱休斯与前两版的作者莱斯利·索宾（Leslie Sobin）合作完成。正是克莱休斯，引入了来自人类肿瘤的分子特性的变革性信息。该系列的每一卷都是一组由 IARC 召集的通常超过 100 位国际公认的专家组来准备及编写的。该"蓝皮书"收编了组织学、免疫组织化学和遗传肿瘤的描述作为诊断肿瘤及其恶性分级的特征。这册书也包含了简短流行病学、

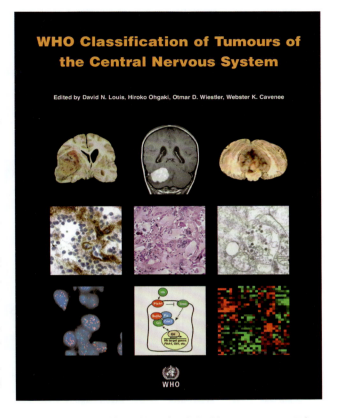

临床特征和症状、影像学、预诊和预测因素等章节。每卷长达 250 ～ 500 页，附有紧凑且完整的参考书目以及精美的版图（参见"中枢神经系统肿瘤的 WHO 分类"）。

IARC 正在推出第四版完整的 WHO 肿瘤分类系列，目前包括 11 卷，涵盖了源于中枢神经系统，皮肤，造血及淋巴组织，内分泌器官，软组织和骨骼，头部和颈部，消化系统，肺、胸膜、胸腺和心脏，乳房，女性生殖器官，泌尿系统和男性生殖器官的肿瘤（可参考 whobluebooks.iarc.fr）。世界上的病理科室，没有收藏一卷或多卷"蓝皮书"的地方是很罕见的。每年约 15000 册发行量是其得到广泛认可的最好见证。这些书在 IARC 大规模的出版活动中处于中心位置，并且支撑着其他研究领域，包括癌症登记（参见"癌症登记：世界性的努力"一章），生物统计（参见"统计方法的创新"一章）和流行病学［2011 年出版的由 IARC 保罗·波非特（Paolo Boffetta）和皮埃尔·埃诺（Pierre Hainaut）主持的综合卷《分子流行病学：原理与实践》，以及首次发表于 1999 年，由伊萨贝尔·多斯桑托斯·席尔瓦（Isabel dos Santos Silva）编写的新版本教科书《癌症流行病学：原理和方法》］。教育和培训项目网站（training.iarc.fr）简要介绍了已录制的演讲、参考书，以及 IARC 出版的实用手册。

中枢神经系统肿瘤的 WHO 分类

　　第四版"蓝皮书"的第一卷表述了中枢神经系统肿瘤。这本书与该系列中的其他书籍一样，附有大量的图例材料。胶质母细胞瘤是最常见的原发性脑肿瘤。如今它的存在可以通过磁共振成像（MRI）来观察，但是确切诊断还需要通过显微镜检查来揭示它的组织学特征。

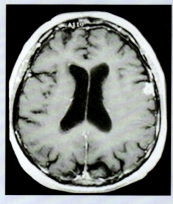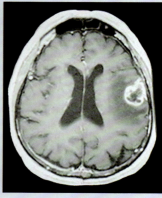

原发性的胶质母细胞瘤快速演变。磁共振成像（MRI）显示（左）小皮质病变（白点）在 68 天内发展为一个完全成型的胶质母细胞瘤(右)

　　WHO 分类中，胶质母细胞瘤仅仅是一系列 130 种恶性和良性神经系统肿瘤中的一种。脑肿瘤，与其他器官的肿瘤一样，不同类别的组织学和遗传特征，有助于查明不同类型的原因，并根据不同反应类型来采取具体的治疗方案。《国际肿瘤疾病的分类》（ICD-O）（参见"癌症登记：世界性的努力"一章）这本书最大程度地利用了"蓝皮书"的信息和命名系统。

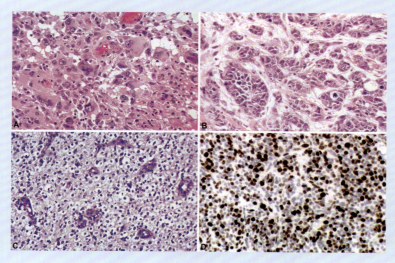

这些肿瘤样品的显微图像展示了胶质细胞瘤的多种形态

第四章
统计方法的创新

　　1965 年国际癌症研究机构（IARC）成立时，很明显急需关于实验室的癌症和疾病的流行病学与临床研究方面的试验设计和统计分析的能力。然而由于合格人员的缺乏，这一需求难以得到满足；并且这一处境还因为需要开发适合于非传染性疾病的研究方法以及掌握刚刚引入的、还不太熟悉的电子计算机的应用而加剧。

　　为满足这一需求，统计方法学方面的几个主要课题在 IARC 很快启动。与其他机构一样，IARC 的情况也反映了 20 世纪 60 年代末 70 年代初信息技术的状况。IARC 当时的信息技术部门负责人雅克·埃斯泰夫（Jacque Estève）回忆道："我不得不引进一个数据管理系统。在 IARC 的最初几年，很多事情都没有头绪。流行病学专家们很不高兴，因为很难检索到他们的数据；一旦数据输入到计算机后，如何存取它们实际上是一个谜。安装支持新的数据管理系统的计算机占据了大量空间，并且它的计算能力比今天最小的笔记本电脑都逊色许多。不过几年后，数据管理系统的性能得到了改善。"这只是 IARC 的计算系统紧跟不断发展的技术的一系列转型中的第一个例子。

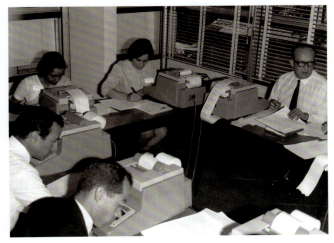

图示用机械计算机工作的学生。在 20 世纪 60 年代末，该工具通常用于流行病数据的统计分析。除了四则运算外，这些计算机还可以计算数列的和及两个数列的乘积

癌症病因的流行病学研究的统一框架

专注于调查癌症病因的流行病学研究在过去、现在都是 IARC 研究的核心。IARC 在开发病因研究的统计方法学上取得了显著成果，其中一些已被证明具有长远价值，因为它们至今仍然作为主要参考文献。这些特别体现在诺曼·布雷斯洛（Norman Breslow）和尼克·戴（Mick Day）编写的书籍《癌症研究的统计方法》上。该书分两卷出版：1980 年的《病例 - 对照研究分析》以及 1987 年的《队列研究的设计与分析》。如今该书仍然可以从 IARC 网站上获取，而且还相当合理地被列为这个领域的经典著作（参见"统计研究的前沿：诺曼·布雷斯洛和尼克·戴"）。

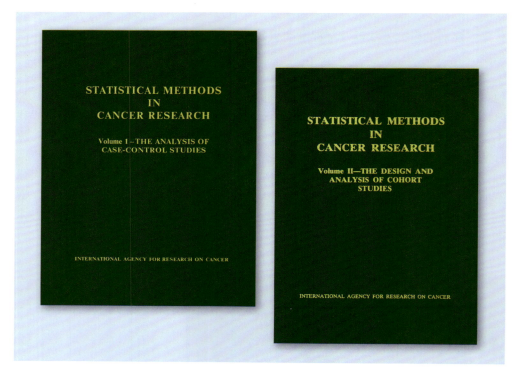

这本书获得成功主要有以下几个因素：第一，及时性。从书名来看，大体上是关于癌症研究，但实际上，本书主要讲述癌症流行病学的统计方法（尽管有些方法，如生存分析，也可以用于动物实验）。自 20 世纪 50 年代以来，为了解决数据分析的具体问题，癌症流行病学研究方法学上的创新得到了蓬勃发展。但是，不同的新的方法之间的关联并不明显，并且各种方法的相对优点及适用的局限性并没有明确地阐述。布雷斯洛和戴在书中，严格审查了这些分散在统计及流

行病学期刊中的方法，并用一个合乎逻辑的具有连贯性的框架将它们关联起来。第二，为了阐述这些关联，作者常常采用他们自己的方法学研究中的原始结果。第三，这本书既保持了尊重理论和形式上的严谨性，同时也尽可能地方便数学知识有限的读者。第四，也是最重要的，该书逐步阐述统计分析，并将它们应用于流行病学研究的真实数据。这种做法无论是在当时可获得的统计方法学书籍中，还是后来出版的著作中都是不常见的。这些统计方法与流行病调查对象之间维持着一种紧密联系，比如，在酒精消耗量与食道癌、激素与子宫内膜癌，或电离辐射与肺癌这些相关性研究上。

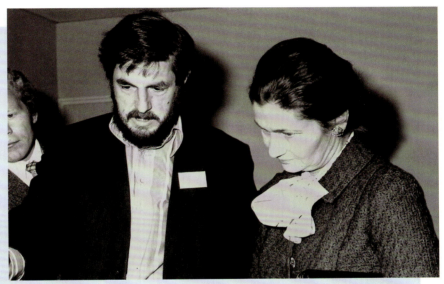

西蒙娜·韦伊（Simone Veil），当时的法国卫生部长，1975 年 11 月 3 日访问 IARC，为环境污染与致癌风险研讨会开幕。图示为尼克·戴向韦伊展示用计算机分析流行病学数据。1970 ～ 1986 年间，戴和他的团队使 IARC 成为一个世界领先的生物统计中心。随后，戴搬迁到英国剑桥，在那里作为一名公共卫生和流行病学教授，开始了他的第二段职业生涯

统计研究的前沿：诺曼·布雷斯洛和尼克·戴

尼克·戴现在已经退休并住在根西岛（Guernsey），回想起统计工作时说："对我而言，这两本关于统计方法的专著发挥了核心作用，特别是第一本，关于病例 - 对照研究。这些研究是当时癌症流行病学的支柱。那时有许多关于理论、设计及分析的论文甚至书籍；但是大都很混乱，很少有一致性。诺曼·布雷斯洛和我发现 20 世纪 70 年代的基础统计的发展可以为病例 - 对照研究提供一个具有连贯性的基本结构，你可以认为这是理

论基础，可直接导出普遍使用的方法。然后我们着手撰写病例 - 对照这一卷。很快该卷获得广泛认可，全书或部分章节已被译成多种语言。几年前，《美国流行病学期刊》刊登了一篇综述文章，挑选出在过去 25 年间，该期刊中最为广泛引用的出版物，我们这本书高居榜首。"

　　诺曼·布雷斯洛现在往来于西雅图及普罗旺斯（法国）之间。他补充道："结果表明病例 - 对照这册书是一个非常成功的尝试，我们做梦也没想到它是如何被流行病学专家及生物统计专家同时接受并成为教科书的。一开始，我们并没有打算将它当作一本教科书，它只是一本研究专著，展示与流行病有关的生物统计学方面最新进展；并且该书极大地依赖于尼克·戴和我当时在里昂进行的研究工作。我认为它之所以能产生这么大的影响，是因为它的水平定位：它既不是一本理论上的统计书籍，也不是一本流行病学教材，即花费大量时间进行一系列研究、调查问卷的设计或数据收集等；而是面向一群有数学素养的流行病专家及统计专家。例如，1980 年前后，我在西雅图开设了一门针对流行病学二年级本科生、博士生及生物统计学一年级硕士生的课程，我们使用病例 - 对照专著作为教材，结果非常成功。我认为许多其他大学也有类似的课程，但流行病学专家之所以也喜欢这本书，是因为该书使用了真实的数据、真实的案例——这本书并没有停留在数学层面上，而是试图在回答学生们感兴趣的问题时，强调什么才是有用的。"

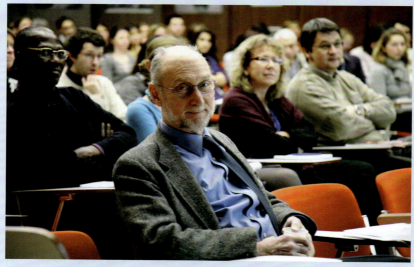

诺曼·布雷斯洛享受重新回到 IARC（在这里参加最近一次研讨会）。在 20 世纪 70 年代，他在那里工作了四年，期间与尼克·戴密切合作，特别是出版了他们那本关于癌症研究统计方法的书。在美国西雅图华盛顿大学的公共卫生学院，布雷斯洛创立并发展了一个一流的生物统计系，如今他是那里的荣誉教授

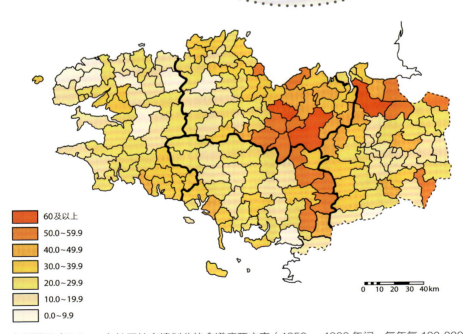

60 及以上
50.0～59.9
40.0～49.9
30.0～39.9
20.0～29.9
10.0～19.9
0.0～9.9

0 10 20 30 40km

布列塔尼（Brittany）地区按乡镇划分的食道癌死亡率（1958～1966 年间，每年每 100 000 人中死亡人数）。布列塔尼地区的食道癌死亡率明显高于法国平均死亡率。在该地区，不同乡镇间死亡率变化较大。人们怀疑这与不同的饮酒水平有关，因此，开启流行病学研究来检验这一假设

分析动物致癌性实验

通常，动物致癌性实验包括将几组动物（如大鼠）暴露于一种物质（如一种化合物，由其分子结构而推测为可疑致癌物），然后观察它们的后续活动，并记录不同器官中可观察到的肿瘤数量。如果该物质的确是致癌的，与未暴露的动物（对照组）相比，在暴露组动物中将会观察到更多肿瘤。

然而，肿瘤观测可以有不同的方式：因为它们会影响皮肤或可见黏膜，影响内部器官并造成动物死亡，或者因为在固定时间处死看上去健康的动物。有一种朴素的、在文献中常见的肿瘤计数方式，是只简单地点查所有肿瘤，而不论其观察方式。这在暴露组与未暴露组比较时，可能会得出极为错误的结论。直觉上，一个看上去健康的动物被处死后，尸检时发现的肿瘤与已经导致动物死亡的肿瘤，具有不同的相关性。通过不同方式观察到的肿瘤需要分别计数、比较。这需要复杂的统计分析，能够来组合暴露组与未暴露组间单独比较的结果。

这些方法与我们在人群中观察到的结果，有耐人寻味的相关性。当我们专注于单一死因（例如肺癌）时，我们实际观察到的因肺癌造成的死亡，是那些尚未排除来自所有其他原因造成的早期死亡。在动物实验中，在固定时间处死动物，与人群中所有其他原因造成的死亡有类似的作用。因为动物实验中，其他原因造成的提早死亡后，尸检时某些肺癌可以被发现。动物实验中，处死动物的固定时间是动物死亡平均年龄的主要决定因素。同样，是其他所有死因的总和——而不仅仅是所感兴趣的一种死因（肺癌）——决定了死于肺癌人的平均年龄。这与我们的第一眼感觉正相反。

2014 年，一项关于生物医学领域的流行病学和统计学方法的书籍调查表明布雷斯洛和戴撰写的书在目前研究中引用频次为每年 100～200 次，它们被当作现有成熟的方法参考书或用于教学目的（参见"病例 - 对照研究"）。本书第一次引入布雷斯洛 - 戴检验，该检验常见于研究文献中，用作统计方法来检验在不同的子群体（如男性和女性）的风险（如吸烟者与不吸烟者肺癌比较）是否相同。

在布雷斯洛和戴的书中，癌症被认为是发生在聚集在一起的特定群体中，因此可用来研究癌症的成因。人们也可以这样认为：癌症或癌症造成的死亡是发生在特定地理区域的人群中；或者与癌症相关的死亡或癌症复发，是发生在某些患者群体中。1994 年雅克·埃斯泰夫（Jacques Estève）等合著的一本 IARC 书籍《癌症研究统计方法：描述性流行病学》描述了处理这两种情况的统计学方法。该书详细阐述了那些典型的由癌症登记搜集到的数据的分析方法，其中包括检查随着时间的推移癌症是如何发展的，癌症发生率在地域上的差异，以及不同地域变化因素如收入、空气污染、饮酒以及饮食习惯与癌症发生率之间的相关性。该书还涵盖了有关评估癌症治疗的有效性这一重要课题内容：癌症患者的生存分析。

生存分析在关于测试某一物质在动物实验中是否致癌也是处于核心地位。1980 年出版的《人类致癌风险评估 IARC 专著，增刊 2》中有 100 页是关于统计方法的附录，它们是由来自 IARC 以及该机构以外的统计学家们联合编写的。该附录清楚地阐释了应该如何正确地分析来自动物的致癌性实验结果（参见"分析动物致癌性实验"）。紧接着在 1987 年，由尤尔根·瓦伦多夫（Jurgen Wahrendorf）作为资深合著者，出版了《癌症研究统计方法：长期动物实验的设计与分析》这一 IARC 书籍，进一步地扩展了那些常规的统计分析模型。在这些出版物中开发出的方法学，进一步证实了 IARC 对癌症数据分析的贡献；这些方法不仅仅实用于癌症研究，而且还实用于一般的长期毒理学实验。

病例 - 对照研究

在法国布列塔尼区及诺曼底区所观察到的食道癌高发生率，引发了这样一个疑问：引起食道癌的原因是那出了名的大量饮酒（一些可靠证据表明，饮酒是该地区的典型特征），还是由于吸烟（正如在先前的来自世界其他地区的研究所建议的），或两者兼而有之？首先，对于这个问题，一个相对快速的答案将来自于找出食道癌患者是否实际上比相同年龄和相同性别的健康人饮更多的酒或抽更多的烟。

为解决这个问题，布列塔尼区伊勒 - 维莱讷省的几家医院，在 1972 ～ 1975 年间组织了一项研究，该研究包括本地区公社的 200 名食道癌患者（"病例"）和 778 名未受影响的人群（"对照"）。在这一典型的病例 - 对照研究中，他们使用标准问卷调查，通过对参与者进行采访的方式来评估葡萄酒、啤酒以及烈酒的通常消费量，并将不同饮料摄入量转换为每天的酒精量（以克计）。结果清楚表明：大多数（85%）食道癌患者每天摄入酒精 40g，甚至更多；然而对照组只有大约一半人（50.2%）酒精日摄入量达 40g。

似乎可以合理推断目前饮酒多的人将来患食道癌的风险比其他人高。但是，当我们只有已经发生过的病例（和对照）数据时，怎样才能获得可用于实际的结论，即不同的饮酒量对将来发生癌症的风险？我们是否需要进行一个队列研究来评估一大群人的饮酒量，追踪他们长达二十或三十年，然后观察在不同的饮酒水平的人群中发生癌症病例的数量？的确，这是断定酒精导致食道癌这一结论所需要的直接证据。然而，其实是没有必要等上几十年；实际上，在一给定的人群中，病例 - 对照研究或队列研究可以给出相同

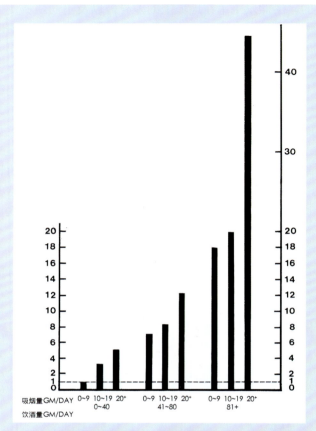

布列塔尼区伊勒-维莱讷省的食道癌相对风险与每天抽烟量及饮酒量的相关性

的风险测量。关于这一看似神奇的解决方案早在 20 世纪 50 年代就有人提出理论依据。《癌症研究的统计方法》一书将这一方法放到了一个连贯的逻辑和概率框架中，表明病例 - 对照研究（该书的第一卷）基本上等同于队列研究（该书的第二卷所述）。在实践中，如果在某些条件能满足的情况下，特别是关于选择病例组与对照组的方式上，则这个等价性是成立的。

在布雷斯洛和戴的书中描述过的方法学的根本性发展，统一了不同的研究设计方法。这使得采用同一种，而不是全然迥异的数据分析的统计方法，去处理这些研究中出现的问题成为可能。例如，在比较不同饮酒水平的研究中，需要控制外界因素（如吸烟），这些因素可能产生错误的酒精假性作用或影响其作用的强度。事实上，如图所示，饮酒量高（相当于每天摄入酒精 81g 或更多），并且每天也抽 20 支甚至更多支烟的人（见图最右列）患食道癌的风险比每天酒精摄入量 0 ～ 40g，抽烟不多于 9 支（见图最左列）的人要高出 40 多倍。

新颖的流行病学研究设计

可靠的数据分析不仅依赖于统计方法，还高度依赖于搜集数据的方式，因此一项研究的设计与分析的方式同等重要。冈比亚肝炎干预研究是 IARC 的重要课题，建立肝癌病理学与验证抗乙肝疫苗在预防方面的有效性之间的实质性的关联，将在"病毒与疫苗"一章中阐述。从方法学的角度来看，新颖的研究设计同等重要。

冈比亚肝炎干预研究源于 20 世纪 80 年代中期一特殊情形。当时有一种可以有效抗乙肝的疫苗，需要研究的问题是预防乙肝感染（如：预防新生儿携带乙肝病

> 令我非常感动的是冈比亚乙肝项目以及当时 IARC 主任的明确承诺：在接种疫苗组和未接种疫苗组的所需数量完成后，确保 IARC 能够继续疫苗接种。大多数其他研究者可能会说："我们现在将继续进行我们的研究项目，但是我们很抱歉，你们必须去其他地方筹集资金来继续疫苗接种"，但是 IARC 并没有这么做。我觉得那真是做了一件了不起的好事。——布鲁斯·阿姆斯特朗（Bruce Armstrong），IARC 前副主任

毒）是否能预防后期原发性肝癌的发生。最初，为了回答这一问题，在伦理上可接受的唯一方法似乎是在某一年开始给所有新生儿接种疫苗，然后（几十年后）将接种过疫苗人群的肝癌发生率与那些出生于疫苗项目开启之前，没有接种过疫苗的人群肝癌发生率相比较。这就是所谓的"前 - 后"比较（"pre-post" comparison）。这一方法充满了潜在的偏向性，因为很多随时间变化并与疫苗无关的其他因素，会导致癌症发生率及癌症检测上的变化。

这研究设计在伦理上是没有争议的，并由最近成立的 IARC 伦理委员会所证实（参见"IARC 伦理委员会"）。但是，该设计的科学性较差，考虑到该项目在未来四十年中需要投入大量资源，项目的执行将会面临严重障碍。然而，突然出现的接种疫苗的供应受限制的这个实际问题，反倒增强了该研究设计的科学性。事实上，在某一指定年份开始给冈比亚所有的新生儿接种疫苗，在实际操作上是不可能的（有 6 万多名新生儿遍布在冈比亚各个农村地区）。唯一可行的方法是在几年内逐渐给所有新生儿接种疫苗。

IARC 伦理委员会

IARC 伦理委员会成立于 1982 年。它有两项具体任务：第一，核查

IARC 参与的研究项目，以及核实涉及以人为研究对象的项目在国家层面已经获得相关伦理委员会的许可；第二，鉴于在世界卫生组织框架内该机构的研究任务及在公共卫生中的作用，评估 IARC 参与的这些项目在伦理上否合适。项目在开始前必须获得 IARC 伦理委员会的通过。任何后续研究方案的更改都必须提交给伦理委员会并得到批准。目前，伦理委员会由研究人员和普通民众组成。其大多数成员，包括主席和副主席，都来自 IARC 之外。

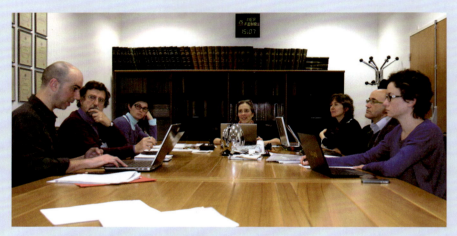

IARC 伦理委员会成员在近期的一次会议上

方法学上的关键创新在于每年随机地选择新生儿进行疫苗接种，而不是因为图方便或者采用系统方法。在该方法中，实际上是随机挑选新生儿的集群（如当地疫苗接种团队），而不是单个新生儿。在该项目的第一年（1986 年），所有新生儿中约 25% 接种了疫苗，这些新生儿是从全国共 17 个疫苗接种队中随机挑选出的 4 名（对比于 75% 未接种疫苗的新生儿）。第二年，50% 新生儿接种疫苗。第三年，75% 新生儿接种疫苗。最后第四年，所有新生儿都接种了疫苗。这一设计使得在项目头三年内每年，在随机选择的接种疫苗与未接种疫苗的受试者之间，有可能进行没有偏见的比较。这种随机地选择新生儿来进行接种疫苗，在伦理上是不会有争议的，因为该选择没有歧视或偏见。

最初实施于冈比亚肝炎干预研究中的这一设计，在科学和伦理上都是可行的，并且已经作为"阶梯楔"试验设计（"stepped-wedge" trial design）列入标准方法。其原理是干预措施按顺序实施于单个或一群体实验参与者，并将持续几个时间段。在每一时间段，哪一位或哪一群参与者接受干预是随机确定的；到最后，所有的个体或群体都将接受干预措施。这类实验设计已经并将继续应用在癌症研究领域之内或之外许多研究中，特别是在疫苗接种效果的评估、筛检及健康教育项目中。

多中心流行病学研究的分析——IARC 一项主要活动

布雷斯洛和戴的综合分析巩固了方法学的基础，它们可用作一个标准起点来发展许多具体项目。在 IARC 接下来的几十年里，统计方法的研究变得越来越专业化，现在已经嵌入到了不同类型的流行病研究中。然而，在某些工作领域中还延续着一些普遍观念。例如：IARC 最近发表的一篇论文——用于贝叶斯模型比较的惩罚损失函数。尽管该论文题目听起来晦涩难懂，实际上，这一研究解决了一个极为普遍且基本的问题，即分析任何一组数据时，如何选择最佳模型（例如，如何最优地公式化不同种食物摄取量与直肠癌发生率之间的数学关系）。

第二个具有广泛相关性的课题是关于多中心流行病研究的数据分析。对多种人群中进行调查是 IARC 成立时固有的科学方面的理据，特别是因为 20 世纪 60 年代中期这种方式在癌症研究中还不常见。例如，选择那些生活在不同地理区域的多种人群，是因为他们可能有极为不同的生活习惯。或者是选择在多个工厂中暴露于同一潜在致癌危险物（如某种化合物）下的多个工人群体，其目的是为了得到一个足够多的总人数，这样能够达到一个较高灵敏度来测定存在的风险增加。多中心研究的另一个优点是，它提供了验证从不同群体中得出的结果是否互相一致的可能性。例如，在不同群体中发现植物纤维的摄入量与直肠癌的发生率具有相同的负相关性，这将成为支持植物纤维的摄取对直肠癌有预防作用这一因果关系的有力证据。在科学上，结果的可复制性或者至少是一致性，是判断因果关系最严格的标准，多中心研究的设计恰好能满足这一点。评估一致性的方法，尽管理论上很简单，但实际操作却非常复杂（参见"组合多群体的流行病学结果"）。这些方法的优化是 IARC 在生物统计方面的一个持续研究领域。

组合多群体的流行病学结果

在调查可能导致癌症发生的因素时，有两种基本的比较方法可使用。第一种是个体比较，测量每个个体对于研究因素（如每天的肉类消耗量）的暴露水平。第二种是大群体间相互比较，通常是评估一个地区或一个国家的每个群体的平均暴露水平（如平均肉类消耗量）。第二种比较方法经常用于研究饮食在癌症中所起的作用，因为它利用了群体间由于文化和饮食习惯极大不同而自然产生的对不同食物的摄取及营养上的巨大差异。

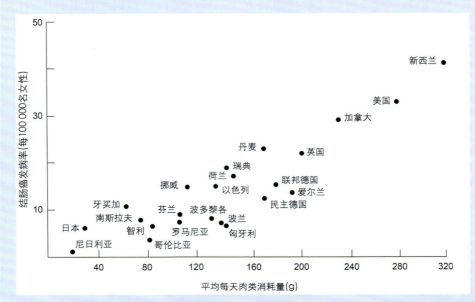

图示为各国女性平均每天的肉类消耗量（单位：g/d）与该国（1975年）女性直肠癌发生率的明显的相关性：消耗量越高，发生率越高

　　如图所示，当不同国家女性直肠癌患病频率（发生率）相对于日平均肉类消耗量做图时，表现出直肠癌发生率随着饮食中肉类消耗量增加而升高的显著相关性。这是否可以说肉类消耗是导致直肠癌的原因？答案是肯定的，但是，除了肉类消耗量外，不同国家女性群体间还存在着许多不同之处。因此，我们不能确定图中所示的关系是否由一个或多个其他已知或未知的因素造成。

　　图中所示的关系被称为"生态关系"，因为它涉及不同环境（国家）中的整个人群，所以仅供参考。这种关系还需要在个体水平进行研究，即"分析性"研究来进一步证实。"分析性"研究能够提供更准确的个体肉类消耗量数据，排除肉类消耗量以外的其他影响因素。多中心国际研究——IARC已经开发出的一种独特的流行病学调查的方法——结合了生态关系和分析方法两者的优点，使得检验在两种水平上获得一致性结果成为可能。

　　如果存在这样的一致性，则每个国家（或者更一般地，每个研究中心）都能获得一张与上图极为相似的图。只是图中的这些点代表的不是各个国家数据，而是一组女性数据，除了个体水平上测量的肉类消耗量不同外，其他所有特性都具有可比性（男性的数据也需要采用同样方法来处理）。然而，评估是否存在"密切的相似性"关系需要复杂的统计方法，同时需考虑到可能存在的治疗，以及实际中不可避免的测量暴露（如肉类消耗量）时存在的误差。如果这些结果在统计学上通过了一致性检验，并且在每个国家内以及所有国家总和数据，都显示出肉类消耗量与直肠癌的发生之间存在同样的关系，那么这将强有力支持这一结论：肉类消耗量是导致直肠癌的一个原因。"中心之内"单一分析结果与"中心之间"的结果的相结合的这种方法，在流行病学研究中使用越来越普遍；正如IARC 开发这一方法的一篇论文中结论所述："多维模型构建了一个强有力的方法来评估个体水平和总体水平上的证据，应该考虑将这些模型应用于多中心研究中。"

第五章
癌症登记：全世界的努力

　　有关癌症发生的记载已经有几个世纪的历史，其数据主要来源于临床、尸检报告以及人群水平的死亡原因记录。正如丹麦第一个全国癌症登记创始人——约翰内斯·克莱门森（Johannes Clemmesen）所说，"受益于其可接近性及后续的良好诊断条件，乳腺癌是第一批能够进行有效统计观察的肿瘤。" 克莱门森做了一个非常有趣的对比：将1943～1957年间丹麦哥本哈根出现的乳腺癌和宫颈癌新病例的发生频率，与1760～1839年间意大利维罗纳（Verona）城市医疗工作人员记录的同样两种肿瘤的死亡频率进行比较。意大利维罗纳的数据是已知最早的经过适当统计处理的癌症数据。维罗纳的死亡率远高于丹麦的发生率（部分原因可能是低估了人口数量），但这两组曲线的形状却显示出一些有趣的相似之处。

　　人们通常认为，如果癌症几乎总是导致死亡，那么癌症的发生率和死亡率

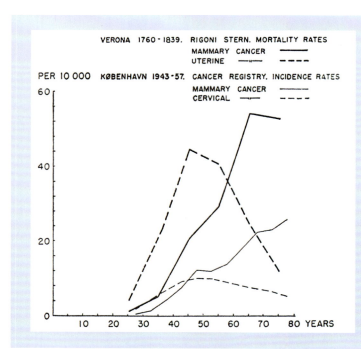

1760～1839年间（上面曲线），以年龄为变量的在意大利维罗纳乳腺癌和宫颈癌的死亡率（每年每10 000名妇女），以及1943～1957年间，丹麦哥本哈根相同的两种癌症发生率（下面两条曲线）

应该几乎是等同的；不幸的是直到 20 世纪中期，情形确实还是如此。但当引进了有效的治疗方法之后，死亡率不再反映发生率。为了获取人群中癌症负担的一个清晰画面，完整的新病例登记变得必不可少。实际上，癌症登记的发展大致上与最初切实的，癌症治疗上的成功——外科手术，放射和药物治疗相平行，虽然两者并不完全均等。

癌症登记在国家和国际层面上的早期发展

早在 1927 年，欧洲的第一个癌症登记机构在德国汉堡成立；在 20 世纪 40 年代和 50 年代，英国和其他国家也已经采取类似的区域性举措。丹麦于 1942 年建立了全国癌症登记。在美国，一系列有关癌症发生的调查于 20 世纪 30 年代末开始进行，康涅狄格和纽约的癌症登记始于 1940 年。

紧接着在第二次世界大战之后，欧洲一组对癌症统计感兴趣的专家会聚于哥本哈根，建议实施癌症登记系统并建立一个国际机构，以此促进确定在术语上和分类上的统一一致性，以及在每个国家获得数据的相关性。根据这一建议，1950 年，世界卫生组织成立了一个小组委员会，负责癌症病例登记以及统计结果报告。显然，对于实施这些举措的时机已经成熟：在同一年里，国际抗癌联盟（UICC）在牛津组织了为期一周的研讨会，主要讨论癌症的地理病理学和人口统计学。牛津会晤促使了关于这个主题后续会议，并且建立了一个特设委员会；他们在 1966 年以技术报告的形式撰写了《五大洲癌症发生率》系列丛书的第一卷［参见《五大洲癌症发生率》（第一卷）］。

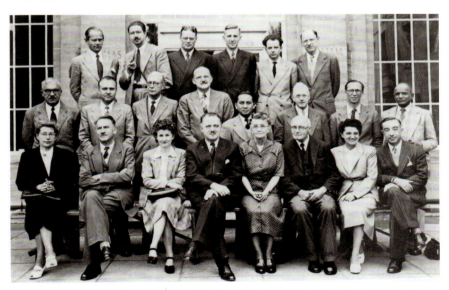

1950 年 7 月 29 日至 8 月 5 日在牛津举行的癌症地理病理学和人口统计学会议的与会者。约翰内斯·克莱门森（Johannes Clemmesen）在后排的最右边

```
The following met for dinner at the Auberge Savoyarde in
Lyon on 23 September to commemorate the first meeting on
Geographic Pathology held by the International Union
Against Cancer in Oxford from 29 July to 5 August 1950.

                        Professor H. Berndt

                        Dr J. Clemmesen

                        Sir Richard Doll

                        Dr J. F. Delafresnaye

                        Dr J. R. Goldsmith

                        Dr R. Cuyler Hammond

                        Dr J. Higginson

                        Dr M. Kuratsune

                        Dr C. A. Linsell

                        Dr L. Massé

                        Dr C. S. Muir

                        Professor J. A. H. Waterhouse

1975
```

参加 1950 年牛津研讨会部分与会者的签名。1975 年 9 月他们相聚于 IARC，并在附近的一家餐馆——萨瓦小客栈（Auberge Savoyarde）共进晚餐以庆祝牛津会议

《五大洲癌症发生率》（第一卷）

理查德·多尔（Richard Doll）、皮得·佩恩（Peter Payne）和约翰·沃特豪斯（John Waterhouse）负责有关国际癌症发生率统计的首次编纂工作，该书在国际抗癌联盟（UICC）支持下于 1966 年出版。从这三位作者编写的《五大洲癌症发生率》（第一卷）前言中，可洞察出当时编纂此书的背景、前沿以及合作的氛围。

"1964 年在墨西哥举办的一个研讨会上，国际抗癌联盟的地理病理学委员会成员在讨论中提出：建议应该将世界各地的癌症发生率汇集在同一卷中。[注：在那次会议上，讨论的另一个议题是："法国建议"（French proposal）——成立一个新的癌症组织，详见"国际癌症研究机构（IARC）

的诞生"一章]。在征求癌症登记机构主任们的意见时，出版这样一卷书的必要性迅速变得很明显。在所有这些被征询的主任中，除了一位以外，其他所有人都积极回应，并立即同意为此提供协助。至此，收集到了来自24个国家的32个癌症登记机构的相关数据，并且有39名科学家为此做出了个人方面的贡献，描述了他们所在癌症登记机构的工作特点，并用同一种标准方式来收集和提交数据。"

"这本书呈现出的形式是1965年5月由15位成员组成的委员会聚会于伦敦的Ciba基金会（Ciba Foundation）时建议的，并且该会议讨论结果指导着作者们的工作。在少数情况下，由于财务原因，不可能完全遵从委员会的建议；作者们所写的文本可能在某些地方，无意中曲解了委员们的观点。因此，对于在风格和科学陈述中出现的所有缺点，责任由作者们全部承担。"

"我们由衷地感谢世界卫生组织癌症单位，特别是对参加编辑委员会会议的图茵斯（A. Tuyns）博士，在个人癌症登记信息采集方面给予的帮助。"

癌症登记——科研和公共卫生的一个重要工具

癌症登记机构可以被定义为一个系统性组织，它拥有自己的基地、资源和人员，系统地收集、储存、分析、解释和报告人群中患癌症的数据。

以医院为基础的癌症登记，关注在一家特定的医院中癌症患者的信息记录。其主要目的是通过提供容易获得的癌症患者的信息，如他们所接受的治疗和治疗的结果，服务于患者护理。这些数据主要用于管理和临床表现的评估。

以群体为基础的癌症登记，试图收集在一个确定人群中发生的所有新病例的数据。其主要目标是在一个指定的人群中统计有关癌症的发生数据，并为评估和控制癌症在社区造成影响提供指导。以人群为基础的癌症登记至少有以下三方面的主要用途。

第一，描述社区中癌症的负担程度和性质，并协助建立公共卫生优先事项。包括一些预防措施，来减少观测到的新病例的负担，以及为预计数量病例的保健，提供适当的健康服务。

第二，成为癌症病因流行病学调查的资料来源——预防的必要步骤。已登记的癌症可以作为病例-对照研究（例如，胃癌病例和对照中饮食习惯的比较），或者癌症登记可以用来对一个队列的人们追踪（例如，记录暴露于某一空气污染物的工人肺癌发生率）。

第三，协助监测和评估癌症控制活动的有效性，特别是检查以地域为基础的，经治疗的癌症患者的存活率。基于医院的统计会受到该医院所处理的癌症病例类型和病重程度的严重影响；与此不同的是，基于地域的生存统计则提供了有关人群中所有患者的实际存活的一个没有偏见的图像，体现出当地可提供的健康服务的总体运作效果。

IARC 和世界各地的癌症登记机构

有人可能会认为癌症类型和发病频率在各国间的变化是 IARC 确定的最初研究重点的一个方面。的确，这正是 20 世纪 60 年代后期 IARC 创建区域中心的基础，在这些区域的人群中，癌症发病模式令人震惊，例如在新加坡的情形（参见"卡卢姆·缪尔"以及"国际癌症研究机构（IARC）的诞生"一章）。这些中心的一个出发点是为了建立可靠的癌症登记机构。1966 年，在约翰·希金森（John Higginson）被任命为 IARC 第一任主任之前，他一直在非洲研究"地理病理学"，当然这也不是巧合。

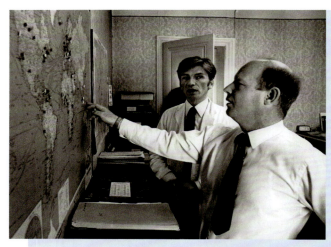

卡卢姆·缪尔（Calum Muir）（前）和病理学家与流行病学家哈拉弗恩·图灵牛斯（Hrafn Tulinius）讨论全世界癌症发生情况的调查。1969～1975 年，图灵牛斯在 IARC 工作，随后回国，成为冰岛癌症登记机构主任

卡卢姆·缪尔（Calum Muir）

1966 年卡卢姆·缪尔（Calum Muir）作为流行病学单位的负责人加入 IARC。时年 37 岁的他有着良好的人类病理学背景——在马来西亚大学（现在的新加坡国立大学）病理学系里十多年的工作经验。正是在新加坡，缪尔在当地创建 IARC 区域中心扮演了至关重要的角色。该中心于 1968 年正式开始癌症登记。很快他意识到这是记录和调查在新加坡不同民族之间的疾病发生率差异极佳机会，他发表了数篇关于心脏病和多种癌症的论文。这一系列研究让缪尔确信，准确的癌症病例登记至关重要，该项目成为他在 IARC 的首要任务。1976 年他在促成《国际肿瘤疾病的分类》（*International Classification of Diseases for Oncology*，ICD-O）第一版的出版工作中发挥

了积极作用，并且在 1990 年出版第二版时，他是该书的作者。

作为一个病理学家，缪尔在收集与白血病、淋巴瘤和脑肿瘤相关的新形态术语和最新分类方面做了大量工作。通过个人访问和参加会议，他与世界各地的癌症登记机构建立了密切的联系。1966 年，他在建立国际癌症登记协会（IACR）的过程中起到了关键作用，并在 1972～1990 年间担任常务秘书长，从 1992 年起担任主席，直到 1995 年离世。（从 1974 年开始，国际癌症研究机构一直为这个非政府组织提供秘书处）。在许多国家，IARC 渐渐变得家喻户晓，并赢得声誉，这要感谢缪尔在其一生职业生涯中为扩大癌症登记网络并激励其参与流行病学研究所付出的努力。他献身于这项研究，尤其是在有关不同种族和移民人群的癌症模式、癌症趋势，以及多种病因对癌症贡献的归因比例等方面书籍的出版。在 20 世纪 60 年代后期，IARC 还是一个新机构；在 IARC 早期的流行病学研究中，和蔼可亲的缪尔对当时 IARC 所急需的才干和力量方面的贡献，将被人们所铭记。

直到 1970 年《五大洲癌症发生率》第二卷出版，对癌症登记的重视才得到稳固地确定。至此，IARC 和 UICC 共同协调该项目。IARC 致力于这个领域，本着两个目的：促进现有登记机构提高并统一质量，同时帮助在世界上许多至今仍没有开展癌症登记的地区，建立癌症登记机构。这些努力集中在几个领域：癌症分类、数据收集程序、质量控制程序、人员教育和培训、登记覆盖范围的全球性拓展，以及国际癌症发生率数据的公布。此外，IARC 还对全球范围内的登记发生率数据进行分析（参见"癌症模式、趋势与负担"一章）。

癌症分类

早在 1968 年，WHO 就要求 IARC 为《国际疾病、伤害和死因的分类》第九版（ICD-9）的肿瘤章节的内容和结构提供建议。从此，IARC 成为在 ICD 持续更新过程中担负关键责任的机构，也

> "
> 《国际肿瘤疾病的分类》（ICD-O）发布是一件非常特殊的事情，IARC 从第一版就已经参与其中。它在癌症领域中有一大优势——以统一的方式对癌症进行分类，这已得到很好地使用。——马克思·帕金（Max Parkin），IARC 前任科学家

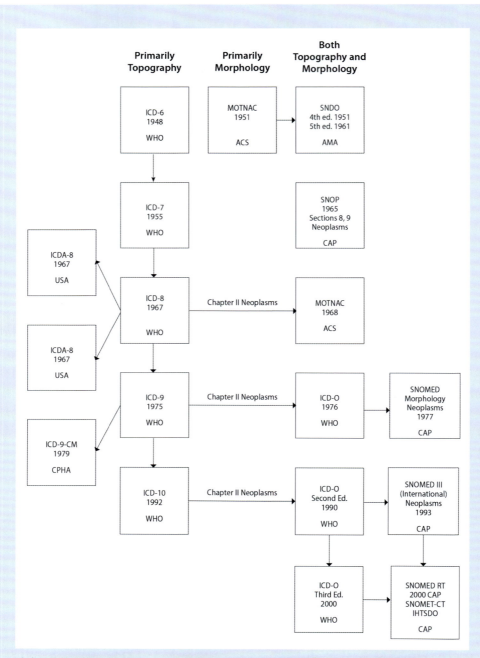

肿瘤不同的分类方案和编码方法的相互关系的鸟瞰图。从 1948 年的《国际疾病分类》第六版（ICD-6）（左上）随时间演化到 2000 年《国际肿瘤疾病的分类》（ICD-O）和《医学系统命名法》（SNOMED）的最新版本（右下）

因此导致 1976 年《国际肿瘤疾病的分类》（ICD-O）的出版，作为 ICD 在癌症分类方面的一个扩展的分支。ICD-O 根据四个标准来划分每一种肿瘤：原发部位（例如：肺），肿瘤的微观表现（组织学），肿瘤的分化程度（例如：肺癌在组织学上可能有一个低分化型"鳞状细胞癌"），以及生物学行为（即肿瘤是否具有生物学上的侵略性和恶性，或是良性）。

《国际肿瘤疾病的分类》第三版（ICD-O-3，发表于 2000 年，为了纪念卡卢姆·缪尔）采用了 WHO 肿瘤分类系列的系统命名法（"蓝皮书"；参见"癌症研究人员的教育和培训"一章）。由于这些分类法的修订和新的组织学术语的引入，用新的或修正后的代码和术语更新了 ICD-O-3；第一部修订本于 2013 年出版。ICD-O 已经以多种语言出版，且分类系统从一个版本到另一版本的转换，或系统间的转换（例如：从 ICD-O 到 ICD），通常可以用专用软件来实现。

数据收集程序

癌症登记信息的收集有三个主要来源：医院、实验室的诊断服务、死亡证明。患者出院时计算机化的医院信息系统或手工索引是患者及其诊断数据的主要来源。癌症登记所覆盖地区的私人医院和诊所，以及临终关怀医院和姑息治疗服务中心也应该被包含在信息来源中。第二个主要信息来源是病理学实验室，它们能提供肿瘤明确的组织学诊断。第三个信息来源是死亡证明。这些文件非常重要，因为他们能够识别被另外两种信息来源所遗漏的癌症病例，并使调查癌症患者的存活情况成为可能。

癌症登记应该从这些来源的记录中摘取哪些信息呢？IARC 主要通过两本书，提供了这方面的指南：1991 年出版的《癌症登记：原理和方法》；2014 年出版的《在中低收入条件下计划和发展以人群为基础的癌症登记》。这两个出版物都包含了有关癌症登记实用工具的相关参考资料，特别是用于数据处理和存储的软件。一个登记报告的信息，

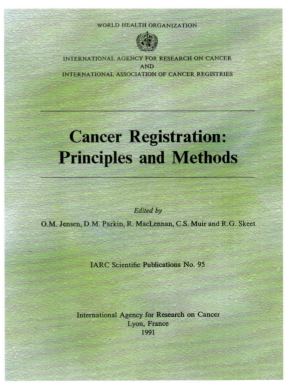

《癌症登记：原理和方法》

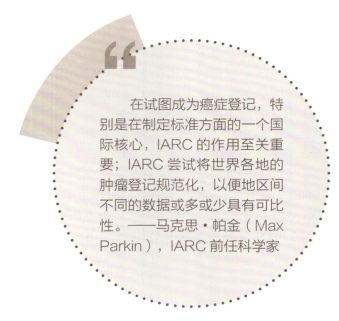

> 在试图成为癌症登记，特别是在制定标准方面的一个国际核心，IARC 的作用至关重要；IARC 尝试将世界各地的肿瘤登记规范化，以便地区间不同的数据或多或少具有可比性。——马克思·帕金（Max Parkin），IARC 前任科学家

至少应包括被登记人的身份证明和肿瘤关键特征方面的数据。

质量控制程序

癌症登记具有一个固定的框架，且基于人群的癌症登记是一个持续的过程。为了在较长时间内确保登记数据的完整性和高质量，在登记结构内建立质量控制程序是有必要的。用于数据输入的"智能"计算机终端能够执行一系列自动检查，以确保不一致的数据不被接受（在这些情况中，登记将反馈到数据来源来澄清和校正）。数据不一致的例子，如：报告中的肿瘤诊断日期，早于该患者的出生日期。

一旦数据被计算机接受后，将进行另一系列关于数据全部信息的检查，使得验证所收集数据的完整性和准确性成为可能。例如，很大一部分病例仅有死亡报告（即通过死亡证明），这表明肿瘤登记质量较差；然而，较高比例的病例是基于组织标本的显微验证而诊断的，则提示肿瘤登记质量较好。多年来，IARC 一直致力于在肿瘤登记机构之间引入和推广数据质量指标，其中一些指标已成为标准，用来决定某一登记的癌症发生数据是否可收录于《五大洲癌症发生率》。

人员教育和培训

自 1967 年 IARC 第一次组织了关于癌症流行病学方法的课程（参见"癌症研究人员的教育和培训"一章），IARC 一直致力于癌症登记人员的教育和培训，其方式主要包括课程和专题研讨会、IARC 科学家的现场指导，以及出版物和计算机软件包。通常，这些活动受益于通过与国际癌症登记协会（IACR）的密切合作。

尽管 IARC 所有关于流行病学方法的课程都包含癌症登记这一专题，但是专门针对癌症登记的课程在里昂及世界其他地区已举办约 50 次。自 2005 年起，每年在里昂举办的 IARC 癌症流行病学暑期学校中，课程的第一模块是专讲癌症登记。这一特殊模块的教学现在逐渐转移到各个新成立的 IARC 癌症登记区域中心。

CanReg5 是 IARC 为癌症登记开发的软件包之一。CanReg5 是一个开源工具，专门设计用于输入、存储、检查和分析以人群为基础的癌症登记数据。对使用其他软件的癌症登记，IARC 还提供了一个转换程序。CanReg5 支持中文、英文、法文、葡萄牙文、俄文和西班牙文，并以英文提供在线帮助。CanReg5 的培训已经系统地整合在 IARC 的癌症登记课程里，该课程主要通过面对面的授课方式，最近也开始提供远程教学模式。

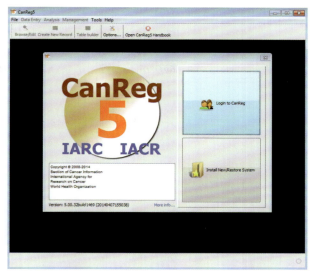

CanReg5 欢迎窗口

登记覆盖范围在全球的拓展

在 IARC 诸多成就中，全球癌症登记网络的拓展是极为重要的一项。在过去的 50 年里，登记机构的数量和登记覆盖的人口数量一直在稳步增加，且翻了十倍。这项成就体现了众多参与者们的无私奉献和热情的回报，一个共同目标激励着他们，这正是每个登记机构（通常每个登记机构都有一个全职负责人）相互合作。通过国际癌症登记协会（IACR）与 IARC 共同合作的结果。区域活动也促进了登记的发展；一个很好的例子就是 GRELL 网络（www.grell-network.org），它是 1975 年在 IARC 流行病学家的阿尔伯特·图茵斯（Albert Tuyns）和日内瓦癌症登记机构的吕克·雷蒙德（Luc Raymond）的倡议下创建的。

IARC 癌症登记方法的一个明确特征是，

> 在国际流行病学数据主体中，IARC 是独一无二的，它拥有遍及五大洲癌症发生率数据。——布鲁斯·阿姆斯特朗（Bruce Armstrong），IARC 前常务副主任

并将一直是，直接与全球各地的癌症登记机构合作，小到实际细节大到策略问题上提供协助。这无疑加强了各地癌症登记机构愿意与 IARC 共享它们来之不易数据，从而绘出癌症发生的全球分布图。

尽管癌症登记取得了显著的进步，但仍有许多事情有待完成：以人群为基础的癌症登记仅覆盖大约 21% 的世界人口，在亚洲（仅覆盖总人口的 8%）和非洲（11%）尤其稀散。即使在这些代表不足的地区，也存在很大的差异，农村地区的覆盖率远不如城市。可是，将这

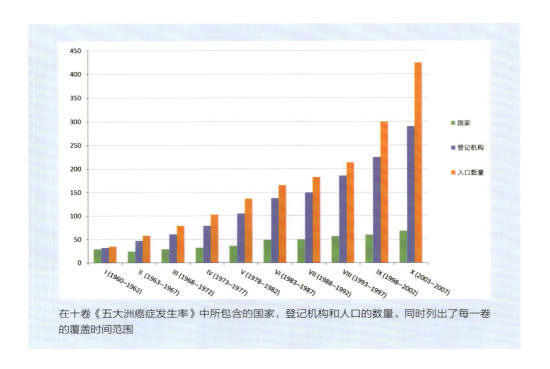

在十卷《五大洲癌症发生率》中所包含的国家，登记机构和人口的数量。同时列出了每一卷的覆盖时间范围

些尽管不尽人意的数据放在一起来考虑，有必要指出的是，即使是死亡证明这一已有几个世纪历史的方式，其覆盖率也仅约为世界人口的三分之一。

为了进一步促进癌症登记，通过在非洲、亚洲、加勒比海、拉丁美洲和太平洋岛屿建立一系列的 IARC 癌症登记区域中心，IARC 已经进入了一个新时代。这些与 IARC 紧密联系的区域中心，将开发特定的工具来支持登记，其中包括登记质量评估、数据的发表和展示、研究项目的协调，以及基于区域中心的所有登记机构的洲际层面的数据分析和报告。这种将癌症登记发展责任下放的方式充分利用了地区专家资源，同时也得到了国际标准和 IARC 专家意见的支持。IARC 区域中心成为了肿瘤登记发展全球倡议（GICRD）（gicr.iarc.fr）的一部分，该项倡议于 2011 年由 IARC 发起，目的是使癌症数据在制定国家癌症控制政策中发挥作用。

国际癌症发生率数据的发布

在《五大洲癌症发生率》系列的第一卷出版后（或者说，作为著名的系列 CI5；ci5.iarc.fr），紧跟着发行了另外九卷。第十卷报道了从 2003 年至 2007 年间在 68 个国家中 290 个登记机构的发病数据。即使在当今计算机时代，每个登记机构的数据获取、数据处理以及按性别和年龄分组划分的各主要癌症类型的标准表格的产生，仍是一项复杂的工作，因为它涉及 IARC 和登记机构专业技术人

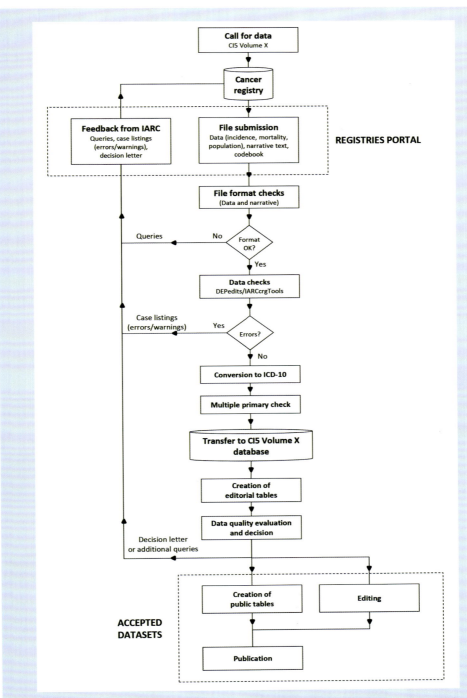

IARC 出版《五大洲癌症发生率》（CI5）第十卷所涉及的步骤示意图，从数据征集，到多步检查，直到对每个合作登记的统计数据以统一格式的整理发表

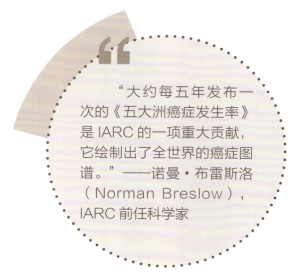

"大约每五年发布一次的《五大洲癌症发生率》是 IARC 的一项重大贡献，它绘制出了全世界的癌症图谱。"——诺曼·布雷斯洛（Norman Breslow），IARC 前任科学家

员之间需要进行几个回合的交流和沟通，来验证数据的完整性和准确性。一般来说，准备每卷《五大洲癌症发生率》大概需要三年时间。

儿童癌症，通常被定义为在15 岁之前发生的癌症，明显不同于成人癌症。IARC 有一个专项（国际儿童癌症发生，iicc.iarc.fr），致力于获取并发布儿童癌症发生数据。收集到的儿童癌症发生数据，分别于 1988 年（IARC 科学出版物，编号 87）和 1998 年（IARC 科学出版物，编号 144）以《国际儿童癌症发生率》丛书形式出版，且第三卷正在筹备中。此外，由朱利安·利特尔（Julian Little）所著的《儿童癌症流行病学》（IARC 科学出版物，编号 149）一书已于 1999 年出版。

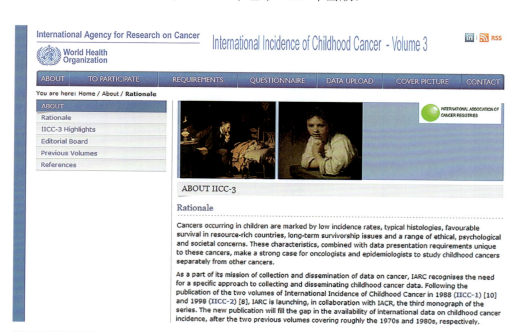

国际儿童癌症发生率 - 第三卷

第六章
癌症模式、趋势和负担

描述人群中癌症的发生和死亡是流行病学的根本任务；自 IARC 诞生以来，这一直是它工作的一个特点。这些描述具有三个明显且重要的目的：第一，观察在不同地方，不同时间，或者不同特性的人群之间癌症发生的变化，为造成这种变化提供一些线索（参见"癌症登记：世界性的努力"一章）。因此，描述性的流行病学数据往往是探索癌症病因的出发点。第二，这些数据，特别是癌症发生的时间趋势以及癌症患者存活数据，为研究癌症干预措施的有效性评估提供了决定性的证据。如果研究正确地识别到了一个病因，然后去除它，那么一个可记录到的癌症发生率的下降，必然会随之发生。类似地，如果一个治疗是有效的，那么应该体现出存活率上的净增长。这样，在癌症病因研究和干预措施这个循环中，是用描述性的流行病学数据来最终作定论的。第三，描述性流行病学对于以定量的形式来描述一个群体的癌症负担，是绝对必要的工具；并且对于合理计划癌症控制的行动和服务，也是必不可少的前提。

病因线索

系统地探究癌症的发生

自第一卷起，《五大洲癌症发生率》便以一种统一的方式，按年龄和性别来呈现每个癌症登记的发生率。另外，对于每个登记和每种主

> "
> 有一些情况相当令人费解：在南欧，上呼吸 - 消化道癌症极为常见，但在北欧却很少见；反过来，在北欧，肺癌发生率非常高，而在南部却很少见。我们进行了一项大规模研究，结果显示饮酒是欧洲南部喉癌的重要因素。当然，这项研究的开展，也大大帮助了流行病学在欧洲拉丁国家的发展。——雅克·埃斯泰夫（Jacques Estève），IARC 前任科学家

要类型的癌症，表格还包括一个年龄标准化的发生率，这个标准化是按一个普通"世界人口"年龄结构来计算的。这些表格是进行癌症登记数据分析的一种简单而有价值的方式，从而使不同地域的癌症发生可以相互比较。

表格中的信息可用绘图方式来直观表达。这里展示的两张地图是摘自理查德·多尔1967年出版的书籍《癌症预防：流行病学的指针》。第一张图显示在1965年前后，肺癌发生率的地理分布，可以看出差别极为显著。高发生率发生在工业化生活方式的国家，主要反映出吸烟所起的作用，以及城市空气污染物的影响。在制作这张地图时，吸烟导致癌症的因果关系已经明确；但是其他癌症地图却提出了新的问题。例如下图右图所示。到底是什么原因造成在非洲和亚洲地区登记中肝癌的高发生率，而在工业化国家中低发生率这种变化呢？环境中的作用物被认定为明显的初始嫌疑对象，这导致了IARC关于黄曲霉毒素（参见"人类环境中的致癌物"一章），以及肝炎病毒（参见"病毒和疫苗"一章）的研究。该机构使用类似的方法，研究了肺癌和喉癌在整个欧洲的变化情况，帮助确定了饮酒在喉癌中的重要作用。

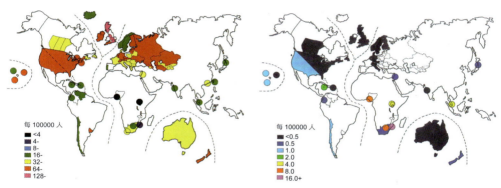

图示为1965年左右，肺癌的发生率（左）和原发性肝癌的发生率（右）（每年每10万人病例数）。癌症登记可以很好地覆盖一些大片地区，并提供发生率数据；而在其他地区，只存在一些零星的本地癌症登记点（圆圈所示），或者完全没有数据可用

几十年来，IARC一直支持癌症登记在世界各地进行的系统发展，并与国际癌症登记协会（IACR）进行合作（参见"癌症登记：世界性的努力"一章）。这有助于将癌症发生率分析的范围扩展到三个方面：第一，更完整地覆盖了许多在第一轮试验中没有数据的国家；第二，基于更大数量的癌症记录，发生率的估计更为可靠，特别是表现在针对不常见的恶性肿瘤；第三，首次有可能观察到中期和长期（可高达数十年）的癌症发生率的变化趋势。

正如1990年和1993年出版的两本书所证实，IARC迅速支持和发展了在全球范围内对这些数据进行分析的机会。为方便比较，《五大洲的癌症模式》（IARC科学出版物，编号102）以图形格式总结了收集在《五大洲癌症发生率》第五卷（主要是1978年和1982年间记录的）的数据。《癌症的发生和死亡趋势》（IARC

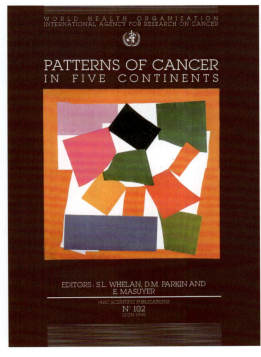
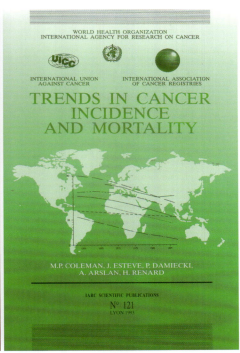

科学出版物，编号121）是第一本对世界各地，超过30年的癌症发生率和死亡率变化进行综合分析的书籍。对于癌症的发生率，该分析覆盖了29个国家中60个群体。

　　正如马克思·帕金（Max Parkin）所说，不仅世界各地登记中越来越可靠的数据都汇总到IARC；而且计算机化的数据处理的发展，使更快、更灵活、更完整的分析变得可行（参见"全球癌症监测：IARC的工作"）。这种演变而来的最新产品是GLOBOCAN 2012数据库（globocan.iarc.fr），它包括27个地点所特有的，以及世界上184个国家所有地点合并的癌症发生率、死亡率和普遍率的数据。在2002年和2008年早期版本的基础上建立的GLOBOCAN 2012为用户提供了可自由获取的数据来源、可靠性的信息以及每个国家的统计摘要。"在线分析"选项功能，让使用者能够自己产生更详细的表格和图谱，以及对未来20年癌症负担的预测。

全球癌症监测：IARC的工作

　　1981～2004年期间，马克思·帕金工作于IARC。差不多20年来，他一直是描述性流行病学研究的负责人。在这个广泛的活动领域，他全身心投入并确保了世界各地最新的、可靠的癌症发生估算的定期出版。IARC

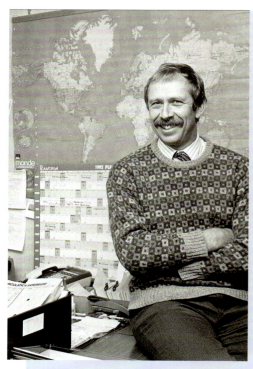

的这些估算已经成为国际参考标准，并且现今以用户友好的形式 GLOBOCAN 在网上随时在线。帕金回忆起 20 世纪 80 年代在 IARC 的工作情形：

"在描述性流行病学单位，我们所关心的工作重点完全等同于今天的癌症监测组的任务。我们一直在观察癌症在世界各地的发生。现在，有点不堪回首：当我 80 年代来到 IARC 时，没有互联网，没有快速通信方式。当然我们有计算机，但都是大型计算机。IARC 有一台中央计算机，只在一个房间里有终端。那时就是这么工作的。所有的数据都产生于传送进来的纸上记录；显然这是一个缓慢且艰难的过程。

然而，在 IARC 工作的一大好处是能进行国际合作。IARC 被视为可信赖的合作伙伴，这表现在获取来自世界各个合作伙伴的科学数据时，它不

马克思·帕金在 IARC 多年负责描述性流行病学研究活动，并发起第一个全球癌症负担的估算

会滥用其协调者的职能。因此这是 IARC 的一巨大优势，这一点在任何其他机构都是难以复制的。"

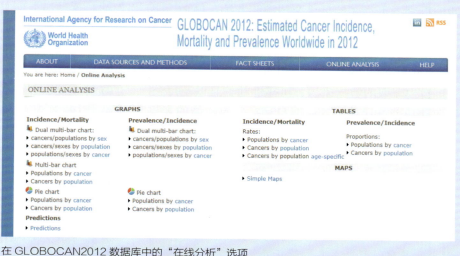

在 GLOBOCAN2012 数据库中的"在线分析"选项

当前问题和线索

《五大洲癌症发生率》连续几卷中的数据，可用作图方式来显示几十年来癌症发生率和死亡率的时间趋势。这些数据在 CI5plus 网站的"在线分析"选项上很容易获取（ci5.iarc.fr/CI5plus）。使用《五大洲癌症发生率》数据，可同时比较不同人群不同时间癌症的发生率和死亡率，并针对产生所观察到的癌症模式的因素，提出问题和线索。

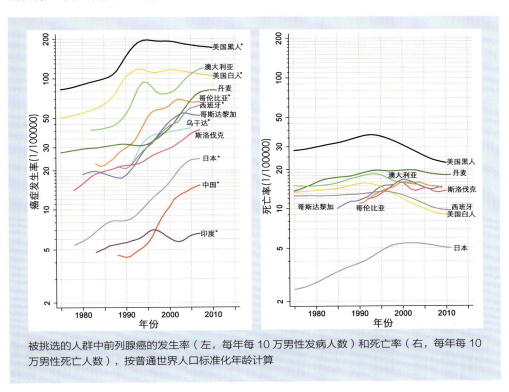

被挑选的人群中前列腺癌的发生率（左，每年每 10 万男性发病人数）和死亡率（右，每年每 10 万男性死亡人数），按普通世界人口标准化年龄计算

其中一个关于前列腺癌的例子。上图曲线衍生于 CI5plus 数据，显示出 12 个人群中超过 30 年时间前列腺癌的发生率和死亡率的比较。前列腺癌是世界范围内位居第二的最常见的被诊断出的男性癌症。发生率高的美国、澳大利亚和发生率低的印度之间，相差超过 25 倍。在 20 世纪 80 年代末期前列腺特异性抗原（PSA）筛查检验引入后，北美地区新诊断的前列腺癌案例急剧增加；90 年代这个类似的模式也出现在许多拥有最高资源的国家。与之相反的是，前列腺癌死亡率变化不大，或表现出轻微下降的趋势。

这些发生率显著上升及死亡率稳定或减少的综合证据，是否表明在治疗上已经发生了巨大的进步？或者是这种情况，PSA 测试增强了灵敏度，能检测所有的前列腺癌，包括那些不活跃的，永远不会发展并导致患者死亡的癌症呢？答案仍然在调查之中，但现在看来，证据大多倾斜于 PSA 方法能检测到相当大比例的不活跃癌症。现在还在继续探索用改进的标志物，来更好区分这类癌症和那些具有侵略性的癌症。因此，部分观察到的发生率增加，是否是因为除了增强的检测能力以外，还有其他因素，例如，最受影响的那些国家中富裕的生活方式造成的后果，这个问题仍然没有定论。

移民的癌症

在许多可以研究的人群中，移民是最具有特别研究兴趣的人群。移民人群的癌症研究允许对具有相似的遗传背景，但生活在不同环境的人群之间的癌症发生进行比较。移民人群和原居地人群之间发病率的差异，指示出移民受到居住国所暴露的环境因素的影响。

IARC 流行病学家参与了多个移民群体的癌症死亡分析。这些例子包括波兰出生的、移民去英格兰和威尔士的群体，以及从北非移民到法国的群体。更系统工作已被整理为 IARC 两个出版物，一个是关于多个国家的犹太人移民到以色列（参见"移民到以色列的犹太人（1961—1981）的癌症发生"）；另一个是关于意大利人移民到世界多个国家。这两项研究都清楚地表明了如下趋势：增加的癌症发生率如肺癌、结肠和直肠癌以及女性乳腺癌与移民在当时典型的工业化国家的生活习惯这一环境因素相关联。

在癌症登记信息中也能观察到群体内部的癌症发生和存活的不平等性。一个较好的例子是最近 IARC 的一系列关于北美和大洋洲土著人的研究。这些研究表明土著人中的一些癌症的较高发生率与工业化的生活方式相关联，例如与吸烟相关联的肺癌，还有与感染相关的癌症如宫颈癌和肝癌。更进一步的例子是，在印度，

> " 该机构最显著的成就是，在不同的人群之间和随着时间的推移，对癌症发生率变化的描述。癌症地域性的描述，改变了人们关于癌症可避免性的思考方式。几十年来，IARC 对来自世界不同地方的描述性的统计做出了巨大的贡献。
> ——理查德·皮托（Richard Peto），IARC 长期合作者

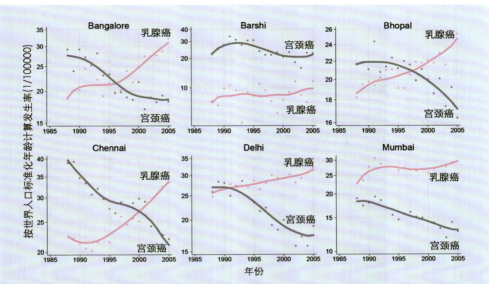

在印度六个地区的癌症登记中，宫颈癌和乳腺癌发生率的趋势。巴尔斯希（Barshi）地区大部分仍然是农村并且发生率只表现出轻微变化；而在其他五个地区，伴随着社会经济变迁，癌症发生率的变化显著，特别是宫颈癌发生率大幅度降低

乳腺癌的发生率（增加的）和宫颈癌的发生率（降低的）趋势，展示了随着人类发展的改善，癌症模式的变化；以及与城市地区（如德里）相比，这种转变在农村地区（如巴尔斯希）是如何滞后的。这些国家内部的比较可以为政策制定者提供重要指示，例如，进一步强调将需求放在癌症的控制措施上，以便来服务更弱势群体，以及通常处于不利地位的社会群体。

移民到以色列的犹太人（1961—1981）的癌症发生

　　IARC 科学出版物第 98 号《移民到以色列的犹太人（1961—1981）的癌症发生》出版于 1989 年。它使用以色列癌症登记数据库（自 1960 年以来）对 13 个移民的犹太人群以及在以色列出生的犹太人群，来计算标准化年龄的癌症发生率。为了对比目的，移民原籍国癌症登记中的癌症发生率的数据来源于《五大洲癌症发生率》第三卷。其结果以表格和图形的形式呈现。

　　第一张图的横杠表明女性移民到以色列后（左边横杠），以及相应原籍国家人群的（右边横杠）结肠和直肠癌的发生率（顶部显示有记录的最高发生率在美国康涅狄格州）。当人们从较不发达的国家搬迁到以色

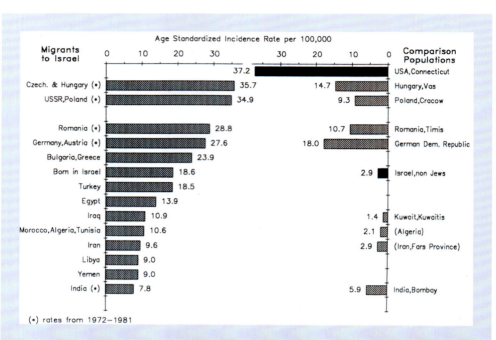

列，表现出显而易见的发生率升高的模式；这是因为以色列已采纳了较为典型的工业化国家的生活习惯——包括饮食。男性移民的模式与此非常相似。

第二张图显示了移民到以色列男性的胃癌发生率。从图可知，胃癌的

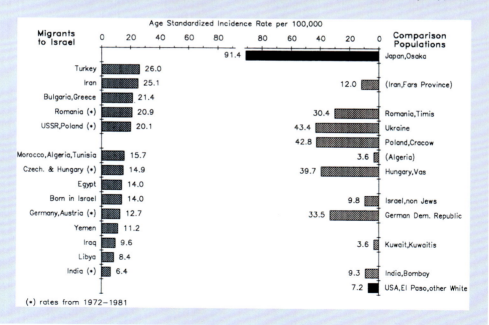

发生与结肠和直肠癌症情形正好相反（与女性移民的模式也是相同的）。与移民到以色列人群（左图）相比，较高的胃癌发生率出现在较不发达的原籍国（右）。该结果指出以色列的环境因素不利于胃癌的发展，或有更多的保护作用。

癌症控制是有效的

合适的研究设计通常是用来测试一项癌症预防性干预措施或一项治疗在癌症患者中实际上是否有效。如果有效，干预或治疗将会大规模推广，其积极作用应该可见于整个人群中癌症发生率的下降或患者的外观的改善。

关于有效的预防性干预的一个最好的案例是预防天花运动，这是在全球范围内战胜的第一个疾病。在 1966 年世卫组织（WHO）推出"根除天花计划"（Smallpox Eradiation Programme）后，记录到的案例的数量（20 世纪 60 年代末在非洲一些地区，仍然相当大）逐步降低至零。在 1980 年，正式宣布天花在世界上已被根除。

癌症发病趋势

癌症登记的统计数据是证明预防性干预措施有效性的重要手段。例如，如图所示，它们可以用来监视各个国家不同阶段的肺癌和其他与烟草相关疾病的疫

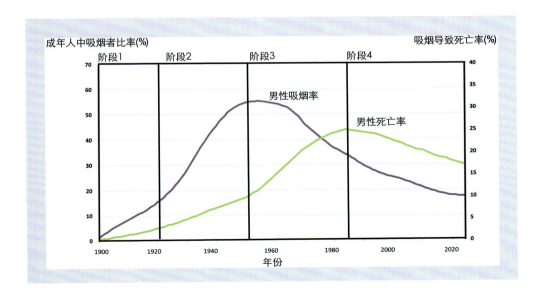

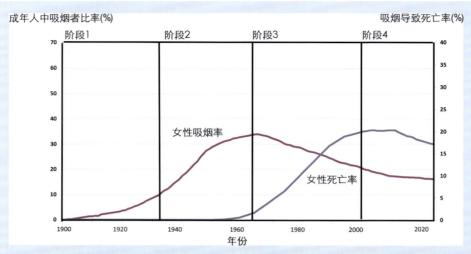

成年人中吸烟者比率(%)　　　　　　　　　　　　　　　　吸烟导致死亡率(%)

图示烟草流行病在男性（上图）和女性（下图）中的阶段性曲线。对于男性和女性，增加和减少的吸烟者的百分比与大概 20 年后与吸烟相关的疾病的死亡率是相平行的，这些包括有潜伏期几十年的癌症

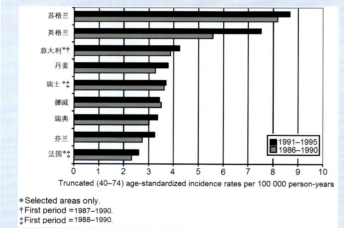

Truncated (40–74) age-standardized incidence rates per 100 000 person-years

*Selected areas only.
†First period =1987–1990.
‡First period =1988–1990.

在两个时间段里，普通人群年龄标准化的间皮瘤发生率（每年每 10 万人中病例）。除挪威以外，所有国家观察到的疾病发生率从 1986 ～ 1990 年间到 1991 ～ 1995 年间都在增加

情，该结果与该国吸烟的流行性增加以及之后由于有效的预防干预而降低的趋势相一致。

对于不常见的癌症，需要有更加针对性的调查。间皮瘤是胸膜和腹膜上的恶性肿瘤，发生在暴露于石棉几十年之后，石棉是被确认的唯一一致病因素。IARC和欧洲间皮瘤登记处的流行病学家的合作研究表明，间皮瘤发生率在两个连续的时间段之间有所增加。这种增加的趋势一直延续到 21 世纪，反映了过去对石棉的高暴露，而受影响的人主要是职业因素。可以预计，随着石棉的禁用，间皮瘤发生率将不再上升并开始下降。下图中挪威的数据为此提供了一点提示，其发病

率略有下降，那是因为挪威是第一个禁用石棉的国家（1984 年）。

另一个例子来自 IARC 和澳大利亚的同事共同进行的工作，即从人群中去除一个暴露，导致随后的癌症发病率的下降。导致肾脏疾病的止痛药非那西丁（phenacetin），特别针对妇女销售的，20 世纪 70 年代后期在澳大利亚被禁用。大约 30 年后，使用覆盖了澳大利亚 95% 的人口的癌症登记数据，观察到了这种罕见的肾脏癌症发病率相应下降。

癌症患者的存活

提高癌症患者的存活率是衡量治疗成功的标准。但从一个专门的肿瘤服务统计数据中测量到的存活率，与在所有患者中测量到的存活率（例如，一特定人群的肺癌患者，无论他们在哪里接受照顾以及无论他们实际上接受何种治疗）可能会相当不同。通常，在专门癌症中心接受治疗的患者比所有因素都考虑的患者表现出较长的平均存活时间。这是因为一些患者可能延误了诊断，缺少最佳治疗，缺少针对复发和并发症的系统性复查。然而，从公共卫生的角度来看，应该考虑使用所有患者的平均存活时间，因为它是作为一个整体反映出该群体的历经过程。

IARC 已经促成了在欧洲的癌症存活统计资料的收集，且最近拓展到非洲、亚洲、加勒比和中美洲。关于癌症患者的存活信息，在发展中国家相对稀少。IARC 的强调对突出一些国家较差的现状具有重要意义，并指出即使在那些资源有限的国家，如果它们能直接用于疾病的早期发现和治疗，显著的改善还是可以获得的。

始于 1989 年的欧洲保健（欧保，EUROCARE）研究，现已经发展成为一个自主的研究项目，到 2014 年已经发表了五个连续的周期性的生存分析。欧保已经记录了癌症随着时间一般性的改善，以及在国家之间的重要差别。IARC 流行

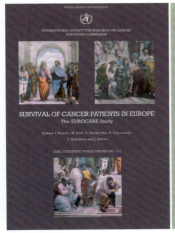
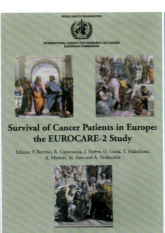
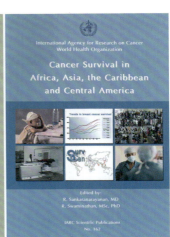

病学家参与了调查产生这种差异的决定性因素的研究。最近一个研究项目指出，诊断后立即进行早期治疗，很可能是大肠癌患者在英国和法国之间的存活相差 1 年的原因。

癌症的负担

1984 年，IARC 和世卫组织的流行病学家们制作了第一个关于 1975 年前后全球 12 种主要癌症出现频率的估算。他们将世界划分为 24 个区，癌症发生数量既可直接得出（该区域现有的癌症登记数据），或者对于几个大的地区，只能通过死亡率数据进行间接推算。每年癌症新增病例总数接近 600 万。对于男性，最常见的是肺癌，其次是胃癌、结肠和直肠癌。对于女性，排名最靠前的是乳腺癌、宫颈癌和胃癌。在每年新增的 600 万病例中，可以粗略估计，高达 100 万是归因于吸烟，在理论上这些癌症是可以预防的。早在那个时候，作者就注意到在大多数发展中国家，癌症的影响一直被低估了；那是因为传染疾病引起的死亡率下降，导致中年和老年患癌症风险人数的增加。

随着癌症登记覆盖面在世界各地的扩大，更好地估算癌症发生率成为可能；IARC 发布了 1980 年的数据，随后每隔约 10 年出版一期。同时还增加了癌症普遍性的估计（即曾被诊断患癌的幸存者人数），这是衡量卫生服务负担（是指来自那些人们在临床监测和通常是在治疗方面的需求）的一个重要指标。

在 2011 年，有将近 800 万人死于癌症。现今将所有癌症死亡人数加合在一起可看出，癌症是全球死亡的首要原因，占各种原因导致死亡总数 5500 万的 14%。相应地，所有主要心血管疾病（即缺血性心脏疾病和中风）加合在一起，导致超过 1300 万人的死亡，约占死亡总数的 25%。据估计，全世界每年有 1400

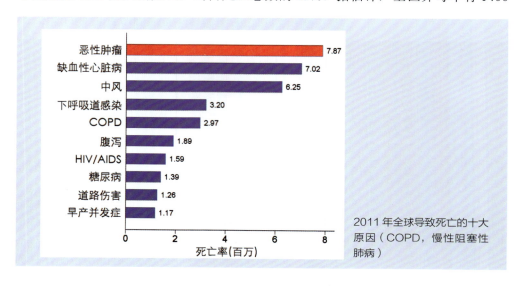

2011 年全球导致死亡的十大原因（COPD，慢性阻塞性肺病）

万个新增癌症病例被确诊；并且在过去 5 年内，大约 3300 万人已经被诊断为癌症。

正在进行的经济和人口结构的变化已经模糊了在经济上对国家的按照"发达"或"发展中"的划分。IARC 使用这两个术语已有几十年了，特别是在表达在大区域癌症负担的估计时。最近，引入了人类发展指数（HDI）分类方式，并已在 IARC 的第三版《世界癌症报告》（2014 年）中使用。HDI 捕捉了人类发展的三个方面的指标：出生时预期寿命，教育程度和购买力。与传统的"发达"/"发展中"的二分法相比，使用 HDI，人群可以用一个更有意义的方式来重新分类。按照这个新的分类，每年接近 800 万新发癌症病例发生在高的或非常高的 HDI 国家，而在低的或中等的 HDI 国家，每年癌症负担约为 600 万。在低的或中等的 HDI 国家，四分之一的癌症与感染有关；在高的或非常高的 HDI 国家，超过三分之一的癌症与工业化的生活方式相关联。

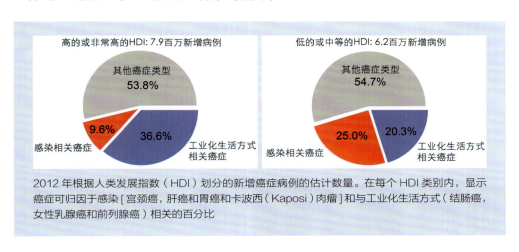

2012 年根据人类发展指数（HDI）划分的新增癌症病例的估计数量。在每个 HDI 类别内，显示癌症可归因于感染 [宫颈癌，肝癌和胃癌和卡波西（Kaposi）肉瘤] 和与工业化生活方式（结肠癌，女性乳腺癌和前列腺癌）相关的百分比

约翰·希金森，IARC 第一任主任，在 20 世纪 60 年代最早提出在广义上大多数癌症主要是由环境因素造成的这一概念，即由于环境物质而不是个人的基因组成（参见"人类环境中的致癌物"一章）。此后，大量文献涌现，试图量化这些"大多数"癌症病因，并将它们划分为主要类别（吸烟、饮酒、饮食类型、工作环境等）。准确和精确地估计癌症归属于每个类别的比例，会涉及方法学上的挑战。尽管存在这些挑战，现有的最好估算，在 IARC 的第一版和第二版《世界癌症报告》（2003 年和 2008 年）中已陈述并讨论过。最近，为了报告全球与感染和超重相关的癌症人数（参见"超重和癌症"），IARC 投入了大量精力来提供可靠的估算。

该表显示全球七个最常见癌症发生率的变化。在《五大洲癌症发生率》第十卷（2013 年）报道的每个癌症登记的发病率中，选定男性和女性最高值和最低值（调为整数）来进行比较。发病率在人群中变化很大，最高的到最低的相差一到两个数量级；这指出人群所处的环境的差异可能是癌症的主要致病因素。

普通人群年龄标准化七大常见癌症发病率（每人每10万人中病例）						
癌症类别	男性发病率			女性发病率		
	最高	最低	比例	最高	最低	比例
肺癌	87	3	29	61	1	61
乳腺癌	2	0	—	107	9	12
结肠和直肠癌	64	3	21	45	2	22
前列腺癌	190	1	190	—	—	—
胃癌	111	2	56	46	1	46
肝癌	61	2	30	22	1	22
宫颈癌	—	—	—	65	2	33

超重和癌症

在大多数发达国家，有相当比例的人们超重，这一观察结果被最近的统计估算所证实：在1980～2013年期间，全球成人超重的频率增加了不止25%。总体来说，世界上约35%的成年人超重。显然这是一个引起人们关注的问题，因为现有的知识——根据大量的和一致的研究—— 超重不仅增加心血管疾病和糖尿病的风险，而且还会增加几种癌症的风险，包括结肠癌、胰腺癌、胆囊癌及乳腺癌。

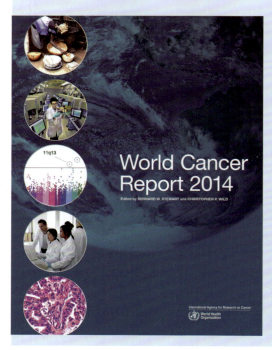

在所有癌症中，多大的比例可归因于超重呢？这个比例，称为人口归因分数，它是使用GLOBOCAN 2012癌症发病率的数据，以及使用身体质量指数（BMI）来表示超重的调查数据来计算的；BMI数据来自慢性疾病协作组的《全球代谢风险因素负担》。BMI是体重（千克）除以身高（米）的平方；BMI数值25或以上通常被认为是超重；BMI数值为30或更大，则表示肥胖。如下世界地图显示，癌症归因于超重的比例对于男性从低至0.3%，变化到高达5%以上；而对于女性从低至1.6%到高达

12%。总体而言，在 2012 年成人所有新增的癌症病例中估计有 3.6%（即超过 48 万）归因于超重或肥胖。这些定量研究结果强调迫切需要控制超重在全球范围的蔓延。

这些分析所提供的重要信息是 ——正如伯纳德·斯图尔特（Bermard W. Stewart）和克里斯托弗·怀尔德编写的《2014 年世界癌症报告》序言中所述——"自 20 世纪中期以来，在确认癌症病因方面已取得巨大的进展，因此，基于当前的知识，超过 50% 的癌症病例是可以防止发生的。"不过，人们不应该忘记，癌症的发生在全球的变化，如从癌症登记获得的结果，暗示着潜在的可预防癌症的总体比例比这个数字还要大。因此，探究癌症的病因还在继续；当将一个群体与另一个群体相比较时，在多种癌症病例中观察到的饶有兴味的模式变化，仍然激发着人们对癌症病因的探讨。

第七章
人类环境中的致癌物

在 20 世纪 60 年末，已经很明显，一些物理、化学和生物制剂可能导致人类癌症，正如 1967 年理查德·多尔（Richard Doll）在《癌症预防：流行病学的指针》一书中所述。与流行病学并行的是，化学物质（如烟灰和煤焦油）的高剂量、长期暴露的动物实验（通常是用小鼠、大鼠或仓鼠），清楚地显示这些物质具有诱发癌症的能力。人类流行病学观察和实验室的动物实验，这两种方法是在同时互补且具有"有益张力"的情况下，来鉴定无论是天然或人造物质的致癌性。流行病学是基于人类的直接证据，因此它可用作鉴定致癌性的试金石；但是这个既成事实意味着因某种物质引起的癌症已经发生过了。从癌症预防的角度来看，动物实验证据更为可取，因为它能使人类免于暴露那些在动物实验中已确认的致癌物；但是其缺点是，动物实验中发生或不发生的癌症，与人群中出现的情况并不一定相符。例如 20 世纪 60 年代中期，流行病学证据和实验证据在吸烟问题上就存在显著的差异：人类流行病学可以清楚地表明吸烟导致人类癌症，但在当时还没能在动物实验中获得烟草烟雾致癌性的证据。

早在 1969 年，国际癌症研究机构（IARC）就开始利用这两种方法的互补性来评估致癌物，而不是因为可能的不一致性而搁置不理。IARC 开发了两个主要的长期重点领域，旨在发现人类环境中的致癌物：IARC 专论项目（Monographs Program），即系统地综述所有公开发表的（初始）化合物致癌性的流行病学证据和实验证据；以及特殊职业暴露或一般环境暴露的流行病学研究。此外，在 IARC 的第一个 20 年里，该机构曾主持了几项动物癌症实验（参见"DDT 和经胎盘癌变及跨代癌变"）。

DDT 和经胎盘癌变及跨代癌变

尽管开发长期动物实验这一大型设施来测试可疑致癌物质并不是 IARC 的职责；但是 IARC 的实验室仍参与了多项实验室的合作研究，并

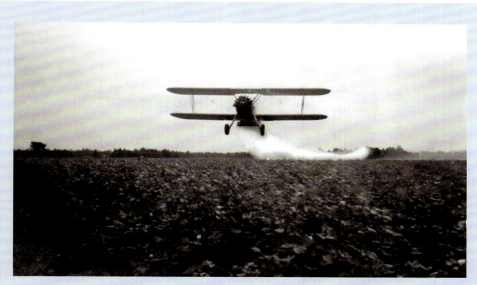

DDT 作为杀虫剂在控制疟疾方面的有效使用远远超出它在农业和林业虫害控制方面的使用。因其具有积累性、持久性以及对生物体的毒性，而成为备受关注的化学农药之一

为更大型的多实验室参与的试验提供数据。1981 年，在 IARC 建立大约 15 年后，已经有十几个这样积极活跃的合作研究，其中包括对一些农药、工业化学品和药物制品的研究。IARC 进行的更完整的研究主要集中在一些突出的公共卫生问题上。根据 1967 年世界卫生组织（WHO）和联合国粮食及农业组织的联合会议的建议，对滴滴涕（二氯二苯基三氯乙烷，DDT）——一种广泛用作针对疟疾蚊虫的有效杀虫剂，用小鼠进行了长期毒性试验。该试验使用了 1000 多只小鼠，当实验观察扩展到第六代时，小鼠数量已经超过了 3000 只。最高剂量 DDT（250mg/kg 体重）口服给药实验组与未处理的对照组相比，DDT 处理的实验组小鼠的肝细胞肿瘤发生率明显增加。这些结果得到了在其他实验室中进行的小鼠、大鼠和仓鼠等小型研究的支持，并导致 1991 年 IARC 专论项目的评估结论：有足够的证据表明 DDT 在实验动物的致癌性。

当时，来自人类暴露于 DDT 的流行病学数据尚无定论。研究中轻微增加的肺癌、血液和淋巴癌发生率有过不一致的报道，这可能因为 DDT 暴露数据的局限性及对其他可能的致癌因素控制的不足。综合考虑动物实验和人类流行病学两方面的证据，DDT 被列为可能的人类致癌物（2B 类），随后发表的流行病学报告，特别是乳腺癌方面，也没有增强这些证据。因此，两难境地立刻凸显出来：是应该继续使用 DDT 控制疟疾，还是要为可能增加的癌症病例付出代价？干预措施的利弊权衡在公共卫生领域是个常见问题。在 2002 年，洛伦佐·托马蒂斯（Lorenzo Tomatis）和他曾在 1960 年进行 IARC 实验的合作者得到以下结论："这已是一个普遍共识，出于公共卫生目的，在一定的限制和严格控制下，特别是在还没有其他有效、安全且能负担得起使用替代品的地方，当收益明显优于可能的风险时，使用 DDT 应该是允许的。DDT 的完全禁止只有在花成本下才能实现，如果没有来自富裕国家大量和长期的财政援助，贫困国家是负担不起的。" 不幸的是，这"严格控制下使用"这一建议并没有得到尊重，后来 DDT 不仅专用于防治疟疾，而且更广泛地用作农业和林业的杀虫剂。

IARC 进行了 DDT 的几代小鼠实验，关于动物父母暴露于致癌物质其后代可能诱发癌症的研究已成为一个新的科研领域，远远超出了 DDT 本身。几个实验室已建立了一项合作，通过开展动物实验来研究关于父母的暴露在理论上诱导子代癌症的两种可能机制：一是可能因为母亲暴露的致癌物质经胎盘到达胚胎或胎儿的细胞；二是可能因为致癌物影响了父亲和 / 或母亲的生殖细胞（精子或卵子）。这项合作研究结果表明，实际上两种机制都可能参与。这些研究是当代经胎盘癌变和跨代癌变的现代开拓性研究的早期先行者。现代分子基因组学和表观遗传学的进展使这些研究成为可能。

IARC 的专论，环境致癌物的一本世界参考书

用一个系统的方法来评估科学证据

经过充分准备，在洛伦佐·托马蒂斯的倡议和领导下，专论项目于 1971～1972 年正式推出（参见"洛伦佐·托马蒂斯，IARC 第二任主任"）。其目的是开发一个工具，来评估当时可获得的关于致癌物质最好证据，为癌症预防提供合理的科学依据。虽然有一些关于致癌性证据的综述已经发表过，其中包括多尔的书籍《癌症预防：流行病学的指针》，但是以下两个特点使 IARC 专论项目具有高度创新性：一是采用系统的、一致的程序来检查和评估每一个试剂（agent）；二是通过权威专家的公开讨论和相互审查这种最可信方式，去接近关于一个试剂致癌性的"真理"的这种想法。因为人类认知的不完善性，真理总是近乎正确的，但它是可以被明确地陈述，并通过附于陈述的置信度来加以说明。

在实践中，科学的判断会被多种因素扭曲，这些因素包括次生利益、干扰以追求科学为首要目标的一些外在目的，以及合情合理的实情，如财政奖励、主张立场等。因此，被挑选来参加评估的专家，必须尽可能地避免涉及这样的利益冲突。

洛伦佐·托马蒂斯（Lorenzo Tomatis），IARC 第二任主任

1982 年，在约翰·希金森（John Higginson）之后，洛伦佐·托马蒂斯继任国际癌症研究机构主任，并一直任职到 1993 年。托马蒂斯从都灵（Turin）大学获得医学学位后，便进入芝加哥大学菲利普·舒比克（Philippe Shubik）实验室——世界领先的致癌机理研究中心，在那里托马蒂斯开始了他实验癌症病理学研究的职业生涯。他的研究内容主要是化学试剂对癌症的诱导，特别关注父母暴露于致癌物后，后代出现癌症的问题。1967 年，托马蒂斯以化学致癌组组长身份加入国际癌症研究机构，并且成为 IARC 专论项目的创始人。他一贯支持严谨的科学研究和公共卫生利益之间的密切关联，并贯彻于癌症预防。2002 年，托马迪斯写道："在没有绝对把握、

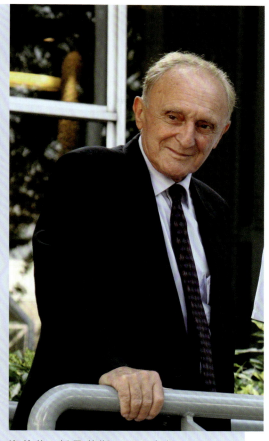

洛伦佐·托马蒂斯，IARC 主任，1982～1993 年

在生物学上很少达到的情况下，很有必要采取负责任的谨慎态度，遵循基本的预防原则，才是唯——个可以防止无休止的整个人类试验。"他警告说："缺乏或不足的流行病学数据不能认为是与阴性结果等同的，并且不能认为比阳性实验结果对公共卫生更具相关性。"

作为一个敏锐的社会观察者，托马蒂斯清楚地知道，只有克服主要障碍才能实施癌症的基本预防。2006 年，他写道："癌症的基本预防从一开始就步履维艰，因为受到强大的经济利益干扰；可觉察到任何有关暴露于工业化学品后可能会导致患癌症风险的数据都会危及他们的利润，对他们来说保护他们的利润比保护人类的健康更重要。"IARC 专论项目的高度国际地位，标志着对托马蒂斯的科学和人文智慧的长久敬意。

一个不断发展的项目

为了切合它的目的，专论项目需要不断更新。一方面，当新的相关研究结果变得可利用时，需要将这些新的证据纳入评估；另一方面，用于评估证据的标准需要不断调整，要与不断积累的有关癌症发生机理的知识相符。四十多年来，这个项目成功地保持并加强了这些特点，并使专论成为一本重要的参考书，在科学和公共卫生两个领域，通常都是关键的参考书。

最初挑选出来评估的试剂主要集中在已积累了致癌性数据的几个化合物。对于每一个被评估的化合物，将会准备并出版一本专论。鉴于书封面的颜色，这册书很快就以"黄皮书"著称。

每一本专论都是由世界上领先专家组成的一个工作组来完成的。专家们会聚于里昂，参加为期 7 ~ 10 天的会议；该会议是由 IARC 的工作人员作为秘书处来支撑。会议期间，专家们会对事先由不同的工作组成员准备好的初稿进行讨论和反复修改，直至形成专论每个章节的最终文本。每本专论都会详细地综述所有可获取的、公开发表的科技文献，内容包括该化合物的来源和人类暴露，在实验动物和人类中的致癌症性研究，以及其他有关的生物学数据。每一章节都会提供一

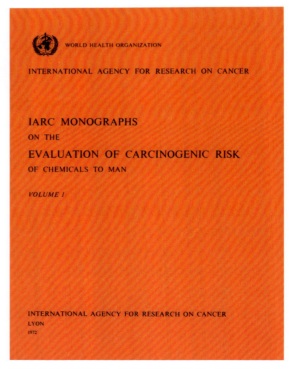

IARC 专论系列的第一卷出版于 1972 年。被评估的化合物包括一些无机物（如铍），氯仿，几种芳香胺，亚硝基化合物和一些天然产物（包括黄曲霉毒素）

份摘要，并且每一专论都会对该化合物是否应该列为人类致癌物作出结论。

最开始的两卷分别发表于 1972 年和 1973 年，每卷包括几个专论。其结论是几种化合物对人类是致癌的，其中包括芳香胺、各种石棉纤维和镍。致癌性的评估是通过叙述方式来表达的，但是每个工作组具有不同的语言风格。随后，大家发现有必要保证对证据评估的一致性，以及需要对致癌性的证据进行分级，比如证据有时是确凿的，有时是有限的，有时只是不存在。因此，每本专论中都增加了简短的一般性序言（Preamble），这为工作组成员在评估程序上和编写方面提供指导。将几次特设会议上专家们的经验和讨论建议与指导文件整合在一起，便成为一个正式准则；这个在 1987 ~ 1988 年被采纳的格式基本上一直沿用至今（参见"IARC 的致癌物分类"）。

该专论项目一开始使用的普通标题为"化合物对人致癌风险评估 IARC 专论"（1978 年将标题中的"人"改为"人类"）。认识到这个项目的高质量性后，几位领衔科学家们认为，项目不应该仅限于单个的化合物，而是应该扩展到，如理查德·皮托（Richard Peto）所说："视化学致癌物、生活方式及慢性感染等因素同等重要，这将以一个更平衡的视角来看待致癌的因素。"自 1987 ~ 1988 年的改进以来，该系列丛书被称为"人类致癌风险评估 IARC 专论"，表明该项目拓宽了范围，涵盖了物理、化学和生物制剂、混合物（如烟草烟雾），以及一些不能更精确地指定情况（如某些职业）。这个范围拓广导致了 IARC 专论项目中的许多重要评估，例如传染性的病原体，包括病毒（例如乙型和丙型肝炎病毒、人类乳头瘤病毒）、细菌（例如幽门螺杆菌）和寄生虫（如血吸虫），以及物理试剂，包括紫外线辐射和氡气。

IARC 的致癌物分类

在 1987 ~ 1988 年被采纳的 IARC 分类系统是基于超过 15 年评估潜在致癌物的经验，它构建了在生物医学界第一批以证据为基础的系统（evidence-based systems）之一。大约在同一时期（20 世纪 90 年代初），"循证医学"（evidence-based medicine）这个术语开始引入临床研究。今天所使用的分类系统基于以下五个要素。

（一）人类致癌性研究证据，经评估后归为以下四个类别之一：足够的证据显示致癌性，有限的证据显示致癌性，致癌性证据不足（这也包括有些试剂没有数据），证据建议没有致癌性。

（二）试验动物致癌性的证据，是分开独立进行评估的，并且也划分为与（一）相同的四个类别之一。

（三）表述机理的和其他的相关数据。

（四）前面所述三方面的证据作为一个整体来进行全面评估，将试剂划分为以下几类。

第1类：该试剂对人类是致癌的（carcinogenic to humans）。

第2A类：该试剂对人类很可能是致癌的（probably carcinogenic to humans）。

第2B类：该试剂对人类可能是致癌的（possibly carcinogenic to humans）。

第3类：不能划分该试剂对人类的致癌性（not classifiable as to its carcinogenicity to humans）。

第4类：该试剂对人类很可能是不致癌的（probably not carcinogenic to humans）。

（五）用一个理据章节来解释推论的主要证据，即工作组是如何利用这些证据来评估并得出分类的结论。如果工作组成员们在科学阐述上存在显著分歧，专论里需提供一个另类解释的摘要。

到目前为止已经评估的971个试剂中（当新数据积累后，其中很多试剂也进行了重新评估），有114个属于第1类致癌物，69个属第2A类致癌物，283个属第2B类致癌物，504个属第3类，1个属于第4类。971个试剂中几乎一半，在不同程度上的致癌性被认为是阳性的；而只有1个试剂归为第4类，其原因是只有当它们成为可疑致癌物的信息具备时，该试剂才会被挑选出来进行评估。如果从数以百万计现有的试剂中随机挑选出来评估，那将会浪费资源，并没有任何实际意义。

不断更新的评估结果会公布在 IARC 专论项目网站（monographs.iarc.fr）上。在科学或公共卫生方面，当处理一个试剂的致癌性时，IARC 致癌物的分类是一个常用的参考依据，也经常被公众媒体引用。然而，有时它的正确含义似乎没有被准确把握，特别是对第2类致癌物的划分：对人类"很可能"和"可能"致癌的表达往往被解释为该试剂能够增加患癌症的风险，但风险的增加小。然而，这是不正确的，"很可能"和"可能"并不是指风险增加程度的大小，而是表示试剂导致的风险增加的确存在，只是风险增加较高（"很可能"）或较低（"可能"）的可能性。

这些科学性判断的取得不是一件容易的事，每一项评估并不是将试剂归档分类的机械操作。如今专论的文本是工作组成员们在为期8天的会议里，经过深入的讨论和反复修改完成的。在工作组的全体大会上，工作组成员会聚一起来审查、修改并最终确定由专业分会组准备的草案；在这些分会组中，负责处理评估试剂暴露数据的小组尤为重要。工作组成员通常晚上和周末一直都在忙碌。虽然里昂是一个名不虚传的美食之都，但工作组也仅有一次外出聚餐的机会。尽管面临挑战，工作组经过长时间的、深入的科学辩论后通常还是能趋向一个可认同的观点。然而，当证据似乎跨越两个相邻的类别之间的边界时，达成共识可能会存在问题。例如，2011年专论项目评估由手机所产生的射频电磁场，并将其归类为"对人类可能是致癌的"（2B类）。一份在媒体上被广泛引用的声明，反映了对现有证据的解释上的细微差别。实际上，在专论中标题为"流行病学证据的评价理由"的章节指出，不同的研究结果之间的不一致性被工作组大部分成员认为是证据的局限性，导致人类致癌性"证据是有限的"这一判断；然而，有少数意见认为不一致性更突出，他们认为目前的人类实验证据是"不足的"。

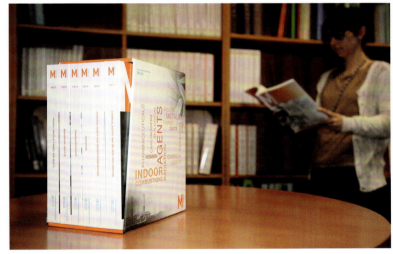

盒装六本IARC专论第100卷：人类致癌物回顾

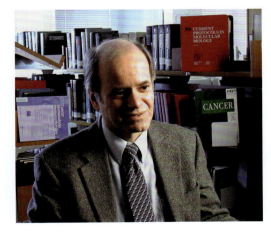

文森特·科格利亚诺（Vincent Cogliano），2003～2010年专论项目负责人，协调评估证据的工作组正常运行和第100卷专论书籍的出版。科格利亚诺和洛伦佐·托马蒂斯（Lorenao Tomatis）、哈里·威尼奥（Harri Vainio）、杰里·赖斯（Jerry Rice）一起在IARC历史上长期领导着专论项目组

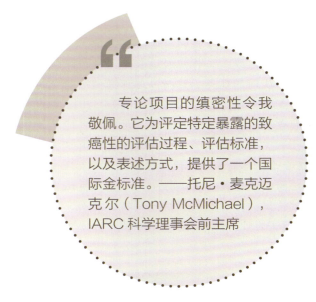

这些年，专论项目进行了另外两个重要调整。首先，考虑到对化合物或病毒诱发癌症的机理认识不断加深，在评估一个试剂是否致癌时，机理方面的数据被赋予了增加的权重。有几种化合物，虽然直接流行病学证据不足，但来自暴露人群中强有力的证据表明该试剂通过一已知的相关致癌机理，因此它们被列为人类致癌物（例如，某些染料分子在人体内被代谢为联苯胺，有直接的流行病学证据证明该分子具有致癌性）。当然，对于几乎所有的这些试剂，都已有足够的证据表明它们在动物实验上的致癌性。

其次，专论项目会议参与者的职能更加明确。工作组成员负责会议期间的严格审查和评估。特邀专家及来自国家和国际卫生机构的代表们，贡献他们的专业知识，但不担任会议主席或分组主席，不起草文本或参与评估。数量有限观察员们，例如来自工业或非政府组织，具有相关科学资历的人员，在明确规定的参加会议准则的限制内，有可能获准参加会议。IARC 的工作人员则作为支撑秘书，担任报告员，并参与所有讨论。

最近专论项目出版了第 100 卷专论系列，它们包括六本书，概述了 110 个以前归为第 1 类（对人类是致癌的）试剂的最新证据。卷 100A 至 100F 覆盖了药品；生物制剂；砷，金属，纤维和粉尘；辐射（电离和非电离）；个人习惯和室内燃烧；化学试剂及相关职业暴露。这些概要包括有足够的证据表明一个试剂在某些特定器官能诱导癌症的评估，其前提是当一个试剂表现出对一些器官是致癌的，就不能排除其他器官也可能受到影响。

黄曲霉毒素和原发性肝癌

来自非洲不同地区的零星报告曾指出原发性肝癌表现出较高的发生率，而在发达国家肝癌却是一种不常见的肿瘤。在 IARC 搬迁到新建成的塔楼之前，IARC 早期召开的一些会议中，就有一个是关于原发性肝癌病因的。事实上，早在 1967 年，在肯尼亚首都内罗毕（Nairobi）就成立了一个合作中心来监管 IARC 在东非和中非的研究项目（参见"国际癌症研究机构（IARC）的诞生"一章）。

　　肯尼亚中部省份莫让嘎（Murang'a）区被挑选出来开展癌症发生与当地饮食中黄曲霉毒素的环境污染之间的相关性研究。黄曲霉毒素是微小的真菌（曲霉属种类）的代谢产物，动物事故性暴露或实验室的动物实验已经证实它是强效毒素和肝脏致癌物。实地调查收集了代表着数千人（其中一半以上参与者是儿童）实际消费的食品和啤酒等随机样本。黄曲霉毒素含量的测定是在内罗毕的 IARC 区域中心实验室进行的，肝癌病例数据的登记时间范围是 1967 ～ 1970 年。下表中所示的数据收集于不同海拔地区，那里的湿度和温度条件可能对曲霉引起的食品污染产生不同的影响。食品样本中的黄曲霉毒素含量和样本存在黄曲霉毒素的阳性比例，随采样地区的平均海拔降低而增加。肝癌的发病率（以每年每 10 万成年人的病例计）与黄曲霉毒素的污染呈平行增加的趋势。

肯尼亚莫让嘎区域三个地区"盘子里的食物"样本中黄曲霉毒素的污染状况

特征	平均海拔		
	高	中	低
食物样本中黄曲霉毒素含量（μg/kg）	3.5	5.9	10.0
样本阳性比例	39/808	54/808	78/816
肝癌发病率：总病例数（1967–1970）	1	19	12
成年人发病率（每年每 10 万人）	1.3	6.3	8.0

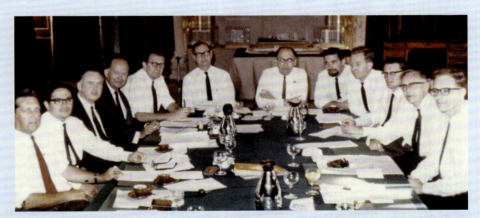

到 1972 年，IARC 一直被安置在里昂市中心 19 世纪后期的一栋建筑楼房里。1968 年 10 月的肝癌病因会议便是在那里举行的。弗兰克·皮尔斯（最左边），艾伦·林塞尔（左四）和格雷戈里·奥康纳（左六）是 IARC 在非洲研究项目"黄曲霉毒素和乙型肝炎病毒感染的作用"主要研究者。阿尔伯特·图茵斯（左五）是 IARC 负责法国西北部食道癌病因研究的流行病学家（参见"统计方法的创新"一章）

正如1970年IARC的年度报告所述，"在莫让嘎不同海拔的三个分地区，黄曲霉毒素水平和目前的肝癌病例之间存在明确的相关性……然而，该研究有必要扩展到世界其他的具有不同癌症发病率和黄曲霉毒素污染水平不同的地方，来合理证实人类肝癌的发生和黄曲霉毒素摄入之间的关联。"

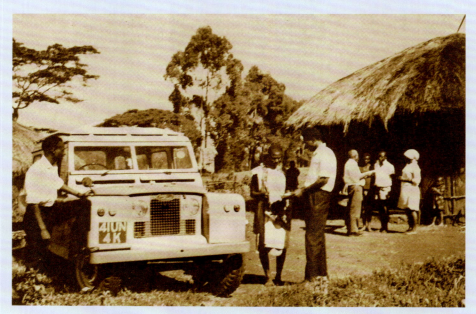

1968年，在内罗毕的 IARC 区域中心的实地团队访问一个村庄，为黄曲霉毒素研究项目收集食物样品

出于特有的谨慎，在 IARC 专论的第一卷（1972年）中，工作组的结论认为肝癌的发生和饮食中黄曲霉毒素污染之间的因果关系还没有建立起来。当在其他地方获得了类似于莫让嘎的数据时，在专论的第十卷（1976年）中 IARC 改变了以前的立场，认为"肝癌发病率与黄曲霉毒素的摄入相关性研究，为因果关系提供了间接证据"。十年后，来自中国上海和台湾的两个病例-对照研究及荷兰的一个小的队列研究结果使该结论更为明确：黄曲霉毒素对人类是致癌的。此外，IARC 在斯威士兰（Swaziland）11 个地区进行了一项调查，同时测定了黄曲霉毒素摄入量及乙肝病毒感染的患病率，结果表明，二者与肝癌发生都相关，但在解释肝癌病例的变化时，黄曲霉毒素的暴露似乎更为重要。几十年来，IARC 为阐述黄曲霉毒素的作用机理及它和乙肝病毒感染的相互作用时，进一步贡献了更多的知识，特别是在冈比亚（Gambia）肝炎干预研究（参见"病毒和疫苗"一章）以及对 TP53 基因和蛋白的作用研究（参见"从实验室到人群"一章）。黄

曲霉毒素的故事仍在继续展开，当前的工作重点是针对食品污染的预防措施。IARC 在莫让嘎获得的早期证据为肝癌预防铺平了道路。

流行病学研究

自一开始，IARC 就致力于多种流行病学的研究，研究在一般情况下、家庭和职业环境中的可能致癌物质。这些研究在不同环境下采取不同的形式。

癌症研究热点

初始的流行病学研究是建立在一些建议之上，它们通常来自于地域性的临床观察或原始记录数据。这主要是因为癌症发病的热点地区具有相同的暴露特性。通常这种情况发生在发展中国家，在那里 IARC 与当地卫生专业人员建立合作关系，直接通过正式的政府渠道，为当地装备严格的流行病学和实验室的研究提供技术支持，并来验证这些建议。这种方式很快就取得了显著成果，这对当地被关注的人群有很大价值，同时广义上对了解新的致癌物也有重要意义。

早期例子中有两个突出的具有很强致癌性的环境污染物：经消化道途径诱发原发性肝癌的黄曲霉毒素（参见"黄曲霉毒素和原发性肝癌"）和矿物纤维通过呼吸途径诱导间皮瘤（mesothelioma）的毛沸石（erionite）（参见"毛沸石矿物纤维和间皮瘤"）。这两个案例是发现新的环境致癌物方法学上的典范。对黄曲霉毒素致癌性的研究，首先是从家禽和虹鳟鱼对被污染食物的误食开始的，随后开展了啮齿类动物实验，最终激发了在人群中的流行病学研究。对于毛沸石的致癌性研究过程则恰恰相反：流行病学调查结果促使后续的实验室啮齿类动物实验。

毛沸石矿物纤维和间皮瘤

20 世纪 70 年代初期，报道了在土耳其中部安纳托利亚（Anatolia）乡村的一种引人注意的胸部疾病。这些病例最初被误诊为肺结核。但是一位资深土耳其胸科医生，他非常熟悉与石棉相关疾病，敏锐地观察到该病例其实是胸膜间皮瘤。这些病例似乎集聚发生在一些小村落，这引起了他的怀疑，并认为该疾病很可能源于暴露于矿物纤维、石棉或有类似作用的物质。随后，位于安卡拉（Ankara）的哈斯特帕（Hacettepe）大学的胸部疾病系和 IARC 合作进行了实地调查，证实了这一特殊的流行病学状况，并确定罪魁祸首就是这种特殊的天然纤维——毛沸石（毛沸石属于矿物质沸石家族，该家族中的一些其他成员具有商业用途，例如可以用作空气或液体的分子吸附剂）。

尽管其他一些村庄也受到了影响，但最引人注目的是两个相距3km的村庄之间的对比：1978年人口为554的卡云村（Karain）和人口为479的卡尔里克村（Karlik）。这两个村庄的文化、社会和极差的经济条件都很相似。卡尔里克的一般卫生指标更差些（如高的婴儿死亡率和住房过度拥挤；一些家庭居住在岩石的窑洞中，正如常在卡帕多西亚（Cappadocia）地区的明信片上所见），但是卡云成人因各种原因的死亡率却高出卡尔里克30%。在1970～1978年间，卡云有50例胸膜间皮瘤被确诊，无论治疗与否，所有被确诊的患者均在不足2年内死亡。同一时期，在卡尔里克无一病例被确诊。相对于卡云村不同年龄组的人口数量，50例死亡意味着间皮瘤惊人的高死亡率；在20～30岁年龄组的死亡率竟然高达因职业暴露于石棉的工人中所观察到的死亡率的最高值。

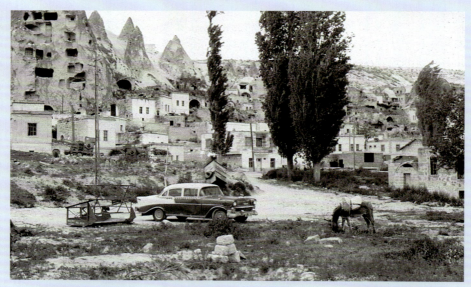

土耳其中部卡帕多西亚地区卡云村庄一个典型景观。洞穴不仅用于储存物品，而且特别是在过去，那就是家

疾病出现的早龄化以及随着年龄的增长死亡率有规律地急剧上升趋势，与自出生以来就暴露于致病因子的模型相吻合。的确，地质学研究揭示卡云村火山岩矿物中的毛沸石为浅表矿脉；但毛沸石在卡尔里克村是不存在的。与流行病学研究相平行的环境调查表明，卡云的空气中漂浮的大

多数纤维是毛沸石，它们来源于布满灰尘的未铺砌的街道和岩石房屋墙壁。紧随着人类胸膜间皮瘤的集群报道后，大白鼠实验研究迅速表明毛沸石是间皮瘤的强效诱导剂，特别是通过呼吸途径。1987年，毛沸石被IARC专论项目列为对人类是致癌的。这些发现敦促改变当地环境，以减少灰尘的释放，如铺平街道，用砖来建造新的远离洞穴的住宅，并帮助居民搬迁到污染较少的地区。

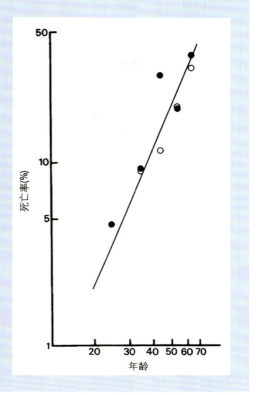

卡云村庄成人（年龄 20 ～ 69 岁）因间皮瘤的死亡率（1970 ～ 1978 年）。间皮瘤死亡始于青年，随着年龄增大，死亡率在男性和女性都很快上升（实心圆，男人；空心圆，女）。这线性关系与一个自出生就暴露于致癌物（如毛沸石）的癌症发展的一个正规的数学模型相吻合

工人群体的多中心模式

从事矿业、农业、工业和服务行业的工人暴露于各种化学物质、物理因素或微生物的水平通常高于普通人群。如果增加的癌症风险是由于这些暴露引起的，它就会显示出来，并且在工人中会比在一般人群中更容易检测到。然而，在一个单一的工厂或工作场所，往往只有几百工人，不足以揭示增加的患癌症风险（除非数量巨大）。因此，很有必要把几个工作场所的人群，通常是相距较远的，组合起来进行研究。这种方式完全符合IARC的委任，即进行多中心的国际性项目，包括展开一系列职业流行病学研究。这些研究在设计、研究尺度、组织实施，以及研究人员之间协作分担责任等方面都具有典型性（参见"多中心职业流行病学的三项研究"）。

研究课题往往始于全球IARC联络网的联系人对流行病学家的咨询。其意图是通过开展的初步研究来确定某一项调查在他们国家是否可行。这些工作包括确定过去曾暴露于感兴趣的物质（如除草剂）的工人群体，对他们进行跟踪，记录癌症病例和死亡原因，并通过工作历史，过去和现在的环境测量数据来记录工人

的暴露情况。

如果这些初步研究表明是可行的，就会形成一个包括流行病学家和工业卫生专家的工作组，来确定研究计划。通常，长时间的讨论是必要的，其目的是产生一个所有研究人员真正达成共识的方案；否则，研究实施很快就会遇到麻烦。虽然 IARC 作为协调者并不主导研究方案，但是一旦该方案商定，IARC 的任务是来确保它在所有参与的国家和中心严格执行。调查的一个要素是 IARC 流行病学家需要参与数据的收集，至少他们应该在现场中心做短期停留，这是他们能够全面了解随后要分析的数据优缺点的唯一途径。所有这些数据保存在每个中心，并且在删除个人身份信息后，这些文件要复制并上传到 IARC。IARC 与这些国家研究人员组成的特设专家分组一起负责各种统计分析，研究报告和论文的撰写，以及论文在同行评审期刊上的发表。在 20 世纪 70 年代和 80 年代，无论是在职业领域，还是在更广泛的流行病学领域，IARC 是这种类型研究的关键发起者。世界各地许多研究者在为 IARC 的项目作出贡献，从一个研究模型取得的经验，很快会被更广泛地采纳，这一点在由欧盟支持的跨国流行病学研究项目上体现得尤为明显。

三项多中心职业流行病学的研究

一些农药难以降解，因此污染环境可长达几十年。这些新的和旧的杀虫剂与公共卫生相关性促使了 IARC 早期对滴滴涕的实验研究（参见"DDT 和经胎盘癌变及跨代癌变"）。类似的问题促成了一个关于工人暴露于广泛使用的除草剂的队列研究。来自 12 个国家的 36 个队列研究组成了超过 20 000 名男性和女性工人的一项研究，他们从事生产或喷洒苯氧除草剂和经常被二噁英污染的氯酚。该研究对这些工人进行了平均 25 年的观察。在曾经暴露于含有二噁英产品的工人中，观察到了肉瘤（一种罕见的软组织的肿瘤）风险的增加。即使在这种非常大的队列中，也仅有 6 例肉瘤记录（3 例是预期值）；较小的队列，如来自单一国家的可利用数据，则不足以检测到这种预警信号。二噁英已被 IARC 专论项目列为人类致癌物。

人造玻璃纤维是广泛使用的人工合成产品，主要用作保温材料，在多种应用中来替代石棉。一个欧洲的队列研究对 13 个工厂超过 2 万工人进行了平均 20 年的观察。在 20 世纪 30 年代后期，自这些纤维大量生产开始，生产工艺发生相当大的变化，并且在工作环境中，工人暴露于分散在空气中的纤维的水平已经很低。在这些情况下，没有增加癌症风险的预警信号的出现。IARC 专论项目将人造玻璃纤维列为第 3 类，即不能划分它们对人类的致癌性。

不同类型的电离辐射是致癌的，这点人们早已熟知，并且 IARC 专论项目亦是如此划分的。与保护职业工人和一般人群（天然辐射和医疗诊断过程的暴露）相关的一个重要问题是，在长期、低剂量暴露下实际的癌症风险水平的大小。为了研究这个问题，IARC组建了一项大型队列研究，对来自15个国家的核工业界里接触辐射的40多万工人，进行了平均12年的观察，并记录了近5000癌症病例。结果显示即使低剂量、长时期的暴露，也会引起固体组织癌症风险的少量增加。这项研究目前正在扩展，通过对工人人群的长期观测，这将对已经初步显示出来的癌症增加的风险能够有一个更可靠的估算。

当几乎每个人都会被暴露时

所有的人都会或多或少地暴露于一些试剂，因为它们存在于空气或水中，它们与公共卫生最具相关性，并且至关重要的是要知道它们是否会诱发癌症。然而，许多情况下，一般的环境污染物（如柴油机尾气）致癌性的主要证据是来自于暴露于更高浓度的一小部分人群，如前所述，通常是因为他们的职业。一旦有了这样的证据，估计总人群的癌症负担中有多少实际上可归因于这类污染物，就变得很重要。例如，一项基于IARC欧洲癌症和营养前瞻性调查（EPIC）队列在欧洲10个国家招募研究对象的研究（参见"营养、代谢和癌症"一章），结果估算不吸烟者或曾经吸烟者中大约五分之一的肺癌可以归因于非自愿吸烟（即暴露于二手烟或环境烟草烟雾），这些暴露主要发生在工作场所（参见"烟草和癌症"）。从二氧化氮含量或靠交通繁忙的道路远近来判断，不吸烟者或曾经吸烟者中二十分之一的肺癌可以归因于高浓度的空气污染。

由通信系统或高压电线产生的电磁场广泛存在于当今所有环境中。尤其是手机使用快速增长，现在手机用户已超过六十亿。在产生和评估关于手机和癌症之间关系的科学证据上，IARC是一个主要的贡献者。IARC协调建立了最大的关于成人脑肿瘤的病例-对照研究[对讲机（INTERPHONE）研究]，并作为重要的一方参与手机使用者的几个队列研究，其中一些研究仍在进行中。此外，在证据评估的层面，IARC专论项目的一个工作组已经评估了射频电磁场的致癌性（参见"IARC的致癌物分类"）。

烟草和癌症

1964年，公布了在烟草和健康历史上具有里程碑意义的两个文件：

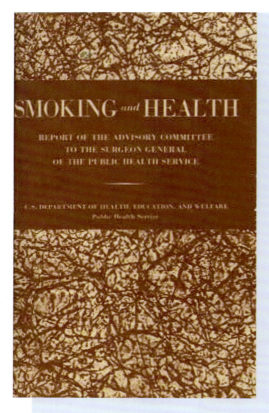

美国军医总监报告（Surgeon General's Report）《吸烟与健康》以及由理查德·多尔（Richard Doll）和奥斯汀·布拉德福德·希尔（Austin Bradford Hill）撰写的由两部分组成的文章"与吸烟相关的死亡：英国医生的十年观察"。毫无疑问，吸烟导致多部位癌症，特别是肺部和上呼吸道。那时新成立IARC是怎样能够进入，一个很多东西已经为人熟知的且每天都会有更多的、来自大量研究人员及在烟草和健康领域运作的研究机构的新增知识，这样的一个研究领域的呢？

根据现有的知识，在大多数流行病学研究中，吸烟的信息的收集已经成为必需。如果没有其他理由来排除吸烟，就不能用其他的感兴趣的因素（例如工作场所暴露于石棉），来解释任何观察到的癌症的增加。因此，只要可行，吸烟的信息都会被纳入IARC的研究。40多年来，流行病学已经产生了大量研究结果，特别是在吸烟与其他试剂的相互作用方面：从20世纪60年代和70年代法国西北部吸烟与酒精的交互作用对食道癌的因果关系研究（参见"统计方法的创新"一章），到近期和当前的肺癌研究，重点在寻找遗传变异体，它们可能增强或降低个体在吸烟引起癌症的易感性（参见"从实验室到人群"一章）。

我们对吸烟的某些方面知之甚少，IARC选择性地注重这一些研究。一项在南欧国家的多中心病例-对照研究，已明确显示吸黑色晾烟的人群比吸金色烤烟的人群患喉癌和下咽部癌的风险高出2倍。同时，IARC实验室检测到在尿液中有能够诱导DNA突变的化合物，结果清楚地表明吸黑色香烟的尿液中这些化合物的含量是吸金色香烟的尿液中含量的两倍。这个研究结果指出黑色香烟与膀胱癌的因果关系的作用，即吸黑色香烟者中患膀胱癌概率是吸金色香烟者的两倍。几年后，当非自愿吸烟（暴露于二手烟）健康效应这个问题提出来，以及几个小到中等规模的研究发表后，IARC进行了一项在七个国家针对不吸烟者暴露于二手烟的肺癌风险的大

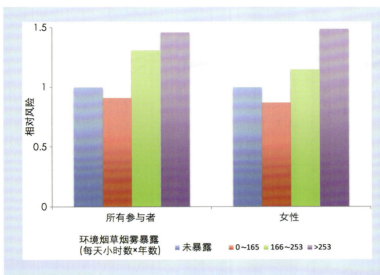

由 IARC 协调欧洲多中心环境烟草烟雾的研究。随着环境烟草烟雾暴露的增加，男性和女性非吸烟者患肺癌的风险增加。持续暴露量是按每天小时数乘以暴露年数来累计计量的

型研究。该研究包括 650 病例和 1200 对照，且结果显示，在家里和职场上暴露于二手烟草烟雾的人们患肺癌的风险平均增加 20%；且多年较高的积累暴露，伴随着较高的风险。

IARC 为致癌风险提供国际参考的这个角色，促使了以烟草和癌症为中心的一系列活动的及时开展及出版物的发表。到了 20 世纪 80 年代中期，一个明显的迹象表明，一场因烟草诱发癌症的主要瘟疫隐约出现在发展中国家。大卫·扎里泽（David Zaridze），当时任职于莫斯科癌症研究中心，后来成为了 IARC 的一员，积极主动地组织了一个在莫斯科举行的国际顶级科学家会议。IARC 于 1986 年发表了《烟草：一个重要的国际健康危害》大会专刊，该标题便体现了大会内容的紧迫性。大会专刊包含了一组简明的控烟建议，包括降低香烟的焦油含量。虽然这与"禁止"吸任何类型的香烟这一般性原则还存在差距，但是该建议对于那些在东欧香烟的焦油含量仍然很高的国家是很有现实意义的。查希子相信这些建议证明在俄罗斯联邦以及更广泛的东欧极具深远影响；并且"挽救了几十万人的生命，否则他们可能已经死于肺癌"。

IARC 专论第 83 卷《烟草烟雾和非自愿吸烟》出版于 2004 年。这一巨卷（超过 1400 页）专论更新了烟草烟雾的证据，指出烟草烟雾不仅能够增加肺癌风险，而且能够增加身体其他部位（总共 14 处）癌症的风险，例如上呼吸道、口腔、胰腺和膀胱。此卷特别及时地解决了非自愿吸烟的这一案例：基于超过 50 项流行病学的研究，"有足够的证据表明，非自愿吸烟（暴露于二手烟或"环境"烟草烟雾）导致人类肺癌"。

最后，IARC 致力于处理与控制烟草措施有效性相关的一系列复杂问

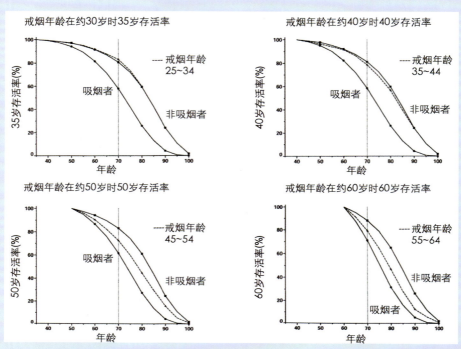

戒烟者的存活百分比明显高出那些继续抽烟者。越早戒烟，他们的存活曲线越接近不吸烟者存活曲线，即使在 55 ～ 64 岁戒烟也是有益的，如虚线所示，这个年龄戒烟仍显示比继续吸烟者（实线）更好的存活率

题。20 世纪 90 年代由安妮·沙思科（Annie Sasco）负责协调重审对欧盟国家烟草控制的立法文件，朝这个方向迈出了第一步。后来发展为一个更广泛的、系统性的方案：2006 ～ 2010 年，召集了四个工作组，并发表了四卷癌症预防系列 IARC 手册。这预防干预系列丛书借鉴了（通过必要的调整）IARC 专论的风险评估的程序、标准和形式。

　　第一卷烟草控制手册《戒烟后风险逆转》（2007 年出版）是为纪念2005 年去世的理查德·多尔而编写的。2003 年，多尔跟踪了 50 年的英国医生队列研究表明，所有的吸烟者中大概有一半最终因吸烟死亡，且吸烟者平均损失约 10 年的预期寿命，而那些自成年早期就开始吸烟，但在年龄 60、50、40 或 30 岁戒烟的，相对那些还在继续吸烟的，将分别获得约 3、6、9 或几乎整 10 年的预期寿命。

　　第二卷烟草控制手册《烟草控制政策的评估方法》阐述评估方法，并提供了一个框架来指导烟草控制政策的评估。该控制政策包括禁烟环境、市场限制、产品标志和征税。第三卷和第四卷则更为具体，涵盖了评估无

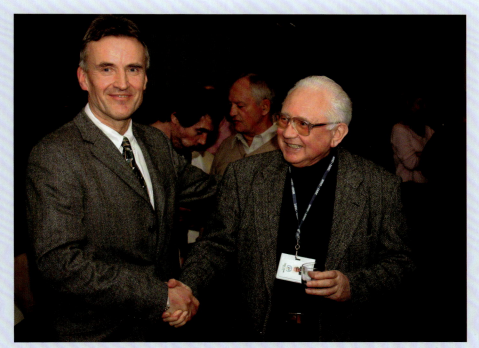

IARC 癌症预防手册项目是在 1995 年哈里·威尼奥（Harri Vainio）的协调下推出的，后来他负责 IARC 专论项目。图为威尼奥（左）和尼古拉·纳帕尔克夫（Nikolai Napalkov）握手。纳帕尔克夫是圣彼得堡的 N.N. 彼得罗夫肿瘤研究所主任，IARC 长期合作者，后来为世卫组织总干事助理。最开始 10 本手册涵盖了几个潜在的预防措施，包括化学预防剂的使用如非甾体抗炎药、水果和蔬菜的摄入，以及防晒霜的使用。第 11 ～ 14 本手册专门针对烟草控制。2014 年这个项目在乳腺癌筛查的重新评估上获得了新的推动力（参见"癌症筛查和早期诊断"一章）

烟政策的有效性以及关于烟草控制的税收和价格政策的有效性。

　　烟草的使用仍然是世界上可以预防的过早死亡的主要因素，并且三分之二与烟草相关的死亡发生在发展中国家。不幸的是，烟草对人类健康的祸害不会在一夜之间消失。烟草和癌症仍将是 IARC 作为世卫组织框架内服务公共卫生研究机构的一个突出主题。IARC 的工作和出版物，为世卫组织《烟草控制框架公约》提供了可靠的科学依据。该公约是以证据为基础的国际条约，于 2005 年生效，通过一系列的衍生法规和干预措施，在全球范围内控制烟草产品的供给和需求。

第八章
营养、代谢和癌症

"人过中年，吃得过多且超重的人，比那些体重正常或偏低的人，有较大的可能性死于癌症……似乎可以合理推测，避免超重能够防止人类相当数量的癌症……甚至持续的中等程度的热量限制或体重控制也会遏制肿瘤的发生。"写下这段文字的时间是令人震惊的：1953年！在那年出版的《癌症研究进展》第一卷里，阿尔伯特·坦南鲍姆（Albert Tannenbaum）和赫伯特·西尔维尔斯通（Herbert Silverstone）撰写了一篇题为《癌症相关的营养学》综述文章。这篇文章报道了来自六项研究的成果，这些研究使用了美国保险公司提供的癌症死亡和体重方面的数据，以及一个以问卷方式得到的饮食习惯调查。更为根本的是，在20世纪40年代和50年代，坦南鲍姆实验室开展了一项开创性实验，其结果清楚表明限制热量摄入的小鼠与"想吃多少就吃多少"（自由进食）的小鼠相比较，肿瘤发

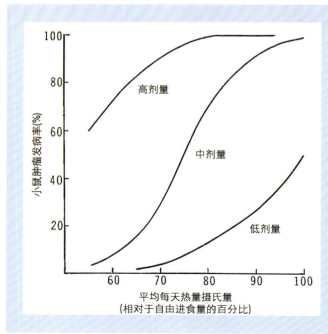

图示热量限制程度和肿瘤发病率之间的理想化关系：三条曲线分别代表暴露于高、中或低剂量的致癌物而获得的

生率有相当大程度的降低。这种肿瘤发生率降低的结果发生在无论是自发的还是因暴露于已知致癌化合物而诱发的癌症。现在的情形是使用更准确的测量，特别是用饮食评估方法，在人群中来证实这些结果；更有挑战性的是，试图来了解热量的摄入是如何影响人体不同器官中癌症的发生。

加强关于营养和癌症的流行病学研究

饮食显然是导致患消化系统癌症的可能原因，特别是在人群之间发病率表现出差异很大的那些癌症，食道癌便是其中一例。在食道癌发病率高的布列塔尼（Brittany）地区，发病率增高的主要是男性，并且国际癌症研究机构（IARC）的早期研究已经明确指出吸烟和饮酒是致病因素（参见"统计方法的创新"一章）。饮食因素的研究 [在布列塔尼和诺曼底（Normandy）研究中也探索过] 表明柑橘类水果对健康具有保护作用，这可能与水果中维生素 C 的含量有关。

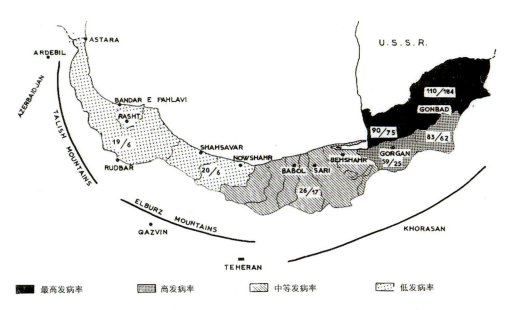

伊朗里海沿岸地区的食道癌发病率（1970 年）。数值以每年每 100 万人表示（男 / 女）

不同于布列塔尼和诺曼底的研究，在伊朗里海沿岸地区延续到西南的厄尔布尔士（Elburz）山脉，那里的男性和女性均为食道癌的高发人群。为了准确地记录这些发病率，1969 年德黑兰大学和 IARC 共同努力建立了一个以人群为基础的癌症登记（参见"国际癌症研究机构（IARC）的诞生"一章中"IARC 散居地"）。该登记结果证实了沿岸东部，现在被称为戈勒斯坦（Golestan）省的地方，是食道癌的高发区。特别是在贡巴德（Gonbad）北部地区，主要是土库曼（Turkmen）

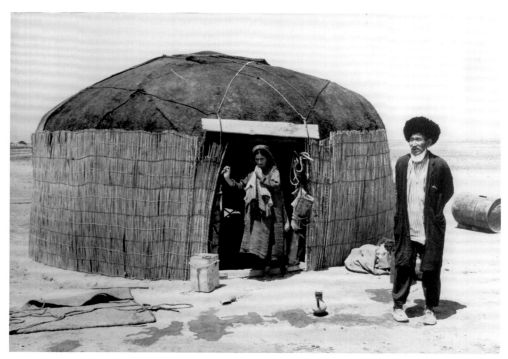

伊朗食道癌高发病率的农村地区的居民

民族居住的半沙漠平原，在那里女性发病率还远高于男性。发病率由东向西稳步降低，距戈勒斯坦以西 300km 处，发病率只有最高值的十分之一，且以男性病例为主。

　　为了阐述疾病发生存在特殊模式的原因，20 世纪 70 年代 IARC 开展了几项合作研究。他们研究了几种不同的可能因素，特别是低的社会经济地位、喝烫茶带来的热损伤，以及暴露于因燃烧某物质（也包括使用鸦片）产生的致癌物。然而，没有一种因素能合理地确定为致病原因。经过平静的 20 年，在 21 世纪又开始了新一轮的调查。这项调查的一个关键组成部分是戈勒斯坦队列研究，它是由 IARC 与德黑兰大学以及美国国家癌症研究所合作开展的食道癌前瞻性研究（参见 "重新启动：戈勒斯坦队列研究"）。

　　在研究中，收集一种或多种情况下有关饮食的信息，然后将其与随后癌症的发生相关联（前瞻性队列研究，如戈勒斯坦队列研究），这比收集癌症病例和非癌症对照的饮食信息（病例 - 对照研究）更为可取，因为它不易受偏见和误差的影响。癌症患者，因为疾病原因时常改变饮食；并且在报告他们早些时候吃的食物，可能非常不准确，除了那些可以清楚地记得事项以外，如饮酒。然而，前瞻性研究比病例 - 对照研究更加困难和冗长，它需要招募大量人员并收集每个人的饮食信息，才能获得足够数量的癌症病例——通常是至少 10 年之后——来探索饮食项目和癌症发生之间的关系。瑞典马尔默（Malmö）市的一个兴趣小组着手进行了前瞻性饮食研究，这给 IARC 带来了"热身"的机会；他们协作开展了试点调查研究，并展示了使用复合饮食评估方法的可行性（参见"饮食测量有多准？"）。

欧洲癌症和营养前瞻性调查

开端

自 20 世纪 80 年代初，科学界已经意识到，关于饮食 - 癌症假说令人信服的答案只能通过进行有大量样本的前瞻性队列的研究来获得。哈佛公共卫生学院在 1976 年开始了"护士健康研究"，并在 80 年代得到了扩展。在欧洲，欧洲共同体于 1985 年建立的"欧洲防癌计划"为 IARC 开展这方面的研究提供了一个极好的机会。在这个计划中，考虑到该项研究将涉及相当数量的欧洲国家，饮食被指定为优先重点项目。这将意味着要在多个国家之间来组织并采用统筹以及标准化的方案，来组建一项大型研究项目。

建立这样一个项目是一项重大挑战，包括所有的方法和程序，从招募参与者和设计调查问卷来收集饮食和许多行为因素的数据，到采集生物样品以及对人体测量数据有争议的记录。此外，制定的规程必须尽可能相似，同时还保证要适应欧洲不同国家的语言和文化习惯。这些对于在 IARC 以及各个国家的大多数研究者都是一个全新的体验，这需要研究人员长期地全力以赴地努力。

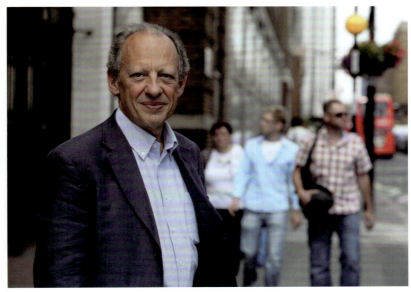

埃利奥·里博利（Elio Riboli）负责"欧洲癌症和营养前瞻性调查（EPIC）项目"和"EPIC 生物样品库"的构思和发展。在 IARC 工作 20 年后，2005 年，他作为一名癌症流行病学教授，搬迁到伦敦帝国学院；2010 年公共卫生学院成立时，他出任院长

重新启动：戈勒斯坦队列研究

　　"戈勒斯坦队列研究"是在2004年1月份推出的，是国际癌症研究机构（IARC）20世纪60和70年代早期的研究项目在当今和先进技术条件下的延续。该研究有三个主要目的。

　　第一，通过对个人特性、工作和既往病史、运动量、身体测量、烟草、饮酒和鸦片的使用等综合评估，来确定在高发人群中查找食道癌风险因素。特别关注的是饮食因素，即在评估时，针对这个人群定制了专门食品调查问卷。该问卷涵盖消费品100余项，其中包括面包和谷物、肉类和奶制品、食用油、糖果、豆类、蔬菜、水果和调味品，以及烹调方法。

　　第二，利用 IARC 在生物样品库方面的经验优势，来建立一个地方性或国家性

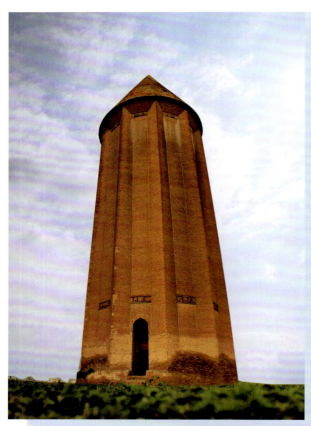

位于伊朗贡巴德-卡武斯市中心的高塔，自2012年来就被联合国教科文组织列入世界文化遗产。这座建于1006年高72m的砖塔是一个十边形建筑，并有一个圆锥形的屋顶。为该项目专门设立的"戈勒斯坦队列研究中心"便坐落于贡巴德市

的样本储存库来长期保存血液、尿液、毛发和指甲样品，用于分子生物学和遗传学方面的研究。其中一半冷冻血液样本送往里昂，储存在 IARC 生物样品库里。

　　第三，基于国际机构如 IARC 以及国家和地方卫生工作人员、当局和研究中心之间的合作，为处于经济和社会转型的国家和地区提供了以人群为基础的研究模型。

　　由于伊朗的研究人员作出了主导性的贡献，使这个项目顺利进行。该项研究计划招募5万名年龄在45～75之间的志愿者加入队列，20%人群来自市区（在贡巴德市）及80%来自农村地区，并且男女人数相等。在2008年，参与者的数量达到了预期目标，现在对这些人群进行积极跟踪调

查，通过当地卫生工作者每年的电话采访，以及审查每月死亡登记数据来记录死亡原因和癌症病例。

任何前瞻性队列研究，只有经过多年的跟踪随访，积累了足够的癌症病例后，它的全部价值才会浮现。然而，"戈勒斯坦队列研究"已经产生有用的信息，特别是在食道癌可能的早期生物标志以及胃-食管反流这一决定性因素上，如今胃-食管反流不仅在伊朗，在全球这也是引起不适的普遍原因，并且是某类食道癌的潜在致病因素。

饮食测量有多准？

在病例-对照研究中，病人饮食评估可能会被歪曲，这是由于癌症的存在，病人的饮食（或者病人对饮食的回忆）会改变。即使测量健康人的饮食，一样具有挑战性并且容易出错。许多饮食成分每天都在变化。随着时间的推移（比如衰老），或个人情况的改变（比如独居或生活在一个家庭里），每个人的饮食在食物的种类和数量上也会发生变化。

除了在实验和严格控制条件下（如在实验室里进行的代谢研究），没有一个完美的方法来测量个人长时间的饮食。称量并记录所有的食品和饮料的方法似乎是解决这一问题的最佳方案，但这种方法非常麻烦，不适用于大规模人群实验。在马尔默试点研究中，500位参与者在营养师监督下进行6次连续3天的饮食称量和记录，这些时期的监测均匀地分布在1年时间内。这些记录，如实地捕捉了为期18天的每天的饮食情况，并被认为是代表该参与者的典型饮食。

的确，如图所示，对于蛋白质这种营养，由"称重并记录"的方法得到的估计值和通过实际化学测量得到的摄入值之间存在着良好的一致性。因此，可以合理地将"称重并记录"方法作为

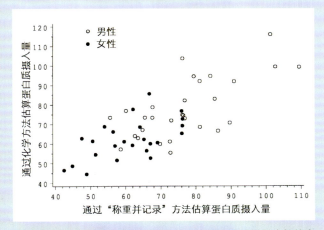

图示马尔默食品研究结果。通过化学方法测定尿液样品中氮的含量来估算每天蛋白质的平均摄入量，与通过"称重并记录"的方法根据食物成分表估算的每天蛋白质的平均摄入量的相关性

准绳或参考，来评估那些在大规模上更可行的测量方法的有效性，因为队列研究中涉及的参与者数以千计。于是对以下两种方法进行了测试。第一，使用详尽的附有食品份量大小的照片的调查问卷，来收集在过去 12 个月 300 多种食品的消费频率。第二，使用缩减的调查问卷，仅保留 130 种食物，记录（但不称量）2 周期间所有食品和饮料的消费作为补充信息。与参考方法相比，这两种方法都表现出令人满意的一致性。

在任何饮食研究中都存在着更深层次的复杂性，这是因为研究关注的问题不仅是人们所吃所喝，而是具体的营养成分，例如包含在食物和饮料中的蛋白质、糖、脂肪、维生素和酒精。因此，饮食评估完成后，需要将食物摄入量转换成相应的营养成分的多少。这些可以通过现成的转换表来完成。食物表中列出了许多典型食品和饮料中的营养物成分的量，它们是通过分析化学方法测量得到的实际值。然而，食物列表可能不完整或者过时了，甚至可能在有些国家，它们还没有发展成为普遍消费的食品。事实上，当欧洲癌症和营养前瞻性调查（EPIC）项目开始时，第一步就是要开发一个合适的食品转换表。IARC 协调并辅助这项复杂的活动，在每一个参与国进行了方法上的验证，包括收集相关的食品表，朝着协调统一的标准化方向努力。

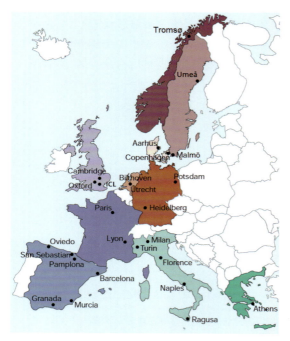

图示所有 EPIC 协作中心的位置，包括联合协调中心：里昂的国际癌症研究机构（IARC）和伦敦帝国学院（ICL）

饮食这个项目在 IARC 总体研究战略中也是一个新方向。正如埃利奥·里博利所述，"在 IARC，癌症病因的研究历来集中在化学的、物理的和生物方面的致癌物；且自 IARC 创立以来，它对外源性致癌物的鉴定做出了重大贡献。这使得 IARC 在承担过主导作用的癌症病因学方面的研究，即营养、代谢以及更一般性的内源的、宿主因素的研究，更具有创新性和前瞻性。在 20 世纪 80 年代初，IARC 是第一批建立营养、激素和癌症项目的顶级研究中心之一，这导致了 20 世纪最大的以营养和代谢为重点的，并匹配有生物样品储存库（biorepository）的前瞻性队列研究。IARC 能够取得这些成绩，是由于该机构的国际地位、富有远见的领导、工作人员的奉献精神，以及与长期合作者建立广泛联络的能力。"

这个项目的规划和试行很快便成为了著名的"欧洲癌症和营养前瞻性调查（EPIC）"，它始于一系列有关方法学和可行性的研究。这些研究主要是包括测试饮食调查问卷在每个国家内部的有效性，以先前马尔默调查方法为基准，并开发生物样品的收集和存储的流程。这些试点研究提供了令人鼓舞的结果，正是这些结果支持了 1992 年欧洲共同体作出的由几个国家基金组织联合资助 EPIC 项目的决定。这项研究开始于 1993 年，在法国、意大利、西班牙和英国 4 个国家招募研究参与者并进行数据和生物样品的采集。1994 ～ 1998 年，该研究扩展了六个国家（包括德国、希腊、荷兰和北欧斯堪的纳维亚（Scandinavian）三个国家：丹麦、挪威和瑞典，这三国采用他们自己的生物样品储存程序）。该队列登记工作于 1999 年完成，共有 10 个参与国，23 个 EPIC 中心，登记总数超过 50 万人。

在国际范围内测量食物及营养

在多种人群中进行饮食评估，在方法学上是一个重大挑战。欧洲癌症和营养前瞻性调查（EPIC）参与者的饮食评估是采用多种不同的预先在当地开发并经过验证的方法来进行的。这些研究的结果，结合"灵活统一"的需要，指导着合适测量方法的选择。在各个中心之间，这些方法需要尽可能地保持一致，这样允许不同队列间的结果可以相互比较。同时，他们也需要灵活地适应当地情况。例如，在一些地方参与者本人可以很容易完成饮食问卷调查，而在其他地方，采访的方式似乎更为可行。当然，地域差异一个重要原因还是饮食本身：在一些地方经常吃的食品和菜肴，在其他地方可能很少或从不食用。问卷必须适用于这些多变的情形。

最终采纳了三种饮食评估方法。第一种是"定量饮食问卷调查"，包括高达 260 种食品并系统估算了个人的平均分量。六个国家（法国、德国、希腊、意大利、荷兰和西班牙）采用了这一方法。为了加强获得信息的可靠性，两个国家（意大利和西班牙）中心还使用了一个计算机辅助的饮食程序，进行面对面的饮食采访。第二种方法是"半定量食物频率问卷调查"，他们为每个参与者提供一系列食品的选项，每种食物以等同的固定分量指派给所有参与者。三个国家（丹麦，挪威和瑞典）使用了这种方法。第三种是在英国和瑞典（马尔默）使用的"综合饮食方法"，依据在马尔默开发的方法原则，采用食品消费频率问卷与一个固定几天的详细饮食记录相结合的方式。

在 23 个 EPIC 中心商定只采用这三种方法，这是最终达成一致的协议，但剩下的问题是确保如何使这些方法具有可比性。为此，他们通过一个新开发的工具（EPIC-Soft），在每个队列中选取人群的 8% 参加者作为代表，回顾并记录 24 小时期间的饮食，来收集额外的饮食测量信息（参见"世界范围饮食研究的新工具"）。在 EPIC 参与者中，总共收集了多达 37 000 个 EPIC-Soft 测量数据。这些数据作为参考值，在同一水平上来评价在 23 个中心中由三种不同的方法获得的食物和营养的估计值。在 EPIC 内，几种营养如蛋白质、脂质、糖类和维生素是根据食物消费量的数据，通过一个转换表来估算的，该表提供了存在于每一种食物每一克的每种营养成分的含量。一个具体的项目"欧洲营养数据库"（ENDB），要求来开发出一个通用的转换表——实际上，这就是欧洲 10 个参与国家的标准化的常见食物成分数据库。

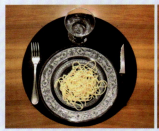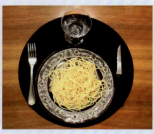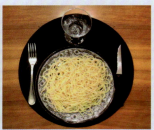

照片示例食物不同分量的大小，用来帮助量化消费的食物的分量

世界范围饮食研究的新工具

　　EPIC-Soft，最近改名为 GloboDiet，是一个计算工具，用来详细记录一个人在过去 24 小时内的所有饮食。这种以采访为基础的饮食评估方法，在国际上已经成功使用，并已证明能提高测量饮食数据的准确性。这个软件由 IARC 开发并维护的。最初它是用在 EPIC 研究中，当然也是在那里设计的，目前正在或计划将应用于欧洲的几个国家和国际上的一些研究中。GloboDiet 是现今仅有的，为欧洲不同人群中的成人开发的软件包，是用来提供标准化的个人饮食消费数据。GloboDiet 能够描述和量化所有消费的饮食项目，它们是从每个国家特有的 1500 ～ 3000 种食品以及 150 ～ 450 配方成分中挑选出来的。该软件会自动编码食品和配方成分，并计算营养成分的摄入量。这样可以非常详细地描述在过去 24 小时内个人所吃所喝的所有食品的类别和数量。

　　GloboDiet 已经在几个项目中得到了应用，特别是在"欧洲食物消费调查方法"（EFCOSUM）项目和"欧洲食品消费验证"（ECOVAL）项

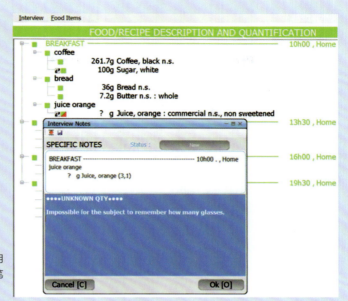

图示在采访期间使用 GloboDiet 生成的一个笔记文本示例

目。在"欧洲儿童营养摄入和食品消费试点研究"（PANCAKE）项目中，将 GloboDiet 改编成儿童食品的记录，已取得了较好结果。类似于欧洲营养数据库，GloboDiet 方法学的发展也是应 EPIC 研究所需。在饮食和疾病的流行病学调查，以及世界各地人群饮食习惯演变的监测调查中，这两个工具得到了更为广泛的发展。现在 GloboDiet 是 IARC-WHO"全球营养监测"项目中的一个重要手段，旨在改善营养监测来控制非传染性疾病。

广泛的数据采集

在每个 EPIC 合作中心，他们都要收集每个参与者有关饮食、人体测量（身高、体重、腰围、臀围）、医疗记录和生活习惯图谱的详细资料（参见"在国际范围内测量食物及营养"）。这些信息还包括有关教育和社会经济地位；目前的工作，过去和现在的职业（可能会暴露于致癌物）；既往病史，紊乱或外科手术；一生吸

> EPIC 曾是现在仍然是现有的最大的国际性研究。这是一个雄心勃勃的计划；它开始于 IARC，在当时这种类型的大项目并不多见，而这正是它的特别之处。
> ——马诺利斯·卡格维纳斯（Manolis Kogevinas），IARC 前任科学家

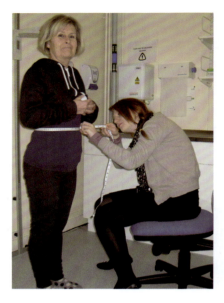

烟历史；一生饮酒历史；体育活动（职业，散步，骑自行车，园艺，家务，锻炼身体，爬楼梯）；月经和生育史；使用外源激素避孕和绝经后激素替代疗法。在大多数 EPIC 中心，在招募时也测量血压。从大约 40 万参与者中采集的生物样品包括血浆、血清、白细胞和红血细胞。独特的一点是，IARC 和 EPIC 中心对生物样本进行了"样品分开"的存储方式[参见"欧洲癌症和营养前瞻性调查（EPIC）生物样品储存库"]。

腰围，即脂肪在体内分布的一个指标，是 EPIC 研究中的参与者人体测量中的一个变量

欧洲癌症和营养前瞻性调查（EPIC）生物样品储存库

　　在招募队列参与者时所采取的血液样本的可利用性是 EPIC 项目的一个重要资源。对于每位参与者，他们收集了血浆、血清、白细胞（含有 DNA）和红血细胞样品并长期保存。在存储程序上，斯堪的纳维亚（Scandinavian）三个国家和其他七个参与国（法国、德国、希腊、意大利、荷兰、西班牙和英国）之间存在着差异。

　　IARC 为这七个国家设计、测试并开发出一套新的存储系统，且能够满足最佳储存条件和将样品分装成小等份的要求（这样当样品用于某个特定的研究课题时，只用消耗一小等份试样）。每个样品分装在 28 个塑料吸管内，每个吸管 0.5mL。为了确保高标准，所有材料（注射器，吸管等）都由 IARC 购买并分发到每个中心。随后每个样品分成等同的两组，每组 14 份。一组存储在本地，另一组送往 IARC 的中央生物样品储存库(biorepository)，存储在 –196℃ 液氮中（抑制生化降解反应的最佳冷冻温度）。在挪威采用了一个非常类似的方法，而在丹麦和瑞典，血液样品储存于 2mL 试管中，且只储存在本地（由于 IARC 的容器不适于储存试管）。在丹麦，样品储存在 –150℃ 的液氮中，在瑞典它们则保存在 –70℃ 低温冰箱中。

　　当 EPIC 组建时，它的存储系统总共装有近 900 万份样品，集中在 IARC 和每个国家中心，构成世界上癌症和其他慢性疾病的生化和遗传研究中，最大的生物样品收藏库之一。此后，10% 以上的等份试样已用于研究项目。

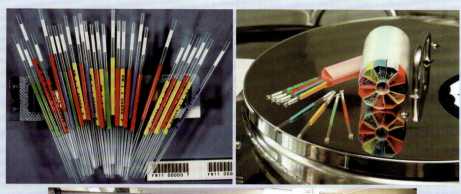

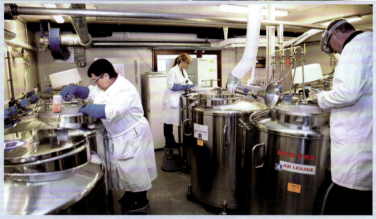

IARC 中央生物样品储存库的复杂结构。塑料吸管已被证明非常适合于存储 EPIC 项目的血液样品。每个吸管都标有参与者的识别码，并用颜色来表示它的内容：红色为血浆，黄色为血清，蓝色为白血细胞，绿色为红血球。它们的小尺寸有利于存储少量液体（0.5mL）；一旦吸管被装满，这塑料可以由一个自动装置来密封。所有来自同一个参与者的吸管样品一起存储在一个带有颜色的试管（visotubes）中。这些试管放置于一个杯子（goblet）内（每个杯子包含 14 支试管）；杯子依次存储在一个筒子（canister）中。筒子放置在 33 个液氮罐（container）中一个之内。当需要检索一个样品时，软件便显示它的存储罐、筒子、杯子及试管的位置

随访 50 多万人的挑战

20 世纪 90 年代中期，EPIC 研究开始了对参与者的常规随访，以确定参与者是否生存或是被诊断出患有任何类型的癌症。另外，还跟踪计量他们在生活方式、健康状况、诊断的疾病以及相关治疗等方面的变化。这个追踪调查在招募志愿者后几年内，在所有 EPIC 研究中心至少要进行一次。到 2016 年，预计在队列里癌症发生人数估计将超过 9.6 万。这样大数目的癌症发生病例，以及收集到的相应生活方式数据和血液样本，使得 EPIC 有可能更精确地和更有信心地来阐

述关于几种普遍和少见癌症的病因以及预防方面最先进的科学假说。

到 2016 年，EPIC 队列预计的不同性别在主要器官部位上的癌症发病率						
性别	部位					
	乳腺癌	结肠癌	肺癌	前列腺癌	胃癌	所有癌症
男性	50	4907	4152	10771	1198	32334
女性	24889	7669	3852	0	1010	64242
总计	24949	12576	8004	10771	2208	96576

丰硕的并不断扩大的科学成果

早期结果

　　1999 年，队列招募一结束，EPIC 便开始有成果产出。第一份报告公布了 10 个国家队列中所有人口全貌。他们的身体特性（如身高，体重）、体育活动，以及生活习惯如吸烟和喝酒，在国家内部和国家之间似乎都存在着差异。这些观察到的变化正是初步选定从北到南，从东到西欧洲研究区域的理由，旨在控制饮食和生活方式的变化，使研究能够最大限度地来识别癌症风险的相关因素。例如，

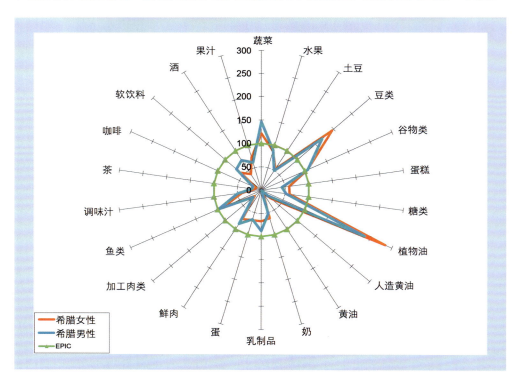

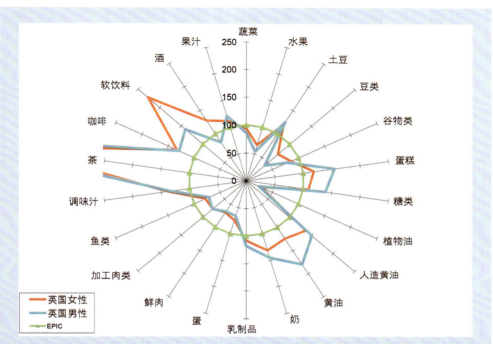

欧洲癌症和营养前瞻性调查（EPIC）研究中饮食模式的多维比较。图示 22 种食物在每一个国家的平均消费量，表示为所有国家平均值的百分比，其中绿色基准圆圈的半径表示 100%。绿色圆圈内的点表示该国人民对这种食物消费低于所有国家平均值；在圈外的点表明他们消费高于平均值。将 22 点连线便生成一个国家"饮食图谱"，它直观地表现了在不同国家之间饮食习惯的差异。例如，希腊图谱显示出其在植物油、豆类和蔬菜消费的"尖峰"，而英国图谱则显出非常高的茶叶消费量，并且黄油、人造黄油和软饮料高出平均消费水平

研究发现在国家之间酒类消费存在巨大差异：每位妇女每天饮酒量从希腊的 3～4g 到在丹麦的约 20g；再到西班牙男子的每天 40g 左右。特别重要的是，在欧洲南部国家与欧洲中部及北部之间，表现出在食品消费和饮食模式上的差异。跟以前的任何研究相比，这些差异描述得更为准确。EPIC 这些初步结果提高了调查水准，并有助于人们对这 10 个欧洲人群中与健康相关的个人和营养特性有更好的了解。

随访结果

当某一个特定的癌症病例累积到足够数量时，便开始对这一癌症进行研究。这些研究无论过去还是现在，都是通过国际多学科工作组来进行的，且每个工作组专注于一个研究主题（如乳腺癌与脂肪摄入的关系，或结肠癌与纤维性食物的

相关性）。工作组由多种成员组成，取决于参加该小组的每个研究人员的兴趣，并由在 IARC 内主管 EPIC，或来自积极参与的合作国家任何一位研究人员来负责统一协调和领导。来自 EPIC 网络以外的研究人员也经常被邀请来参加工作组的工作，特别是那些能够贡献某些特殊专业知识的人员。

有两种主要类型的研究正在实施。第一种类型是只需使用调查问卷收集数据（如饮食、生活方式习惯，或体育锻炼）或人体测量（如身高和体重）。这些是通过对超过 50 万人的整个队列进行分析，并依据中心、国家、性别等进行分组分析来完成的。第二种类型的研究需要对血液样本进行测试，如测定血浆中维生素的浓度或用基因分析方法测定白细胞中 DNA 的遗传变异体。这些研究中的实验室测量值，可用于癌症病例与队列中随机抽取的样本的比较。这类设计被称为嵌套在队列研究中的病例 - 对照研究。本质上它提供的信息和超过 50 万人的整个队列研究是等同的，然而只需要在实验室里分析几百或几千个样品，这样能够有所保留地利用这些宝贵的血液样本。

EPIC 项目已经产出近 1000 篇同行评审的文章（见 epic.iarc.fr），并且 EPIC 的研究结果在科学文献中已经获得了将近 3 万次的引用。关于 营养、代谢和遗传因素在癌症发展中起作用的证据方面，EPIC 的研究结果虽然不完全，却在稳步增加。营养因素对癌症发展的相关性得到了几个具体研究结果的支持（欲了解更多有关的代谢和遗传因素，可参见"从实验室到人群"一章）。

胃癌、乳腺癌和前列腺癌

研究发现血浆中高水平的维生素 C、一些类胡萝卜素、视黄醇、α- 生育酚以及高摄入的谷物纤维和经常坚持地中海饮食与降低胃癌风险相关；而红肉和加工肉类的食用却与增加的胃癌风险相关。饱和脂肪高摄取量和高饮酒量与妇女乳腺癌的增加相关联。乳蛋白和乳制品中钙的大量摄入则与增加的前列腺癌风险相关联。

结肠癌

关于结肠癌一个清晰的风险模式已经出现。如下图所示，结肠癌风险随着红肉和加工肉类食用量的增加而升高，但该风险随着纤维素食用量的增加而降低。这些发现被世界癌症研究基金会（WCRF）的专家组和美国国家癌症研究所（AICR）在他们的评估中视为关键证据，认为有令人信服的证据表明红肉和加工肉类会导致结肠癌。他们还认为，食用源于植物性食品中的纤维素对结肠癌具有预防作用，这方面的证据也是令人信服的。

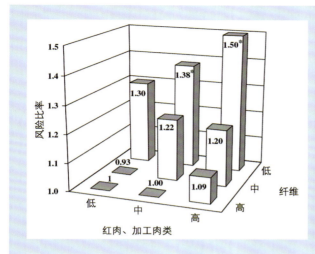

图示在 EPIC 研究中结肠癌的相对风险。图中柱的高度表示红肉、加工肉类和纤维摄入量相对于基线为1 的风险。这些风险是调整了 10 种影响因素包括年龄、性别、吸烟状况等后计算出的（＊表示相对于红肉和加工肉类摄入量低的和纤维摄入量高的受试者间，具有统计学上显著性差异）

饮食可以预防癌症

欧洲癌症和营养前瞻性调查（EPIC）更多研究结果

　　除了结肠癌这项发现外，EPIC 的另外两项成果与癌症预防有很大的关联性。身体脂肪 [用身体质量指数（body mass index，BMI）来衡量] 以及腹部脂肪（由腰围或腰围与臀围比率）与任何原因导致死亡的相对危险性有明显的相关性。这个结果是源于所有的癌症、心血管疾病和呼吸系统疾病的死亡率的增加，并且这一发现在性别之间及国家之间都是一致的。

　　《新英格兰医学杂志》中的一篇论文发表了这些分析结果，该论文被广泛引用为体内脂肪对所有癌症死亡率的不利影响的关键信息。特别是，腰围越小，死亡率越低。来自 EPIC 结果挑战了医学上长期持有的理念，即"理想体重"——那些从身体质量指数（BMI）来看非常瘦的人们表现出增加的死亡率，实际上是由于他们的 BMI 低，但是相对腰围大的一种假象。这一新的发现已经被其他流行病学调查所证实，并得到 IARC 最近一项有关肥胖对全球癌症负担的贡献的研究结果所支持（参见"癌症模式、趋势和负担"）。肥胖是由于饮食中卡路里的摄入和热量支出之间的不平衡所致。当然，饮食也可以通过除肥胖以外的其他因素来影响癌症的发生。

　　WCRF / AICR 签发了一系列与饮食相关的防癌建议，总结为六点：体内脂肪、体育活动、促进体重增加的食品和饮料、植物性食物、动物性食物和酒精饮料（对女性来说，还有第七点，即哺乳）。他们开发了一个数值打分系统来反映 EPIC 每一位参与者靠近建议值的程度。例如，相对于植物性食物，每天吃的

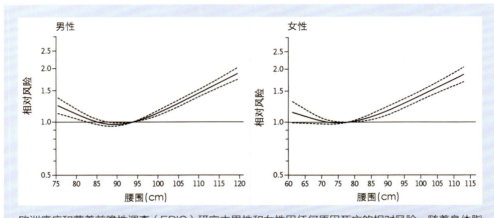

欧洲癌症和营养前瞻性调查（EPIC）研究中男性和女性因任何原因死亡的相对风险。随着身体脂肪增加（由腰围来测量），风险显著增大。虚线表示围绕实趋势线的不确定性范围

水果和蔬菜平均多于 400g 的人得 1 分，每天吃 200 ～ 400g 的人得 0.5 分，而那些每天吃 200g 以内的人得 0 分（为参与者的三分之一）。当每一位参与者的所有分数相加时，你会发现最高综合得分的人与最低综合得分的人相比，死亡率减少了三分之一。这个比例的降低也实用于所有癌症、心血管疾病，以及呼吸系统疾病所引起的死亡。

从知识到行动

　　以 EPIC 为基础的研究结果对于癌症以及其他慢性疾病的预防具有重大意义。首先，他们指出，体内脂肪和热量不平衡的负面影响，即饮食和体育活动，对死于癌症风险的影响。他们还表明，除了热量的不平衡外，癌症风险更大地受饮食中的其他因素影响。其次，这些影响还延伸到其他的非传染性疾病，尤其是糖尿病、心血管疾病，以及呼吸系统疾病（参见"EPIC 和非传染性慢性疾病"）。因此，通过与饮食相关的干预措施来预防非传染性疾病这扇门已在大幅范围内打开。然而，我们必须认识到，非传染性疾病的预防，仅仅通过给个人提供值得称赞的建议，或通过医疗卫生服务的干预，是不能奏效的。正如陈冯富珍（世卫组织总干事）所指出："卫生部门无法控制那些既便宜又方便的加工型垃圾食品、抽烟和饮酒，以及与久坐的城市生活习惯相关的体重问题……非传染性疾病的急剧上升表明了其他部门和国际体系制定的政策给健康带来巨大的间接损害。明白正确的政策是一件容易事，但将这些政策付诸实施是一项巨大挑战。建立并实施促进健康的政策，意味着推行公平就要面对一些非常强大且无处不在的商业利益冲突。"推动公平可以采取非凡且成功的形式，只要研究人员和健康专业人员坚持不懈的

努力，不是将科学证据作为一个自身的终结（尽管是高尚的），而是作为一个工具来行动。

EPIC 和非传染性慢性疾病

从一开始，EPIC 就被设想为一个双重系统。首先，这将是一项前瞻性队列研究，其目的是探索和测试饮食因素在癌症病因学的几个具体假说，例如脂肪在乳腺癌病因中的可能性角色。其次，它不仅为癌症研究，同时也将为非传染性的其他慢性疾病的病因探索，提供一个开放性的资源。现在已经有开展得非常成功的两个项目：InterAct 研究和 EPIC-CVD 研究。

InterAct（www.inter-act.eu）是由欧盟第六框架计划资助的，用来研究遗传因素和生活方式行为，特别是饮食和体育活动，在 2 型（所谓的成年型）糖尿病风险的影响中，它们是如何相互作用的（即此项目名称的由来）。与其十分相关的发现是，对于体重正常和超重的人，适度的体育活动都明显降低了患 2 型糖尿病的风险，而食用加糖食品则增加风险。

EPIC-CVD（www.epiccvd.eu）项目致力于心血管疾病（CVD）的研究，尤其是冠状动脉心脏疾病（侧重于 EPIC- 心脏项目）和中风。自从他们加入 20 世纪 90 年代的队列研究以来，超过 1 万的 EPIC 参与者曾患有心脏疾病。这些研究还处在早期阶段，其最终目标是增强识别那些可能会发生心肌梗死或其他急性冠状动脉综合征的高危人群。

因此，EPIC 的贡献远超出癌症这个方面。在此背景下，调查与其他慢性疾病相关的并发症以及关注健康人群老龄化机会，给这个已进行了 20 年的项目注入了新的活力。

从发达国家到发展中国家

20 世纪 60 年代末，当 IARC 开始它的研究活动时，那些不太发达的国家所面临的问题是营养不良，而不是营养过剩和肥胖。在这些地区对有关饮食与癌症的关注，集中在食品污染物而不是食品的成分。因此，很自然，饮食和代谢影响的研究，特别是通过 EPIC 项目，便定向在较发达的国家。然而，在 IARC 的历史上，当典型的工业化国家的生活方式被接纳时，转型开始发生；许多发展中国家现在面临着营养既过剩又不足的双重问题。因此，IARC 正在将其饮食研究扩展到世界不同地区，在那里，通常需要提供饮食方法学的培训和专业知识。但值得注意的是，通过"非洲研究——体育活动和饮食评估方法"（AS-PADAM）这个项目，

IARC 已经开始参与跨非洲营养工作组的工作网络的合作，来开发研究方法和联合研究的能力。

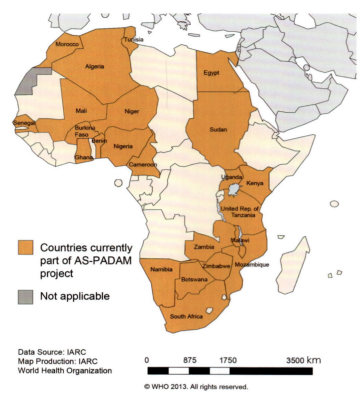

图示现在参与"非洲研究——体育活动和饮食评估方法"（AS-PADAM）项目的国家。该项目的目标是给出一系列的清单，列出关于饮食和体育活动方法学以及在非洲不同地区开展癌症登记的可利用性、质量性和挑战性；并评价其使用GloboDiet 作为未来在泛非洲监测和监控的参考方法的可能性。非洲网络包括四个地理区域的代表（东、南、西、北），目前共有 23 个国家

第九章
从实验室到人群

　　半个世纪以来，国际癌症研究机构（IARC）一直在同时开展基于实验室的工作和流行病学两方面的研究。这两个领域的结合，在现今的癌症研究机构非常普遍，但在 1965 年 IARC 刚成立时并不常见。在同一屋檐下同时开展两个领域的大量研究，有利于科学家们站在两个领域的最前沿，并有助于他们对跨学科中出现的新机遇做出快速反应。IARC 这种跨学科方式，不仅在从事癌症研究的机构中，就是在世卫组织内，也是独树一帜的。

　　在 IARC 整个历史上，从实验室的研究到流行病学以及与公共卫生之间的衔接是该机构存在的理由。如赫尔穆特·巴奇（Helmut Bartsch）（本章"生物学机制"一节中提及他的工作）指出："在 20 世纪 70 年代，人们认识到，实验室中的研究和人群流行病的研究之间存在着巨大的间隔。IARC 的研究人员在实验学家与流行病学家和睦相处这方面起到了表率作用。"

　　不过，这种方式也带来了挑战。并非所有的研究都能跨越学科，因为每个领域都有自己内在的逻辑和动力。在 IARC 这样一个中等规模（小于 350 人）的机构，在总体研究方向和资源分配的问题上，存在摩擦在所难免。保持正确方向和平衡资源分配一直是 IARC 主任们及学术委员会和理事会所关心的主要政策性问题。例如，在遗传学和表观遗传学领域，知识和技术日新月异；越来越多的以前只能在实验室动物或细胞系统中进行的研究，已经转移到人群中进行直接可行的小规模或大规模（流行病学）的调查研究；这充分证实了这种结合方式的合理性。

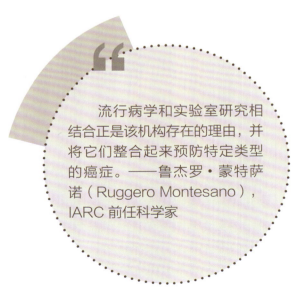

　　流行病学和实验室研究相结合正是该机构存在的理由，并将它们整合起来预防特定类型的癌症。——鲁杰罗·蒙特萨诺（Ruggero Montesano），IARC 前任科学家

50年来，在IARC开展的以实验为基础的研究已经跨越了多个领域：对暴露于环境中可能致癌物进行的生物测量（生物标志物）；基因作为导致癌症潜在的主要原因，最近扩展到表观遗传；导致癌症的特定生物学机制分析；以及疾病潜在的预测指标。大型生物样品库促进了这项工作的发展，比如IARC把重点放在来自流行病学的，而不是临床研究的样品上（参见"IARC生物样品库"）。

IARC 生物样品库

　　IARC生物样品库（ibb.iarc.fr）是专注于癌症研究的最大和最多样化的国际生物样品库之一。它收集了来自以人群为基础的研究项目的样本，如欧洲癌症和营养前瞻性调查（EPIC，参见"营养、代谢和癌症"一章），以及以疾病为基础的专注于生物标志物的样本，如国际头颈癌流行病学（INHANCE）联合研究。

　　IARC生物样品库收集了来自150万人约500万份的生物样品。如下图所示，大多数样品是体液，特别是血浆和血清；其中一个相当大的比例是提取的DNA。标准操作程序已经用来管理样品库的访问，检索和样本的分装及样本到实验室的转移。

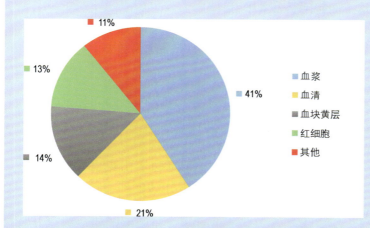

IARC生物样品库包括多种液体和组织标本。比例最大的是血液组分，如血浆、血清、红细胞和"血块黄层"（含有白细胞）

　　IARC生物样品库是由一位IARC科学家专职负责，并受IARC生物样品库指导委员会监管，该委员会由所有研究组的代表组成。由于IARC的一个主要作用是促进科学合作，制定了用于科研目的来获取样本的一个正式的有关政策。按照惯例，需要获取样本的研究申请，要得到生物样本指导委员会以及IARC伦理委员会的审核批准。

IARC 还利用其国际经验，为生物样品库最佳实践的发展做出贡献。一个显著的里程碑是，经过国际协商后于 2007 年出版发表的 IARC 工作组报告《普通最低技术标准和专用于癌症研究的生物资源中心规程》。IARC 还通过"中低收入国家生物样品库和队列建设网络"（BCNet；bcnet.iarc.fr）来支持将生物样品库的最佳实践应用于资源有限的情形。

致癌物的暴露生物标志物

生物标志物是那些存在于环境中且已经对身体造成影响的化学、物理或生物试剂的指示物。生物标志物可以是一种没改变的，可直接测量的化学物质，例如在血液中可检测到的一种致癌分子；或是通过生理机制以各种方式修饰过并仍能识别的化合物，例如分子通过氧化转化为特定的代谢产物。生物标志物也可以是化合物与体内分子或细胞相互作用的产物，例如形成的加合物（Adducts 是 Addition 和 products 的缩合）的形成。

在 IARC 的实验室研究中，一直没有间断过对暴露生物标志物的关注——主要是测量体液或血细胞中的致癌物本身（游离的或结合到某些生理分子），或是可能诱发的 DNA 初始损伤的物质。在流行病学研究中，改进暴露评估的需求是实验室科学和其他技术都承诺要取得显著进展的一个领域（参见"暴露组学"）。

测量致癌物

20 世纪 60 年代末以及 70 年代进行的关于黄曲霉毒素的摄入对非洲肝癌风

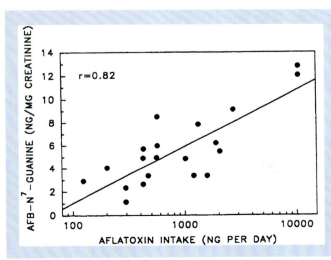

图示 8 天期间在 20 位冈比亚人餐盘的食物中测定到的黄曲霉素量（横轴）与他们尿液中排出的黄曲霉毒素加合物（纵轴）密切关联，从而验证了用生物标志物来测量食品中致癌物的个体暴露的可行性

险的可能作用的调查研究，都是依赖于对食物样品中的黄曲霉毒素的测量（参见"人类环境中的致癌物"一章）。更有效的方法是直接测量当食用被污染的食物时，个人实际吸收的黄曲霉毒素的量。这些相关测量方法的开发，使后来评估体液如尿液或母乳中黄曲霉毒素的水平成为可能。更可取的是，这些测量能够用来评估因慢性暴露而造成黄曲霉毒素的积累。

暴露组学

暴露组学这个概念目前正在实施并发展成为 IARC 和世界各地科学家们一起协作努力的方向。这个想法最初是由克里斯多夫·怀尔德（Christopher Wild）提出的，用来测量人的一生中环境暴露对健康的影响。虽然现在探索一个人的全套遗传基因是可行（并且越来越便宜），但是对潜在的参与癌症病因的非基因因素的探索还非常欠缺，并且只能一个个地测量。这种差异源于生物学和技术两方面：所有的基因——一生不变——可以使用同样的技术（不管多复杂）来测量；然而测量暴露于高度异质性并随时间不

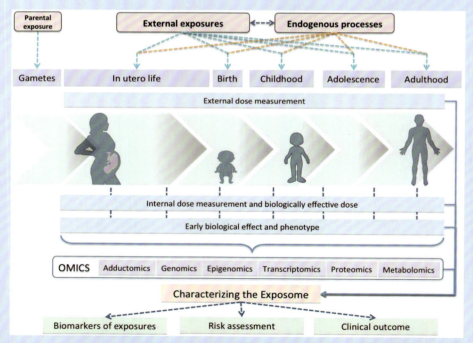

暴露组学包括一个人生命期间接受的每一个暴露。暴露来源于两大类：外部的和内部的。外部暴露包括不同的环境和生活方式因素（例如化学品、传染性病原体、饮食、烟草、酒精和社会经济因素）。内部暴露包括体内的过程（例如代谢、激素、炎症和肠道微生物）

断变化的环境因素，则需要不同的技术方法。然而，认识到所有这些因素都属于一个集合——暴露组学——它促进常用测量方法的开发，以及组织更好的、更系统的方式来评估暴露组学中的多种组分（如图所示）。

暴露组学的概念可以帮助推动研究的努力来改进暴露评估，并产生新的关于人类癌症的病因和预防的假说。如上图所示，每个人经历众多暴露，从子宫内生活开始，通过母亲，并贯穿整个生命历程（事实上，那些影响父母的精子和卵子的暴露也是相关的）。暴露来源于两大类：外部的和内部的（内生的）。外部暴露包括不同的环境和生活方式因素，如化学品、传染性病原体、饮食、烟草、酒精和疾病的社会决定因素。内部暴露包括体内的过程如代谢、激素、炎症和肠道细菌。这些可测量的暴露指纹特征表征着暴露组学。它们可以应用到实际中去，识别然后去除那些致癌性的暴露，或者去评估与之相关的癌症风险的大小，或用于某种癌症的早期临床诊断。

黄曲霉毒素与蛋白质（如白蛋白）和 DNA 相结合，形成加合物。血液样品中的黄曲霉毒素 - 白蛋白加合物水平可作为生物标志物来评估慢性暴露，而尿液中的黄曲霉毒素 -DNA 加合物则提供了一个短期的测量指标。因此，测量这些加合物已经成为公共卫生项目中针对检测和去除这种食品污染物的有效工具之一。

在 20 世纪 70 年代末和 80 年代，实验室测量暴露生物标志物的方法得到了迅猛发展，集中体现在 1988 年 IARC 综述文集《检测人类 DNA 损伤试剂的方法：癌症流行病学的应用和预防》的出版，其中有几篇出于 IARC 实验室的贡献。它让可靠地测量饮食、污染空气（室外或工作场所）、药物、酒精饮料等不同来源的潜在致癌物成为可能。鉴于科研界对这一领域的巨大兴趣，1978 ～ 1993 年 IARC 出版了一系列 12 卷技术书籍《环境致癌物：分析

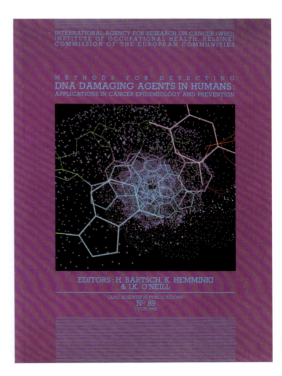

方法和暴露测量》，书中描述了用验证过的方法来分析化合物和混合物，包括从挥发性的亚硝胺到室内空气污染物（参见"标准和安全"）。

DNA 损伤

致癌分子与 DNA 的结合可能仅仅是导致 DNA 损伤的第一步，如果它们越过了重重的防御机制，就会对 DNA 结构产生永久性的损伤，小到一个简单的 DNA 碱基对的取代，大到染色体的重排。在癌症的发展中起关键作用的基因突变一直在不断地被发掘。

标准和安全

IARC 在实验室技术和致癌机制方面的专业知识为癌症社会团体提供了越来越多的宝贵资源。基于此，IARC 在测量致癌物质或相关的生物标志物方法的标准化方面发挥了重要作用。例如，本章中提到的关于 N- 亚硝基化合物的出版，在开始几卷中介绍了测量这一大类致癌物在不同类型样品中的化学分析流程。这种方法已扩展应用到其他致癌物，如氯乙烯中。

此外，IARC 支持了实验室对其分析的准确性和精密度的改进。一个典型的例子是有关真菌毒素样品检查的项目，即将那些已知真菌毒素水平的食物样本分发到世界各地实验室进行分析，随后研究者将他们所得的结果与其他中心的结果进行比较。后来，同样的方式也用在测量 DNA 损伤的 ^{32}P 后标记技术中，其中 DNA 标准标本由 IARC 提供，并在参与实验室中进行分析。

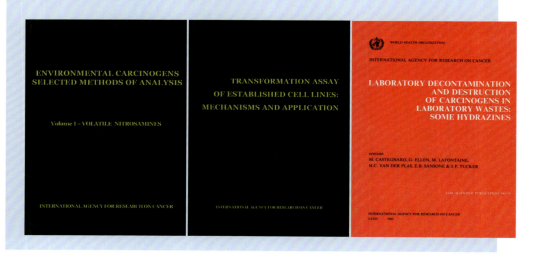

除了支持化学分析方法的验证，IARC 实验室的科学家们在不同的时间对用于短期测试致癌物的细胞转化试验提供评估，以及撰写动物肿瘤病理文本。这些出版物通常是继该领域的顶尖专家参与的国际研讨会之后，以 IARC 科学系列丛书的方式集卷出版。

随着癌症研究的扩展，实验科学家们和从事化合物操作的工作人员暴露于致癌物的潜在风险引起了关注。因此，IARC 出版了《实验室废物中致癌物污染处理及销毁》等一系列的实验室手册，为安全处置废弃物提供了明确的指导。该系列丛书涵盖了许多不同致癌物质，其中包括多环芳烃、黄曲霉毒素、肼、芳香胺和卤代醚等。

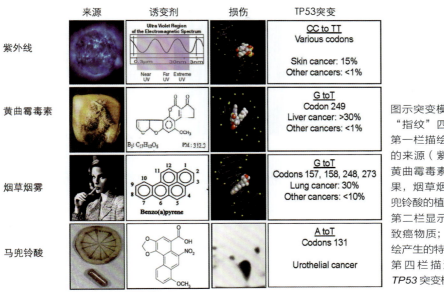

图示突变模式及癌症"指纹"四个例子。第一栏描绘了致癌物的来源（紫外线，被黄曲霉毒素污染的坚果，烟草烟雾和含马兜铃酸的植物产品）；第二栏显示所含有的致癌物质；第三栏描绘产生的特定加合物；第四栏描述特定的 *TP53* 突变模式

TP53 是一个肿瘤抑制基因，通过 p53 蛋白作为细胞的大门守护者，遏制一系列促进肿瘤过程，来保护细胞的完整性。因突变导致的 *TP53* 失活是致癌途径中重要的一步，这种突变发生在所有癌症中，发生频率从 5% 至 90%。在一些情形中，这些突变分散在整个 DNA 序列，而其他情形则集中在几个突变热点上。

IARC 科学家们率先开展了关于 *TP53* 突变模式的研究，并认识到它们可用作指纹来显示过去暴露于某种环境致癌物的潜在价值。据鲁杰罗·蒙特萨诺（Ruggero Montesano）所述，关键问题是要将实验室和在人群水平上工作连接起来："在实验室里有很多事情要做，这是一个新的项目，需从头开始来开发，用于测量突变的技术，为了能够适用于成千上万的人，这项技术必须相对简化……

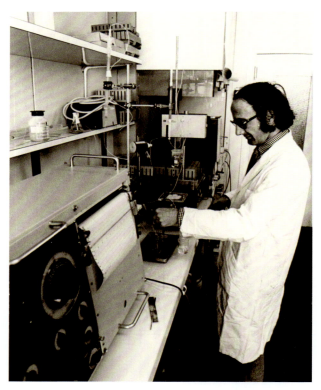

鲁杰罗·蒙特萨诺于 1970 年加入 IARC，图示为他在实验室中。30 年来，他负责致癌机制在几个具体研究领域的发展。他一直注重如何将机理与应用在大型人群中可行的调查相连接

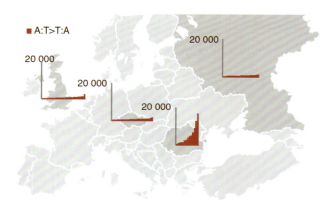

四个国家的透明细胞肾细胞癌患者的肿瘤样品中基因突变模式。小图中竖栏表示每个样品中 A：T＞T：A 的突变数量（总数量为 2 万）。这些突变包括腺嘌呤-胸腺嘧啶碱基对（A：T）到胸腺嘧啶-腺嘌呤碱基对（T：A）的改变（颠换）。来自罗马尼亚的一位患者表现出一个意外的高频率的 A：T＞T：A 颠换，这与马兜铃酸暴露的结果相一致

我们设定的目标不是去发现如何'治愈癌症'，而是要了解癌症的自然过程，通过研究环境中特定的并可以避免的因素所引起的突变，如黄曲霉毒素对肝癌的作用。"随后这些分析扩展到测量肝癌病例的血清样品中一个常见的由黄曲霉毒素引起的在 TP53 基因在 249 位密码子上的突变，这一应用证实了通过非侵入性的分子测试来发现早期癌症在理论上是可行的。在 IARC，莫妮卡·霍尔施坦（Monica Hollstein）开发了一个 TP53 数据库，目前收录了发表在科学文献上的所有 TP53 的变化（p53.iarc.fr）。该数据库包括了肿瘤中发生的 3 万多个突变，并伴有肿瘤特征的详细注解。

癌细胞中的暴露指纹

TP53 突变模式只是一个例子，显示如何通过审查癌细胞中基因变化的复杂图谱来追溯环境暴露。最近，IARC 科学家研究了来自捷克共和国、罗马尼亚、俄罗斯联邦和英国 4 个国家的肾脏肿瘤样本。全基因组分析显示出特定类型突变频率在国家之间存在着显著性差异。来自罗马尼亚的样本表

现出极高的基因突变频率，表明该国肾癌可能是由特定的环境暴露引起的。一个很可能的因素是马兜铃酸（aristolochic acid）。这种化学物质存在于一些草药和减肥制剂中，是一种已知的致癌物。马兜铃酸也是巴尔干（Balkan）的一些地区常见肾疾病的病因，它表现出了与罗马尼亚肾癌标本中相同类型的突变。

各种类型的暴露指纹是广阔的分子流行病学领域中的一个重要组成部分（参见"分子流行病学"）。

分子流行病学

在流行病学研究中，通常大部分信息是通过问卷调查来收集的，如查询这些个人特性如性别、年龄、文化程度、饮食和烟草使用等。在流行病学研究中采用直接的人体测量数据，也有很长一段历史，特别是在 19 世纪下半叶，自从动物和人类机体中分离出致病细菌成为可能以来。暴露于微生物后的免疫标志物，以及血液胆固醇和血脂的测量在心血管流行病学研究中已经使用几

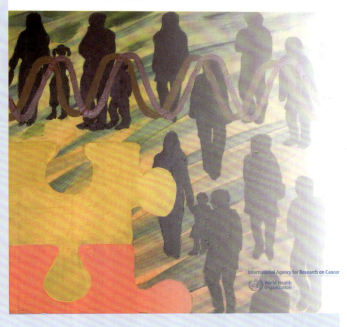

N°. 163

MOLECULAR EPIDEMIOLOGY: PRINCIPLES AND PRACTICES

EDITED BY NATHANIEL ROTHMAN, PIERRE HAINAUT, PAUL SCHULTE, MARTYN SMITH, PAOLO BOFFETTA AND FREDERICA PERERA

International Agency for Research on Cancer

World Health Organization

十年了。然而，兴起的分子生物学极大地放大了生物特性这个尺度，从暴露指纹到基因和基因产物，都能够有效地融入癌症和其他疾病的流行病学研究。这种在规模上的增长需要开发新的统计方法和生物信息学工具来管理和阐释所产生的大量信息。

2011 年 IARC 发表的《分子流行病学：原理与实践》是 25 年前已经开始的工作的延续；在 1986 年 IARC 便开设了"流行病学家的分子生物学"课程，紧跟着举办了几期 IARC 分子流行病学课程（参见"癌症研究

人员的教育和培训"一章）。在这本方法学的教科书中，来自 IARC 和世界各地研究机构 60 多位科学家呈现了一个有关分子流行病学现状的综合性调查结果——一个广义上的定义，包括在流行病学研究中使用的对任何种类的生物分子的测量，小到钠或钾离子，大到大型的结构分子如 DNA 或蛋白质。分子流行病学是当今转化医学研究的主要手段，着重于将基础研究成果转化为服务于临床实践和公共卫生的工具。

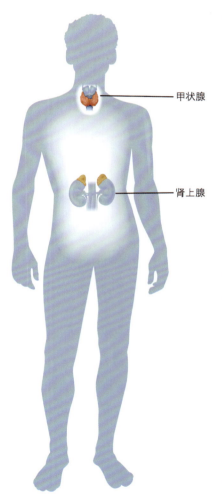

甲状腺

肾上腺

多发性内分泌腺瘤 2A 型（MEN2A），
癌症发生在激素分泌器官甲状腺和肾上
腺上

基因和癌症

癌症一直被定义为一种基因疾病，因为基因的改变是将一个正常细胞转化为癌细胞并能增殖发展到临床癌症这一过程中的关键步骤。然而，当特殊的基因变异体发生在父母的生殖细胞（精子和卵子）时，此突变基因也会诱发癌症。例如，一种罕见的 *TP53* 遗传突变，作为显性基因由父母传递给后代，使得后代面临一个或多个器官（乳房、软组织和骨、脑和骨髓）中发生癌症的风险极高。

自从生物技术首次允许直接探测可遗传的基因变异体，IARC 就已经开展了关于癌症易感性基因的研究。优先考虑的是那些在家庭内部经常发生的且频率增加的癌症。其目的是为了更好地理解癌症易感性的生物学基础，以及通过识别该家族内个体的风险，来提供遗传咨询。一个早期的例子是被称为"多发性内分泌腺瘤 2A 型"（MEN 2A）的遗传疾病，每 2.5 万人中有 1 人受其影响，其肿瘤发生在甲状腺和肾上腺上。

为了在极早期检测到并消除这种与 MEN 2A 相关的癌症，在那些携带相关基因变异体的癌症患者的亲戚中，定期筛查肿瘤的变化是非常重要的。20 世纪 80 年代后期，在法国 IARC 的一个合作研究，确定使用三种 DNA 标记物方法，在年轻时就能够确定携带可能会有高风险

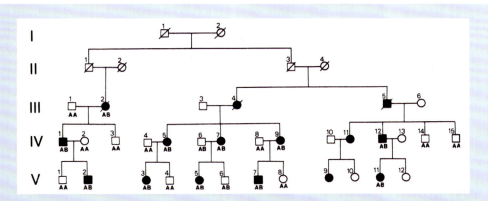

图示多代家庭成员受 MEN 2A 影响的示例。圆圈表示女性，方块表示男性；实心符号显示受影响的个人；斜线表示过世者；字母代表个人遗传变异体的组合（进行了 DNA 标记的测试，并用来提供遗传咨询）。例如，受试者 V-1 是一个 15 岁男孩（还）没受到该疾病影响。测试已证实，突变导致 MEN 2A 与父亲的 B 变异有关。虽然 B 变异体被传递到受试者 V-2 中，受试者 V-1 只有 A 变异体，因此可以合理确信，他肯定不会患这种疾病

基因版本的人。在美国，使用类似的方法对五个大家庭遗传性乳腺癌和卵巢癌的易感性进行了研究，最终确定对易感性负责的基因变体是位于 17 号染色体上的一个区域。

在癌症（特别是乳腺癌）高发病率的家庭中，对家庭成员进行 DNA 分析在快速翻增。因此，在 1989 年 11 月，IARC 召开了一个关于"乳腺癌的遗传性关联研究"的国际研讨会，严格审查这些研究的方法学问题，并审议那些已经获得的结果的有效性。为了加快探索对遗传性乳腺癌诱导基因的步伐，IARC 推出了一个网络平台，它将参与的科学家们所提交的数据

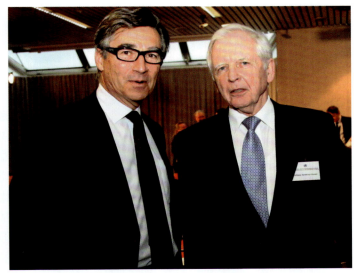

在 IARC，吉尔伯特·勒努瓦（左）将病毒致癌性研究与遗传性癌症项目的启动和发展相结合。在里昂大学担任医学遗传学的教授职位后，他成为巴黎古斯塔夫·鲁西研究所的科学主任。图示为勒努瓦与诺贝尔医学奖得主哈拉尔德·祖尔·豪森（Harald zur Hausen）在 2009 年 IARC 授予楚尔·豪森和努比亚·穆尼奥斯（Nubia Muñoz）荣誉奖章之际，表彰他们对人类乳头瘤病毒引起宫颈癌的发现

进行格式化、概括并再返回给数据贡献者。吉尔伯特·勒努瓦（Gilbert Lenoir）与英国剑桥的布鲁斯·庞德尔（Bruce Ponder）一起促成了这项举措。勒努瓦指出，IARC 处在进入遗传流行病学这个新领域的一个理想位置，因为该机构有过组织大型国际合作的经验，需要在世界各地成功地收集有足够数量的受罕见遗传性癌症影响家庭的信息。勒努瓦说，IARC 的形象是这样的："它是一张可以打开任何大门的名片，因为它与世卫组织的关系使得一切事情成为可能。例如，要建立一个新的合作，只要寄出一封提及 WHO / IARC / 里昂的信函就足够了，并且你总会收到回复，但是如果这信是从另外一所院校发出去的，就不能保证会有结果了。"

IARC 具有的技术实力、丰富的经验以及在世卫组织的地位这些组合优势，直到现今一直维系着 IARC 在国际遗传流行病学上开拓者的角色。这个领域的研究重点已经从罕见的遗传变异体诱导极高的癌症风险（如发现一小部分乳腺癌是由不常见的 *BRCA1* 和 *BRCA2* 基因引起的），转移到常见的遗传变异体，每个变异都有可能导致癌症风险上的微小增加。最近 IARC 协调了一项探索全基因组的研究（全基因组关联分析，GWAS），已经确定了几个遗传变异体与肾癌、上呼吸道癌、消化道癌和肺癌的因果关系。当将五个独立研究中超过 4000 例肺癌患者和 7000 例对照组［包括欧洲癌症和营前瞻性研究（EPIC）和 IARC 的中欧肺癌研究］的证据合并时，发现位于 15 号染色体长臂的遗传变异体与增加的肺癌风险相关联。

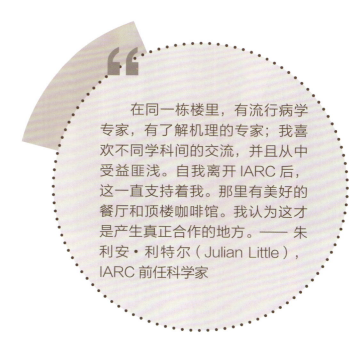

在同一栋楼里，有流行病学专家，有了解机理的专家；我喜欢不同学科间的交流，并且从中受益匪浅。自我离开 IARC 后，这一直支持着我。那里有美好的餐厅和顶楼咖啡馆。我认为这才是产生真正合作的地方。—— 朱利安·利特尔（Julian Little），IARC 前任科学家

表观遗传学

表观遗传学是在细胞生物学，包括癌症生物学中一个新兴的迅速发展的研究领域。表观遗传学涵盖所有的从一代细胞传递到下一代的基因表达上变化的研究，但不涉及 DNA 序列本身的变化（如突变）。表观遗传学的出现挑战了只有那些编码在 DNA 序列上才具有遗传特征这一法则，同时它也开辟了一个广阔的研究领域，

即由环境暴露引起的可以遗传的表观遗传变化，这为暴露导致癌症发生机制的研究开辟了新的途径。

正如基因突变的研究，IARC 实验室正在开发从循环的血液中检测到微量肿瘤 DNA 表观遗传改变的方法。将这些复杂的测试方法应用于流行病学研究中收集到的并储存好的生物样品成为现实。早期的研究表明了不同饮食是如何导致那些与乳腺癌发展相关的表观遗传的改变。

生物学机制

肿瘤发生的生物学机制的研究往往注重从基本的生理和病理方面来阐明流行病学上的发现。这种基于流行病学的关联来探求其生物学合理性的研究方法，已应用于多种致癌物。例如，《石棉的生物学效应》，IARC 第一批科学出版物之一，它的共同作者帕维尔·博高夫斯基（Pavel Bogovski）参与了探索不同类型石棉纤维的物理和化学特性与它们的致癌性之间关系的实验。更一般地说，用细菌来测定化合物的致突变方法已经发展成为鉴别突变性致癌物的快速工具。这类关于机理方面的信息一直支持着鉴定环境中致癌物的这个项目（参见"人类环境中的

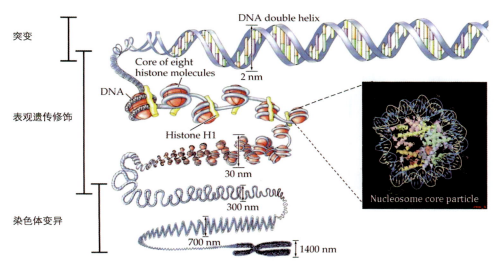

可被突变修饰的 DNA 双螺旋结构，被折叠成较大的核小体，那正是表观遗传变化的目标所在。核小体链依次折叠，并包装成更大的染色体结构，它们会因更大的变异而改变。单位为纳米（nm）

致癌物"一章）。

许多年，IARC 高度重视 N- 亚硝基化合物的研究。自 20 世纪 50 年代以来，就已知这些化合物在多种实验动物中的强致癌性。然而，一大批悬而未决的问题是有关它们在人类环境的测量、分布和来源，以及在人类癌症中的实际作用。N-

亚硝基化合物引起极大关注的部分原因是此类化合物中的不同成员在啮齿类动物实验中表现出对多器官的致癌性。为了跟上最新进展，IARC 于 1969 年组织了一个国际会议，并以其科学出版物系列发表了会议期刊，并在接下来的 20 年中，每隔两年一期，总共发表了 10 册有关 N- 亚硝基化合物的专刊。

与此同时，IARC 实验室开始着手解决内源性生成 N- 亚硝基化合物这个新问题：它们不仅被发现存在于环境中（通常在微量），如在一些食品、烟草烟雾和污染的空气中，而且更重要的是，也会由前体分子——硝酸盐和亚硝酸盐在身体内形成，这些盐广泛存在于饮用水中。1981 年，赫尔穆特·巴奇（Helmut Bartsch）和大岛浩（Hiroshi Ohshima）报道了一种简单可靠的非侵入性的试验，即通过口服能捕捉亚硝基化试剂的脯氨酸，它们形成 N- 亚硝基脯氨酸（N-nitrosoproline），在尿液中该化合物的含量能够准确地测量。该测试能够用来探索在人体内形成 N- 亚硝基化合物的能力，该内源形成的化合物有可能占了个人暴露于这类化合物总量的一半以上。该试验广泛应用在流行病学研究中，包括一个在中国跨越 69 个县的内源性亚硝化的评估，并与食道癌死亡率相比较。基于一个基本的化学知识可推知，维生素 C（亚硝化反应的强抑制剂）的摄取能够降低内源性亚硝化程度。

20 世纪 80 年代中期，IARC 科学家们是最早一批报道曾在实验动物中观察到的 N- 亚硝基化合物诱导的 DNA 加合物，其在人体组织中也可以检测到。这些结果是来自中国林县食道癌的研究。与主要的致病因子幽门螺杆菌感染一起，N- 亚硝基化合物也表

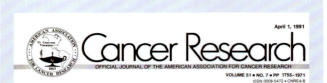

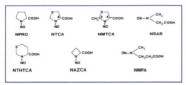

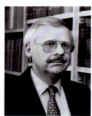
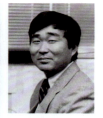

1991 年 4 月期《癌症研究》在杂志封面上特别介绍赫尔穆特·巴奇和大岛浩，展示了他们开发的一个简单的、敏感的、非入侵式的测定人体内源性亚硝基化的方法。20 世纪 70 年代初至 90 年代初，巴奇（左）在 IARC 从事研究。然后，他成为在海德堡的德国癌症研究中心毒理学和癌症风险因素分部的部门负责人。大岛浩（右），东京渔业大学研究生，于 1979 年加入 IARC 并于 2006 年转入日本静冈大学营养与环境科学研究生院

现出与胃癌相关联。这一发现来自于早期的 IARC 实验室研究和最近 EPIC 团队的结果（参见"营养、代谢和癌症"一章）。在含有红肉和加工肉类食品中，由硝酸盐和亚硝酸盐生成的 N- 亚硝基化合物可能与大肠癌有因果关系；而那些微生物感染人体后产生内源性 N- 亚硝基化合物可能在膀胱癌和胆道癌的发生中起到一定作用。

N- 亚硝基化合物与 DNA 结合后形成的加合物如果没有被修复，则可能诱发突变，这是正常细胞转化为癌细胞重要步骤。DNA 修复是一种防御机制，识别并修复 DNA 损伤来维持遗传密码的完整性。IARC 实验室已进行了大量 DNA 修复过程的研究。实验动物长期（不是急性）暴露于 N- 亚硝基化合物表现出 DNA 修复能力（切除损伤的 DNA）的增强，这是生物体对致癌物质的适应性防御反应。DNA 的损伤反应在遗传性疾病中，如共济失调毛细血管扩张症（Ataxia telangiectasia），也进行了相关研究。在这种疾病中，修复过程在遗传上受到损伤，因此受影响的人将有易患癌症的倾向。

DNA 初始损伤和相关的突变发生后，导致癌症的下一步涉及逐步增加的无序生长的能力和细胞增殖。在正常组织中，细胞间通过不停地通讯以及互动，来协调和保持适当的功能。细胞之间的通讯是通过间隙连接（gap junctions）来调节的，它们有特殊的结构，允许化学信息从一个细胞传递到另一个细胞。山崎宏团队对细胞 - 细胞间通讯机制的干扰进行了大量的研究，同时他还是 1988 年 IARC 出版的《细胞分化、基因和癌症》一书的主编之一。对山崎来说，一个关键问题是如何将基础研究与 IARC 的癌症预防这一任务相结合："最具挑战性的事情是既要满足自己在基础研究中科学喜好，并且还要遵循 IARC 在公共卫生的任务。作为一位实验科学家，对我来说，紧跟癌症研究前沿很重要。同时，考虑到 IARC 是一个公共卫生研究所，它的任务是预防癌症，这也很重要。平衡这两个因素，相当具有挑战性。我试着用几种方式来平衡它们：第一，我获得很多竞争性经费支持我的基础研究；第二，用我的基础研究知识，为 IARC 专论项目做

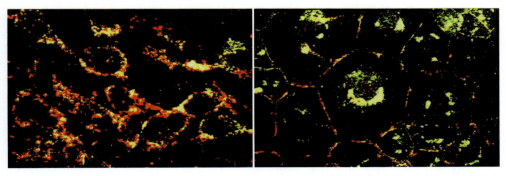

细胞间隙连接通讯是由一种被称为连接蛋白（connexins）分子介导的。在显微镜下，这两种类型的连接蛋白在细胞培养中表现出绿色和红色的荧光（左图）。当细胞浸泡的液体介质中钙浓度从低向高改变时，连接蛋白迁移到细胞膜（右图），改变细胞 - 细胞的通讯能力

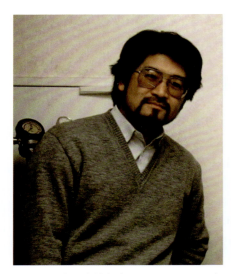

近 20 年，山崎宏（Hiroshi Yanasaki）带领 IARC 的研究项目研究在正常组织中，确保有序运作的细胞间通讯机制，以及关于致癌物是如何干扰或破坏这种沟通的

贡献；第三，我将基础研究应用于分子癌症流行病学。"

在人体内的某些组织中，其细胞增殖也可能受激素的影响。利用 EPIC 研究的生物样本（参见"营养、代谢和癌症"一章），已经开展了探求激素在癌症诱发过程中的作用这一系列研究。大多数的分析测定是在 IARC 实验室中进行的，这些检测方法已经过改进来适应大规模流行病学研究的要求。已经进行的癌症研究主要集中在前列腺、甲状腺、结肠、卵巢和乳腺。这些研究澄清了先前研究中涌现出的混乱局面，结果显示雄激素和雌激素而不是孕酮激素水平的升高会增加患乳腺癌的风险。另一项研究发现，妇女绝经后，体内调节细胞增殖的胰岛素样生长因子 I 的水平较高，有可能增加受体阳性乳腺癌的风险，但不影响受体阴性乳腺癌（另外一个主要亚型）的风险。正如这些例子所示，以实验室为基础的代谢和激素因素的研究，有利于发现导致癌症的特定途径，这样癌症有可能通过药理学方式得以控制（化学预防）。

疾病的预报因子

癌症相关的大多数生物学过程可以从两个角度进行研究："上游"（upstream）方法考虑癌症病因的直接或远程证据，可以是基因或环境引起的；"下游"（downstream）方法则识别癌症预测指标，癌症发生的可能性，或者发生的过程，以及现有癌症的结果。虽然大多数 IARC 以实验室为基础的研究一直被"上游"的方式所主宰，通过避免这些因素来达到预防癌症的最终目的，但是"下游"方面的工作在 IARC 也已经开展。

保罗·克雷休斯（Paul Kleihues）和大垣浩子（Hiroko Ohgaki）开展的分子病理学研究集中在从生物学方面以及最相关的患者的临床外观上来改进脑肿瘤的定义和分类。举个例子，下图显示分子指标的复杂模式是如何将胶质母细胞瘤——人类中最常见且最具侵袭性的脑肿瘤——区分为不同亚型，它们表现出明显不同临床持续时间，从几个月到数年。

另外一个有前景的探索途径是有关 microRNA 的研究，它们是参与调节蛋白质合成的 RNA 小分子。最近，IARC 的研究表明，肺癌细胞会分泌 microRNA

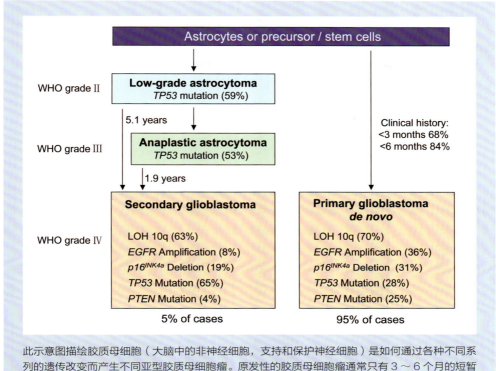

此示意图描绘胶质母细胞（大脑中的非神经细胞，支持和保护神经细胞）是如何通过各种不同系列的遗传改变而产生不同亚型胶质母细胞瘤。原发性的胶质母细胞瘤通常只有 3～6 个月的短暂临床病史。次生的胶质母细胞瘤在临床上则可能持续数年

到血液中，使这些分子能成为肿瘤早期诊断的潜在工具。

对于疾病预测因子的研究，再一次证明了 EPIC 研究的生物样本是最合适的资源。最近发表的以 EPIC 为基础的研究发现，在后来发展为慢性淋巴白血病的受试者中，预诊断中免疫球蛋白 E 水平显著较低。

最近采用新一代生物标志物的研究巩固了这一更为普遍的观点：持续的跨学科研究方式，对于了解癌症的原因以及如何预防癌症有着极大的贡献。

第十章
病毒和疫苗

人类有哪些癌症是由病毒引起的呢？在 20 世纪 50 年代末，鉴于当时几种动物中的证据已表明一些癌症是由病毒引起的，提出这个问题是完全合理的。第一个证据来自佩顿·劳斯（Peyton Rous）1910 年关于鸡体内肉瘤的开创性实验（56年后获得诺贝尔奖）。自 20 世纪 30 年代以来，这种由病毒引起的肉瘤在兔子、小鼠、青蛙、小鸭、火鸡和珍珠鸡中都有发现。其他的研究还发现了致癌性病毒具有在物种间传播的可能性。关于病毒引起人类癌症这个问题的第一手资料是来自非洲。

> "
> 在 1978 ～ 1979 年，我正在做论文，盖伊·德特（Guy de Thé）和吉尔伯特·勒努瓦（Gilbert Lenoir）正在做伯基特淋巴瘤方面的研究工作。正是在那期间，癌症的转移性已被确定，致癌机制开始逐渐被理解。我们在 IARC 会见丹尼斯·伯基特（Denis Burkitt）好几次。那是一个非常密切的合作。——蒂埃里·菲利普（Thierry Philip），IARC 长期合作者

伯基特淋巴瘤

第一篇关于被称为伯基特淋巴瘤（Burkitt lymphoma）这种恶性肿瘤的报告发表于 1958年（参见"在东非伯基特淋巴瘤的发现"）。随后很快就开始了对其可能病因的查找，这导致了在 1964 年对疱疹家族中一种新型病毒的鉴定，并以其发现者的名字将其命名为 EB 病毒（Epstein-Barr virus，EBV）。EBV 是一种 DNA 病毒，具有多种特性，比如，在大多数国家，人们早年都会不

经意被它感染；后来证明它是传染性单核细胞增多症（infectious mononucleosis）的罪魁祸首，这种疾病在青少年和青年人中最为常见；并且在实验室里，它能使细胞无限生长，因此成为了一种用来建立"不死亡"淋巴细胞系的工具。从最早开始，IARC 便参与了关于伯基特淋巴瘤的研究。IARC 致力于抗 -EBV 抗体测量方法的标准化，以及开展血清学调查来检测 EBV 在东非的存在状况。1972 年，IARC 启动了一项在乌干达西尼罗河区 5 个县郡进行的大规模前瞻性研究（参见"IARC 在乌干达西尼罗河区的前瞻性研究"）。

1972 年 IARC 科学出版物系列的第二卷，《肿瘤生成和疱疹病毒》记载了 IARC 在癌症和疱疹病毒这一更广泛领域中感兴趣的研究。这些病毒，特别是 EBV，可能参与除伯基特淋巴瘤以外的其他癌症的发生，这是因为鼻咽癌——中国人群中一种常见肿瘤——的病例中也发现了升高的抗 -EBV 抗体的浓度。

在东非伯基特淋巴瘤的发现

自从第一批医生代表团来到非洲，早已悉知多种儿童肿瘤在这热带非洲地区特别常见。一位正在乌干达实习的爱尔兰"丛林外科医生"丹尼斯·伯基特（Denis Burhitt），论述道"描述单棵树的特征和识别树林的构建是有明显区别的：树林是多棵树相互依存的总和"。于是他意识到"发生在孩子身上不同器官部位的多种肿瘤，在患者个体内有相互关联的倾向。对在不同的部位，如上颌骨、下颌骨、甲状腺、卵巢、肝和肾同时发生肿瘤这个问题，需要合理解释，并建议它们有一个相同的起源。这种临床分布显然排除了因单一的原发性肿瘤引起的不同寻常癌症转移的可能性；多灶性肿瘤这一另类解释似乎更容易被接受"。

在临床鉴定后不久，组织学确认这

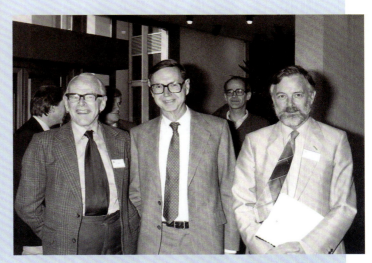

丹尼斯·伯基特（Denis Burkitt）（左）与 IARC 前工作人员格雷戈里·奥康纳（Gregory O'Conor）（中）以及病理学家丹尼斯·赖特（Dennis Wright）在 IARC 关于"伯基特淋巴瘤"会议期间的一个招待会上

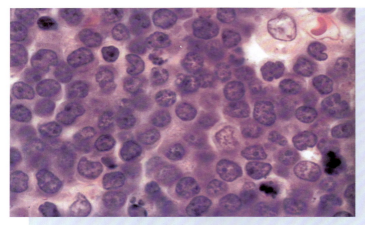

图示伯基特淋巴瘤的典型组织学外观。肿瘤细胞的大小和形状均一，易于染色，偶尔伴有"星空"式样（图右上角）的良性大细胞，这些细胞吞噬了死亡的肿瘤细胞的残片

些不同部位的肿瘤都是一种单一增生的一部分，即源于淋巴样B细胞的一种恶性淋巴瘤。这种新近描述的癌症以伯基特名字命名。后来这些病例在非洲其他地方也有记载。今天，已经明确伯基特淋巴瘤的发生表现为三种情形：在赤道非洲，它是那里最常见的儿童恶性肿瘤；会发生在世界所有的其他地方，但它是一种罕见肿瘤；与艾滋病毒/艾滋病相关联。

IARC 在乌干达西尼罗河区的前瞻性研究

这项前瞻性研究是由 IARC 科学家盖伊·德特（Guy de Thé）和安东·戈塞（Anton Geser）实地指导的。1972～1974 年，在乌干达西尼罗河区选取 5 个县郡，采集了来自居住于当地 0～8 岁儿童，约 42 000 份血清样本。1979 年的内乱使得该项研究不能继续鉴定这些儿童中的伯基特淋巴瘤病例。截止到那时，只记录了16 份病例。

每个病例的血清样品都进行了 EBV 感染测试，即测定抗-EBV 的抗体浓度，同时测定了后来随访中的与他们具有相同性别和年龄，但没有发

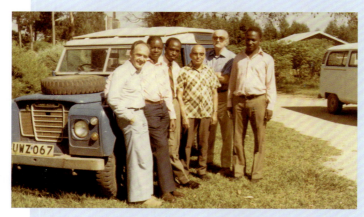

盖伊·德特（最左边）与乌干达的实地研究小组在一起，包括 IARC 流行病学家安东·戈塞（左起第五位）

展为伯基特淋巴瘤的 5 名对照儿童的血清样品。在大多数比较中发现，患伯基特淋巴瘤儿童的抗体浓度高于其匹配的对照组。这一结果为非洲 EBV 对伯基特淋巴瘤的因果关系的研究，提供了清楚流行病学证据。另外，这项研究结果还被以下研究证实：在整个西尼罗区 53 例伯基特淋巴瘤中，51 例的肿瘤细胞中发现有 EB 病毒颗粒存在；而在其他肿瘤病例中，却无一例存在 EBV。

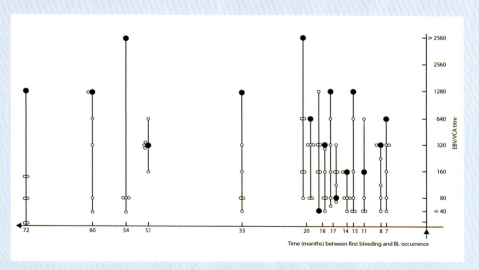

在大多数比较中，抗 EB 病毒病毒衣壳抗原（EBV/VCA）的抗体水平在伯基特淋巴瘤（BL）病例中（实心圆）明显高于其匹配对照（空心圆）

在地处赤道的非洲，EBV 对伯基特淋巴瘤起主要作用的证据是来自于乌干达西尼罗河区的调查。与此同时，伯基特淋巴瘤在非洲以外其他大陆也有零星报道，但是在那些病例中，肿瘤细胞中发现 EBV 并不常见。在 1985 年由 IARC 第 60 号科学出版物《伯基特淋巴瘤：一个人类癌症模型》中，正如其中许多论文所强调的，EBV 与其他辅助因子一起作用：在赤道地区的病例中，很可能因疟疾感染而使免疫能力受损；在其他区域的病例中如鼻咽癌，还存在多种其他辅助因素。

IARC 实验室在继续研究 EBV 的作用机制以及其与辅助因子的相互作用。最近研究表明，吸烟和一些基因变异体等因素与鼻咽癌相关。此外，一些最近结果也指出 EBV 和黄曲霉毒素之间可能存在相互作用：在伯基特淋巴瘤经常发生的非洲地区，黄曲霉毒素是已知的地方性致癌物（参见"人类环境中的致癌物"一章）。负责 IARC 专论第 100 卷工作组评估为：有足够的证据表明 EBV 对几种肿瘤的致癌性，它们分别是伯基特淋巴瘤、霍奇金淋巴瘤、非霍奇金淋巴瘤以及鼻咽癌。20 世纪 70 年代末在坦桑尼亚，IARC 进行了一个关于疟疾作为伯基特淋巴瘤病因的一个辅助因子的研究。2012 年，IARC 专论第 104 卷的工作组将由恶性疟原虫（存在于高度流行地区的寄生虫）感染而引起的疟疾，划分为人类的很可能致癌物。

IARC 的科学家对 EBV 的最初关注也促进了对发展中国家中妇女最常见的肿瘤——子宫颈癌症的研究。很显然，该肿瘤与感染因素有关。一些研究记录了该肿瘤和女性性伴侣的数量或其丈夫相关。正如理查德·多尔（Richard Doll）和理查德·皮托（Richard Peto）在 1981 年写道："现有的证据强有力地提示该疾病的主要原因之一是在性交时性伴侣之间传递的一种作用物，很可能是一种病毒。"在 IARC 及其他实验室，对患者的血清样品以及宫颈癌细胞进行 EBV 测试，但结果令人失望。这些调查指出需要扩大搜索相关的具有感染性的作用物，该工作从其他已知的可通过性传播的疱疹病毒开始。

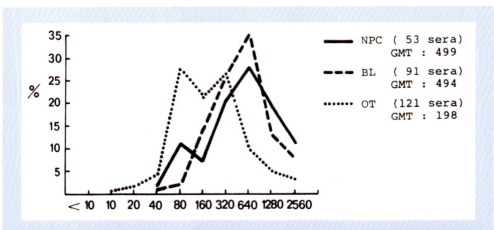

横轴数字表示针对 EB 病毒抗体的不同水平，纵轴表示受试者具有该抗体水平的百分比。与其他癌症（OT）的受试者相比，高浓度的 EBV 抗体以较大百分比发生在患有伯基特淋巴瘤（BL）或鼻咽癌（NPC）的受试者中。GMT，几何平均滴度（geometric mean titre）

场景一 ——人类乳头瘤病毒和癌症

在 IARC，宫颈癌的研究进展表现为两个相互交织的发展过程：实地流行病学研究以及定期穿插着关于这种癌症的病因所累积的证据（包括来自 IARC）的综合分析。1989 年一份 IARC 科学出版物已经概括了研究方向上的变化，即从对疱疹病毒的无结果的努力到关于人乳头瘤病毒（HPV）作用的这一有希望的探索（参见 "1989 年：宫颈癌和感染 ——诸多不确定性中越来越多的证据"）。几个实验室在理解某些类型 HPV 能够将正常细胞转化为癌细胞的分子机制方面取得了相当大的进展。然而，链接 HPV 与宫颈癌的流行病学研究仍然滞后。

正是在这个时，IARC 发挥了关键性的作用；主要通过宫颈癌的病例 - 对照研究，即在哥伦比亚和西班牙进行的宫颈癌病例以及随机挑选的对照组人群的研究。哥伦比亚的宫颈癌发生率是西班牙的 8 倍。使用宫颈拭抹样本中的细胞来测试 HPV DNA 的存在。在这两个国家，来自入侵性癌症（即晚期）病例的细胞中 HPV 阳性百分比比来自对照者细胞的要高得多，并且该结果是不依赖于妇女性生活是否活跃这一因素的。

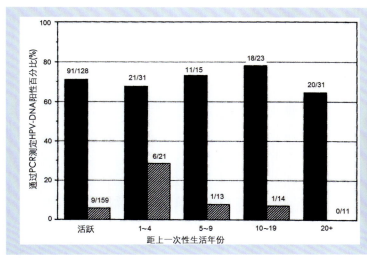

宫颈细胞中人乳头瘤病毒（HPV）DNA 是通过聚合酶链反应（PCR）来测定的。在宫颈癌病例中（黑色柱）HPV DNA 阳性检测出的妇女的百分比远高出对照组（灰色柱），且与上一次性生活的时间无关

IARC 另一项研究也是在哥伦比亚和西班牙进行的，即针对轻度的宫颈癌（原位癌）病例研究。同样，与对照组相比，显著增多的 HPV 阳性发现在癌症病例中。无论处于早期阶段（原位癌）还是在后期（入侵性癌症），HPV 和宫颈癌之间都存在很强的相关性，这表明 HPV 感染是先于肿瘤的整个发展，因此增强了病毒是作为病因而不是"乘客"的证据。

1989 年：宫颈癌和感染——诸多不确定性中越来越多的证据

IARC 第 94 号科学出版物《人类乳头瘤病毒和宫颈癌》出版于 1989 年。该书前言简要地总结了当时的研究趋势是如何演化的："虽然宫颈癌和性行为之间关联的证据已经存在了一个多世纪，但性传播感染因子的因果作用还没有被证实。在过去 20 年，注意力集中于单纯疱疹病毒 2 型（HSV 2）作为主要病因，尽管近期的研究倾向于摒除这种关联，但是还不能排除这

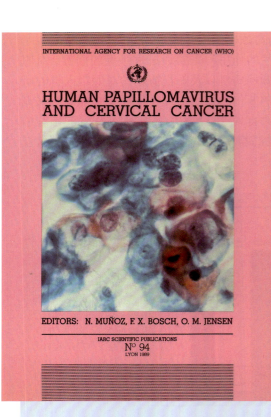

种病毒可能起到的作用。仅仅是在最近才有可能清楚地区分在免疫学上紧密相关的 HSV1 的抗体和 HSV2 型的特异性抗体，但是这个新方法还没有应用到大规模的流行病学研究中。"

同时，注意力已经转移到将某些类型的人类乳头瘤病毒（HPV）作为主要病因候选者。大约六年前，HPV DNA 在细菌中的克隆以及常规使用的多种杂交方法上的发展，使得评估这类特殊的 HPV 暴露成为可能……鉴于关于 HPV 在宫颈癌中的作用，以及在我们进行自己的流行病学研究中对面临实际问题的争论，我们决定召开一个小型的多学科会议，来审慎地评估所有可利用的有关 HPV 和宫颈癌的流行病学证据，并来确定那些有必要进一步开展流行病学研究的领域。"

该卷最后以一个鼓励性的，但更是谨慎的注释来总结："人们期望当前流行病学研究能够提供明确的证据来表明 HPV 和宫颈癌之间的关联（IARC 年终报告，1985 年，57 页）。但目前可利用的数据，尽管是提示性的，但还不允许进一步推断因果关系。在这一领域开展研究的流行病学家应该与分子生物学家和临床医生建立密切合作，以便最大程度地利用这些来自生物学和医学各个分支的最新研究进展。"

　　在 IARC 1989 年出版《人类乳头瘤病毒和宫颈癌》的 6 年后，有关 HPV 和宫颈癌的普遍观点已经发生了根本性的改变。IARC 专论第 64 卷《人类乳头瘤病毒》的工作组得出如下结论：有足够的证据表明 HPV 16 型和 18 型——感染宫颈细胞的两种最常见亚型的致癌性。2008 年，哈拉尔德·祖尔·豪森（Harald zur Hausen）在海德堡的实验室发现了关于 HPV 致癌性的关键实验证据，并因"发现了人类乳头瘤病毒导致宫颈癌"而获得了诺贝尔奖。一些关键的流行病学证据表明某些类型 HPV 的确能导致人类宫颈癌，这些成果使 IARC 在这方面研究的领衔科学家努比亚·穆尼奥斯（Nubia Muñoz）在世界各地享有盛誉。

场景二——人类乳头瘤病毒和癌症

HPV 导致宫颈癌这一明确定论，为癌症预防或通过早期诊断和治疗来控制这一癌症的研究开辟了全新的视角。在 20 世纪 90 年代，采用 HPV 病毒样颗粒来生产预防性疫苗的科学依据已经建立。从 2006 年开始，获准用于人群的疫苗已经可以从制药行业获得。然而，

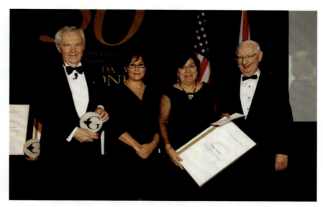

在 2009 年，努比亚·穆尼奥斯荣获盖尔德纳基金会（Gairdner Foundation）的加拿大盖尔德纳全球健康奖。该奖表彰"她领导的流行病学研究在全球范围内确定了人乳头瘤病毒在宫颈癌病因学中的重要作用，并导致了预防性疫苗的成功开发"。图示在颁奖典礼上，从左到右分别是：盖尔德纳基金会主席和科学主任约翰·德克斯（John Dirks），安大略省卫生部部长，努比亚·穆尼奥斯和盖尔德纳基金会常务副主任

关于应该给谁和何时给予疫苗接种的决定，要求对 HPV 感染的自然史有一个全面了解。大多数性生活活跃的个体（男性和女性）在其一生中的某一时间都会被 HPV 感染，但是超过 90% 新的感染会在 6 ～ 18 个月得到恢复。在剩余的 10% 的病例中，感染会持续下去，在一些妇女体内，被感染的细胞可能发展为前期损伤并最终发展成浸润性宫颈癌。在维持这种演变过程中，其他因素（病毒，宿主或环境）肯定也起到一些作用。例如，吸烟是已知的辅助因子，这点已被 IARC 和其他研究组的几项流行病学研究所证实。

哪些人群应该有资格接种疫苗？为此，IARC 协调开展了一项有关宫颈癌流行病学的国际合作研究，其结果发表于 2012 年。结果表明，虽然妇女在任何年龄都会感染致癌性的 HPV（大多数感染发生在第一次性交后不久），但是由新的感染引起的子宫颈癌风险随年龄上升而急剧下降，在大约 40 岁之后风险变得很低。这表明疫苗接种工作应该侧重于年轻人。

最近，美国国家癌症研究所在哥斯达黎加发起了另一项合作研究。年龄 18 ～ 25 岁的健康女性随机地接种 HPV 16 和 18 类型的疫苗或甲肝病毒疫苗。经过 4 年的观察，在预防严重的癌症前期病变方面，HPV 疫苗显示出较好的效果。第三项 IARC 研究使用 HPV 16 和 18 的传播数学模型，来研究在高收入国家不同的疫苗接种方案的影响效果。结果表明女性接种覆盖率的最大化是目前减少宫颈 HPV 感染的最有效途径，并不需要对男性和女性同时进行疫苗接种。

在哥斯达黎加的研究和 IARC 协调的在印度农村正在进行的 HPV 疫苗随机试验已经表明，两次剂量的疫苗接种在提供免疫力和预防由 HPV 引起的宫颈

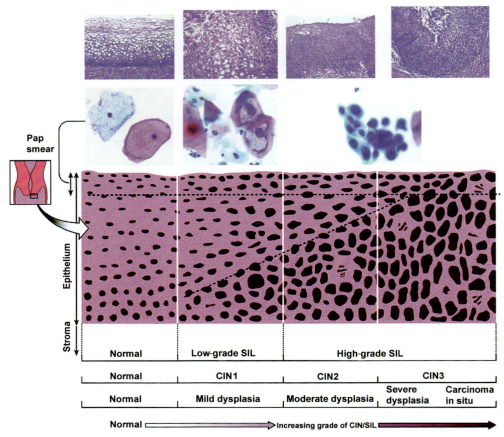

该图表明子宫颈的正常组织通过一系列依赖于 HPV 持久性的步骤演变为原位癌（宫颈癌最早期）的过程。从上到下显示的是组织的显微外观，用于巴氏涂片筛选试验的剥离细胞的外观，在发生癌变过程中的组织变化示意图，以及各进展阶段的术语（CIN，宫颈上皮内瘤变；SIL，鳞状上皮内病变）

感染方面，取得了与标准的三次剂量方案一样好的效果。这一重要的观察将使 HPV 疫苗接种变得更加负担得起，并促成了世卫组织（WHO）对两次剂量方案的支持。随着 HPV 疫苗价格越来越便宜，更多的国家正在评估关于宫颈癌预防对本国人民的潜在益处。在以证据为基础的政策制定过程中，最重要的一项证据就是该国患者中引起宫颈癌的 HPV 亚型的流行程度。IARC 通过 HPV 流行性调查来帮助得知这方面信息，即采用一种可用于世界各地的不同人群的标准化方案和分析方法来获取这方面信息。到目前为止，已经在全世界 27 个人群中获得了相关的调查结果。世界范围内发生 HPV 感染的频率差异很大，从西班牙的 3% 到哥伦比亚的 15%，以及到几内亚大于 50% 的极高流行率。

不同类型的 HPV 疫苗在商业市场上有售或正在准备之中。这些疫苗的可获得性的迅速增加并没有排除在未接种疫苗的妇女中宫颈癌早期诊断的需要。目前

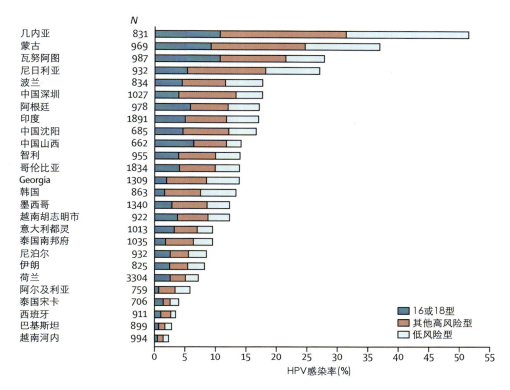

1995 ～ 2013 年间，IARC 在 15 ～ 59 岁的性生活活跃的女性中进行人乳头状瘤病（HPV）感染的流行状况的国际性调查。*N* 表示被测试的女性数量

在许多国家，HPV DNA 测试已经优先于甚至取代了先前建立的癌症筛查巴氏涂片方法，从而提高了筛查程序的整体质量（参见"癌症筛查和早期诊断"一章）。

原则上，HPV 亚型中非 16 或 18 类型也可能是致癌的，并且除宫颈外其他器官也会受到影响。2009 年，IARC 专论第 100B 卷工作组回顾了现有的所有可用证据。如下图所示，与致癌亚型 HPV 16 和 18 同属的 α 种类中的几种其他亚型也能导致癌症，特别是宫颈癌。结果指出 HPV 16 不仅可以导致宫颈癌，而且可导致其他生殖器官（外阴、阴道、阴茎）以及肛门、口腔、口咽和扁桃体的癌症。IARC 最近的一项研究观察到，在全世界不同人群中，与 HPV 感染相关的口咽癌的比例差异很大。这个发现对评估接种对除宫颈以外其他部位的癌症的未来益处，是很重要的。

目前 IARC 科学家正在研究乳头瘤病毒的另一家族，即 β 亚型。β 亚型有可能在皮肤癌中发挥作用，而皮肤癌又很有可能与环境辅助因子例如紫外线辐射相关联。比较 β 亚型与 α 亚型的相似性和差异，将有助于理解这些以及其他病毒是如何诱发癌变的。

总之，据估计全世界每年有 50 多万新增癌症病例源于 HPV 感染，并且大

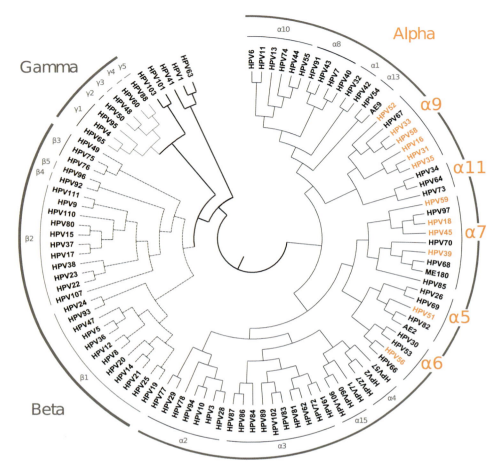

100 种 HPV 的系统进化树显示不同 种类在遗传上是如何关联的。橙黄色代表了那些被充分证明具有致癌性的 α 种亚型

约有相同数量的肝癌病例是因感染肝炎病毒 B 和 C 引起的。因此，HPV 感染已被证明是诱发癌症的一个重要病因。在将知识转化为潜能来防止相当大比例的病例这一巨大成功的事件中，IARC 一直扮演一个重要角色。

肝癌

伯基特对淋巴瘤敏锐的临床观察以及随后 EB 病毒的发现，第一次揭示了病毒对动物和人类的致癌性，但人类肝癌致病因素的鉴定却花了更长的时间。IARC 科学出版物系列第一卷《肝癌》收录了 1969 年 7 月在伦敦召开的会议论文。

它记载了一些既定事实，可疑或零散的调查结果，以及当时普遍存在的猜想（参见"1969 年所见的肝癌"）。从一开始，IARC 就充分利用已知的致癌因素来探索肝癌的病因学，并开展了几项关于黄曲霉毒素（实验已证实的致癌物）的研究，来调查它们在人类癌症的可能作用（参见"人类环境中的致癌物"一章）。

一旦针对肝炎病毒，特别是乙型肝炎病毒（HBV），感染的相对可靠的标记物变得可以利用后，IARC 流行病学家便领导或参与了肝癌的病例-对照研究。结果表明肝癌与 HBV 标记物有明显的关联，并指出了抽烟是一个辅助病因。事实上，到 20 世纪 80 年代初，来自病例-对照以及队列研究

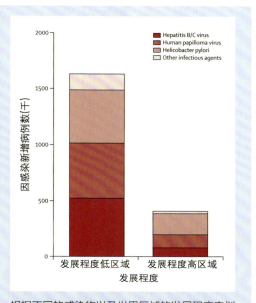

根据不同的感染物以及世界区域的发展程度来划分每年由于感染而新增的癌症病例数

积累的证据都已经表明，HBV 感染与肝癌有很强的相关性、专一性以及一致性，但仅限于慢性的持续的 HBV 感染。尽管有相当大比例的肝癌中没有发现 HBV 感染的标记物，但大多数流行病学家接受这种关联为因果关系。

对受试者接种抗 HBV 进行研究将会很有价值，这个观点被迅速接受，主要由于以下几个原因：它将会防止乙型肝炎；将会有效检验 HBV 是否是肝癌病因；如果被证属实，它将会防止肝癌在调查人群中的发生。

HBV 是世界上最常见的感染性病毒之一，且自 1969 年以来，不同类型的抗 HBV 疫苗均可在市场上获得。测试疫苗在预防肝癌方面的有效性，需要一个 HBV 感染率高并且肝癌病常见的人群。在撒哈拉以南具有这些特点的非洲国家里，冈比亚便是一个合适的选择，因为在 20 世纪 80 年代中期，冈比亚有一百多万人口并有合理的基础设施。

> " 当时没有（现在还没有）一种针对 EBV 的疫苗。因此，关键的问题是如何检验第一种抗癌疫苗。——克里斯蒂安·特泼（Christian Trépo），IARC 长期合作者

1969 年所见的肝癌

1969 年 IARC 在伦敦召开了关于肝癌的"工作会议"。会议是由一位肝病方面首席临床医生和研究员希拉·夏洛克（Sheila Sherlock）来主持的。1956 年，彼得·马吉（Peter Magee）第一次证明了亚硝胺在大鼠体内可以诱发肝脏癌症（肝癌）（参见"从实验室到人群"一章）。

马吉在会议论文中指出："癌症发病率在世界不同地区差异显著，这点早已为人熟知。原发性肝癌在地理分布上的差异就是这样一个非常显著的例子：肝癌在撒哈拉以南的非洲尤其普遍，在新加坡的华人中发生率较低……因此，在某些地区肝癌发病率极高，特别是在非洲，极大可能是一些环境因素造成的，通常表现在极为局限的地理分布上。在已知的主要致癌病因，如辐射、病毒和化学物质中，辐射似乎不太可能是肝癌的重要因素。先前患过病毒性肝炎在肝癌病因学中的可能作用，1963 年希金森讨论过但他认为这种组合证据并不令人信服。另外，至今似乎还没有一个明确的例子，证明某一种病毒引起人类癌症。第三种可能性，即在肝癌高发地区，环境中有化学致癌物的存在，因此，必须认真予以考虑，本文要讨论的正是这一假设。该假设的逻辑推论是，在具有相似遗传结构但群体肝癌发病率低的地区，推测的环境致肝癌物应该是不存在，或存在量很低。"于是，马吉继续审查了几种环境致癌物导致人类肝癌的现有证据。

正如会议的其他参与者所强调的那样，病毒病因学假说逐渐获得认可。多年来，肝炎，特别是与输血和被污染的针头和注射器被再次使用相关的所谓血清肝炎，已知是由于某些"可过滤"和可传染的作用物，很可能是一种尚未被鉴定的病毒导致的。1965 年，巴鲁克·塞缪尔·布隆伯格（Baruch Samuel Blumberg）发现了一种抗原，最初似乎是由遗传决定的，但很快就被证明是新近鉴定的血清肝炎（或乙型肝炎）病毒的表面特征。后来这种抗原被称为澳大利亚抗原，因为首先是从一位澳大利亚土著人的血清中分离出来的。这使得通过测量该病毒的几种标记物，即抗原本身或针对它而分泌的抗体来调查病毒与肝癌之间的关系成为可能。

纵观会议报告和讨论，人类致癌性研究优先项目分组委员会建议"现阶段的重点应该放在连接已知的或可疑的致癌因素……而不是去发现新的因素，因为从已经进行的研究数据整合中可以收获相当可观益处"。在这方面，分组委员会建议使用病例 - 对照和队列研究来探讨澳大利亚抗原的存在和肝癌的发生之间的关系。该委员会还推荐研究致癌物质如亚硝胺、黄曲霉毒素或它们代谢产物在已知有发生肝癌风险人群的尿液中的存在状况。

在冈比亚肝炎干预研究中，IARC 建立了多方合作研究。IARC 在与冈比亚政府、英国医学研究委员会［在靠近首都班珠尔（Banjul）的法哈拉（Fajara）一个早已建立的研究单位］以及提供大量资金的意大利政府的合作中，在科学上发挥了主导作用。

据了解，在冈比亚，高度流行的 HBV 感染发生于儿童时期的传播，例如在家庭或学校。因此，1986 年开始了疫苗接种计划，对新生儿和 2、4、9 个月大的婴儿安排疫苗注射。抗 HBV 疫苗被纳入

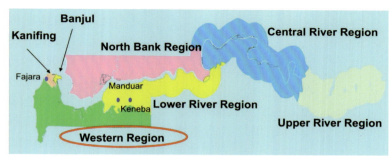

图示在非洲西部冈比亚从卡尼芬县（Kanifing）流入大西洋的河流两岸的不同区域。冈比亚肝炎干预研究覆盖了整个国家，且最近启动的非洲肝纤维化和癌症（PROLIFICA）的预防研究正在这西部地区进行

现有的世卫组织推荐的扩展免疫计划。原先的研究设计——一个"阶梯式楔形"试验在科学和道德上都是可行的（参见"统计方法的创新"一章）。在"接种疫苗"活动第四年结束时，该研究已经招募了接种疫苗和未接种疫苗两个可比较的群体，他们各自有 6 万多名儿童。该项目需要克服一系列后勤上的问题，包括那些来自工作人员（最多时，超过 80 位）的问题，因为他们分别属于三个不同组织：IARC，英国医学研究会和冈比亚政府。一个明显成功的指标是目标儿童群体的疫苗接种覆盖率高达 93%。

How to measure the outcome (HCC)?

- Established the **Gambia National Cancer Registry** in 1986
- Linking HCC patients with vaccination database
  - Name
  - Sex
  - Year of birth
  - Birth place
  - Names of parents
  - BCG scar
  - Foot & palm prints

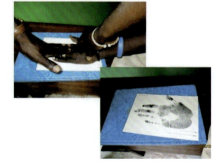

结合冈比亚国家癌症登记处记录的肝癌（HCC）病例和疫苗接种数据库中的这些指标，来评估冈比亚肝炎干预研究结果。通过接种抗结核杆菌卡介苗（BCG）疫苗疤痕的位置来识别是否接种过乙肝病毒疫苗，即疤痕在左上臂的表明是接种过乙肝病毒疫苗的人，在右上臂的是未接种过乙肝病毒疫苗的人，并且通过他们目前的与童年时期所取的脚印和手掌印进行比较

为了跟踪该研究的参与者并记录肝癌病例，1986

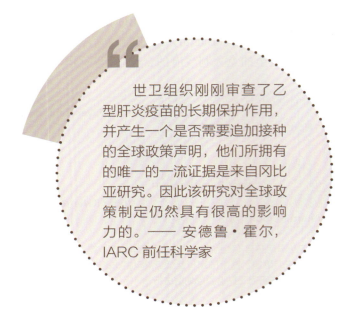

> 世卫组织刚刚审查了乙型肝炎疫苗的长期保护作用，并产生一个是否需要追加接种的全球政策声明，他们所拥有的唯一的一流证据是来自冈比亚研究。因此该研究对全球政策制定仍然具有很高的影响力的。—— 安德鲁·霍尔，IARC 前任科学家

年成立了冈比亚国家癌症登记处。据估计，对衡量幼年免疫接种对成人肝癌保护作用的有效性方面的适当结果，将会来自接种和未接种疫苗的儿童免疫 30 ～ 35 年后的比较，即在 2020 年前。现在已经获得几项有价值的中期成果，其中最重要的是，即使疫苗接种 20 年后，针对长期的病毒存在，该疫苗仍显示出 94% 保护作用，这表明在青春期追加剂量是没有必要的。

研究还表明黄曲霉毒素的暴露和 HBV 携带者状况具有组合效应，这为阐述针对黄曲霉毒素的干预措施的潜在益处提供了有用的信息；特别是对于那些已经长期感染 HBV 的个人，因为疫苗对他们是无效的。同样，一项新的研究在冈比亚和塞内加尔（Senegal）已经开始。非洲肝脏纤维化和癌症预防（PROLIFICA）研究旨在通过鉴定并治疗慢性 HBV 携带者，在他们的疾病还没有发展为恶性肿瘤之前，来评估抗病毒治疗是否能够减少肝癌在西非的发生率。

从病毒那里所学到的

对于癌症生物学的研究，在致癌机制上，病毒已被证明是一个取之不尽的信息来源。例如，第一个致癌基因（关键基因，被激活后会引发细胞的恶性转化）的解密被发现是源于在进化过程中，通过病毒插入人类基因组的病毒 DNA 序列。

在确定癌症病因过程中，致癌病毒的发现是自 IARC 成立以来的过去的 50 年中最重大的突破。这一发现与科学和健康两方面都紧密相关。病毒诱导的癌症是健康的一个重大负担，特别是在发展中国家，但通过预防措施它们是可以得到控制的。根据 IARC 的最新估计，与感染相关的全球癌症负担中，全球新发癌症病例约 11% 归因于病毒感染，总共 16% 癌症归因于感染；在非洲撒哈拉以南，三分之一的癌症都与感染相关。从最早开始，IARC 在减轻癌症负担的进展方面做出了重大贡献。

IARC 在病毒致癌作用机理研究和在控制病毒诱导肿瘤研究上的成功，显示在以下三种方式结合的价值，且它们之间相互促进。第一，现场研究收集原始

数据，这是由 IARC 流行病学家直接参与的，IARC 实验室支持的，以及在世卫组织框架内由 IARC 作为一个研究机构来协调的大型多学科国际合作。第二，定期对有关因果关系和预防的重要性的具体问题相关的证据进行权威性评审，如对 EBV、HBV、丙型肝炎病毒和 HPV 的致癌性所做的评估是在 IARC 作为国际机构主持下由国际专家来进行的。第三，对长期研究计划连续性的投资，尽管它们在过去几十年里不断发展和调整，但仍然坚持对初始目标的承诺（参见"IARC 在发展中国家的长期研究项目"）。

IARC 在发展中国家的长期研究项目

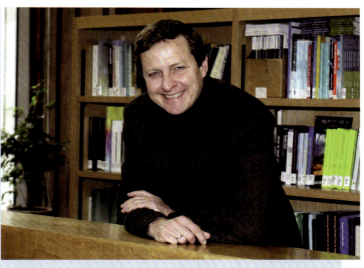

安德鲁·霍尔，1986 ~ 1991 年领导 IARC 在冈比亚的肝炎干预研究项目

安德鲁·霍尔（Andrew Hall），现为安德鲁爵士和伦敦卫生与热带医学院的名誉教授，在冈比亚肝炎干预研究的疫苗接种计划启动时，曾担任 IARC 在冈比亚一研究组为期 5 年的项目负责人。他对发展中国家的长期研究项目的价值、挑战和要求，表达了自己的观点。

"我的角色是领导这个实地项目。我们有一个明确的、相当可观的预算，该项目的资金是通过 IARC 但是来源于意大利政府的，并且疫苗是由生产商捐赠的。我们培训所有这些冈比亚卫生工作者，并且分阶段地将抗乙型肝炎病毒疫苗引入到冈比亚的常规疫苗接种计划中。此外，我们还为冈比亚建立了国家癌症登记处，为未来 35 年的结果评估提供了手段。

"长期以来的挑战一直是如何保持兴趣、维持数据的质量、留住员工和更换工作人员，当然对 IARC 来说，还有维持预算。在如此长期间内 IARC 主任的人事变化，也导致了里昂在项目管理上的一些起伏和波动。

"对于国家癌症登记处，它一直在挣扎，如在许多低收入国家，主要是因为卫生系统基础设施的欠缺……如果与这些国家合作，他们对资源的需求几乎是无底洞，所以你必须找到合适方法，利用该国拥有的有限资源来进行运作。

　　"IARC 有一个问题需要解决，因为那些成为其成员并支持它的国家，是世界上较富有的国家；然而最需要帮助的却是那些最贫穷的国家。因此 IARC 必须说服富裕国家从他们那里获取资金并将其大部分都投入到贫穷的国家中。我认为这对减少我们在世界各地所看到的不平等至关重要。

　　"这些项目很重要。自从我们开始冈比亚研究以来，情况发生了变化。现今，不再适合外派人员到一个国家，应招聘具有相关技能的当地人，并与他们共同合作。"

第十一章
癌症筛查及早期诊断

鉴于癌症研究领域的广阔性及处于最前沿的必要性，国际癌症研究机构（IARC）的活动自一开始就主要集中在以预防为目的的癌症研究中。IARC 在这个领域开展了流行病学和以实验室为基础的关于致癌性物的研究，并将此作为一种基本预防途径。此外，在早期诊断领域开展了一些癌症前期病变的课题研究，特别是在宫颈癌上，以此来进行次级预防。在医疗设施稀缺的发展中国家，对常见癌症早期（或者至少是及时的）诊断的重要性很快变得很明朗。因此，更多的 IARC 研究被引入到这些国家。早期检测的项目将科学知识的进步与发展相结合，并加强了当地诊断和治疗的基础设施。

在 20 世纪 80 年代初，IARC 开展了一个试点项目：在中国河南省一个食道癌发病率高的人群中进行一个中等规模的预防性试验。结果表明，维生素和锌在膳食中的补充对可检测到的食道癌病变前体并无影响。在 20 世纪 90 年代中期，IARC 在印度的渔民和妇女中也进行了一个小规模试验，调查了在膳食中补充维生素 A 和 β- 胡萝卜素，对口腔白斑（口腔癌病变前体）的影响。在印度调查中，病变有所缓解这方面的证据表明了有必要开展补充维生素 A 的长期试验。在开展这些活动和癌症筛查的早期工作的同时，IARC 还启动了《癌症预防手册》，以及其他评估性审查，包括几个筛查项目。

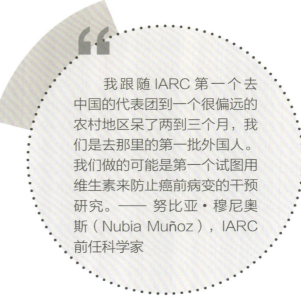

我跟随 IARC 第一个去中国的代表团到一个很偏远的农村地区呆了两到三个月，我们是去那里的第一批外国人。我们做的可能是第一个试图用维生素来防止癌前病变的干预研究。—— 努比亚·穆尼奥斯（Nubia Muñoz），IARC 前任科学家

宫颈癌的筛查

在发达国家

在过去的 50 年中，大多数发达国家宫颈癌的发病率和死亡率已经在显著降低，这是癌症筛查呈现出有效性的第一个明显证据。

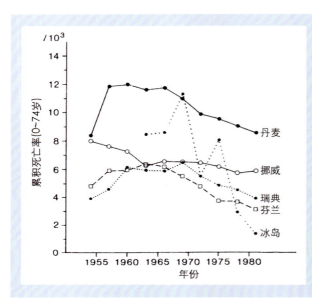

北欧国家宫颈癌累积死亡率（0～74 岁）的趋势。在 1965～1982 年间，5 个国家宫颈癌的死亡率都在下降。自 60 年代中期以来，除了引入筛查项目外，卫生保健系统中没有其他的重大变化会显著地影响到宫颈癌的死亡率。1965 年后，宫颈癌死亡率在冰岛、芬兰、瑞典分别下降了 84%、50% 和 34%；而这 3 个国家曾经组织了全国性的筛查项目。在丹麦死亡率下降了 27%，该国仅有一些县曾引入筛查项目；在挪威死亡率下降 11%，而该国只有一个县组织了筛查项目

一旦组织样本在显微镜检查中表现出恶性肿瘤的组织病理学特征，癌症的临床诊断便可确定。1928 年，乔治·巴巴尼古拉（George Papanicolaou）首次提出显微镜检查脱落组织细胞也能提供一些信息，这种方法对宫颈癌早期诊断可能有价值。到 20 世纪 40 年代，美国已经建立起对宫颈简单可行的细胞学检查，或者"巴氏涂片"筛查。正如迈克尔·希姆金（Michael Shimkin）所指出："因为这个方法确实能够识别一个重要癌症，特别是在它具备入侵性之前，其全面应用将会显著降低宫颈癌的死亡率。"这种论点的逻辑似乎是不容置疑的，并可推广到宫颈癌以外的其他恶性肿瘤以及其他疾病，而且这已成为所有尝试来识别和治疗某种早期疾病的理论基础（参见"癌症筛查：理论与现实"）。

IARC 和芬兰的科学家们通过一项关于北欧国家宫颈癌死亡率趋势的合作研究证实了巴氏涂片筛查的有效性。到 1980 年，北欧五国（丹麦，芬兰，冰岛，挪威和瑞典）中，超过四分之三的女性已经进行过筛查。1953～1982 年间，宫颈癌的死亡率在这五个国家已停止上升，并开始下降；且自 60 年代中期以来，新增临床病例有所减少。

癌症筛查：理论与现实

　　下图描绘了某个人在三种不同情况下被诊断为癌症的临床病史，对应于疾病自然过程中的不同时间点。情况 A，是因为症状的出现才被诊断的，即当疾病处在它的临床阶段。通常在症状的出现和癌症治疗开始之间有一段滞后。即使在今天，开始治疗后，由于可能的疾病并发症和治疗的副作用，人的预期寿命可能不会令人满意。情况 B，早期诊断（在临床期间）并且治疗是可能的，这主要是因为患者、患者的近亲及医生对症状有了更好的认识。这可能会导致预期寿命的增加以及疾病的严重后果的降低。情况 C，癌症是在症状出现之前被识别的，即在前临床阶段，可通过筛查试验来检测到（经常需要通过完整的诊断流程来确诊）。早期发现和治疗，可能导致预期寿命的明显延长和较不严重的治疗后果，这可能是因为他们能够适应疾病初始阶段较不激烈的反应。

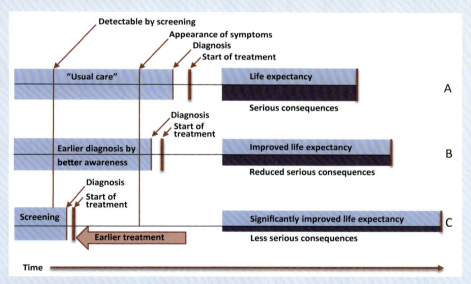

通过症状或者筛查诊断对癌症的早期检测

　　理论上，情况 C 在生物学和临床上是有道理的；但是，当给一个群体系统地提供筛查程序时，它真的会实现吗？如果早期发现和治疗的唯一结果仅仅是作为一位癌症患者生存了较长时间，而不是享有更长的寿命呢？这些问题只能通过流行病学研究得以严谨地阐述。在实验中受试者是随机分配的，要么接受定期检查（比如说宫颈癌），要么简单地遵循当地标准的医疗惯例。如果宫颈癌在筛查组的死亡率低于未筛查组，这样宫颈癌筛查项目则被证明是有效的。这样一项率涉成千上万的人并历经几十年的评估试验，将构成复杂的组织方面的挑战，并且需要大量的资源。然而，这样的试验已经在多种筛查项目中进行过，如乳腺癌、卵巢癌、结肠和直肠癌、肺癌和前列腺癌。对于宫颈癌筛查，没有进行这样的试验，这是因为在医生和妇女中已普遍接受了巴氏涂片（Pap smear）筛查；如果在研究中故意给一组妇女不提供筛查，这在道义上是不可接受的。

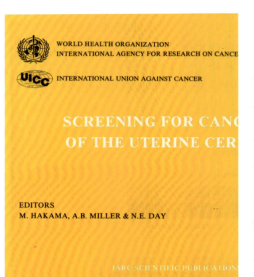

IARC 第 76 号科学出版物《宫颈癌的筛查》，作为 IARC 和国际抗癌联盟（UICC）的联合倡议，发表于 1986 年。该出版物中收录的论文提供了在北欧国家和其他国家的筛查项目的详细信息，阐述了项目有效性方面的证据，并且讨论了筛查对象的最佳年龄和筛查频率。到了 80 年代中期，已经达成这样一个明确共识：基于观察类型的流行病学研究（虽然还没有任何随机试验方面的证据）表明，采用巴氏涂片法的系统性筛查能够有效地减少宫颈癌的发生以及因该疾病引发的死亡。

在发展中国家

几十年来，在发达国家如澳大利亚、日本、新西兰以及那些在欧洲和北美的国家，每隔 2～4 年为妇女提供巴氏涂片测试，这项以人群为基础的宫颈细胞学筛查项目已经使宫颈癌的发病和死亡率降低了高达 80%。然而，全球范围内每年新增宫颈癌病例数仍超过

> " IARC 曾参与一些真正重要文章的发表，它们是宫颈癌筛查评价中具有里程碑意义的论文，并证明筛查对未来的 20 年十分重要。——马克思·帕金（Max Parkin），IARC 前任科学家

50万，且85%发生在发展中国家。在这些地区，大多数宫颈癌被确诊时已是晚期。在非洲、亚洲和拉丁美洲的部分地区，宫颈癌的5年存活率常低于50%。

在低收入国家，筛查项目通常是不存在的；而在中等收入国家，它们也往往表现不佳。在一个人口众多的大群体中引进并维持一个高质量的巴氏涂片筛查服务是很有挑战性的。此外，有异常测试结果的妇女，通常会接受一个由组织病理学专家进行的活检样本的镜检确诊，而这个服务在低资源配置条件下，通常是不具备的。对在低、中等收入国家对宫颈癌筛查的局限性的认识，已促使了更简单的可替代筛查方法的开发。

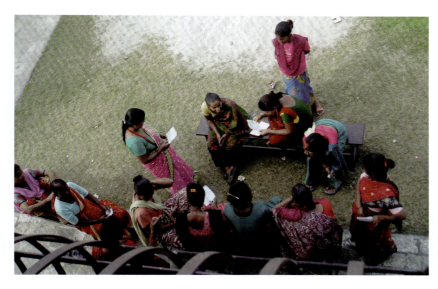

在印度一个健康中心，妇女们在等待接受宫颈癌筛查

通过替代方法的效能研究与建立和巩固大范围应用的卫生服务相结合的方式，IARC已经为这些努力提供新的推动力（参见"与卫生服务发展相关联的研究项目"）。IARC的一个主要合作研究涉及超过13万，年龄30～59岁的妇女，她们居住在印度西部马哈拉施特拉邦（Maharashtra）区的497个村庄里。这些村庄被随机分配到四个不同的干预程序组，在同一村庄所有的妇女接受同样的干预程序。之后随访这些妇女至少8年并记录宫颈癌的发生情况以及因该病引起的死亡。

8年后，他们对这四个程序组进行了比较，发现最好的结果来自测试人乳头瘤病毒（HPV）DNA的存在筛查方法（参见"从实验室到人群"一章）。其次是四个程序中最简单的方法：乙酸宫颈目测检查。该技术是用棉签在子宫颈涂上乙酸后，用阴道镜检查（用放大镜检查阴道和子宫颈）。如果子宫颈表面发现异常，就进行一个完整的阴道镜检查以确定是否有癌前病变。这些可以通过立即冷冻处理来治疗（用氧化亚氮冻结宫颈组织），比如在印度的研究所做的；也可以采用替代的方法，如寒凝或电环切除手术。

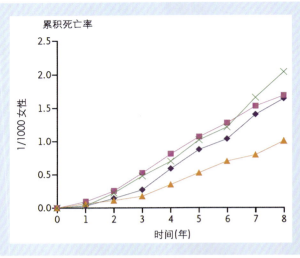

在印度农村妇女筛查研究中，超过 8 年随访的宫颈癌累计死亡率。最低的死亡率见于测试人乳头瘤病毒（HPV）DNA（黄色三角形）的筛选查组。其次是用乙酸子宫颈目测检查组（蓝色菱形）。不理想的是细胞学筛查组（紫色方块）和没有接受任何专门筛查的对照组（绿色十字）

与卫生服务发展相关联的研究项目

IARC 在发展中国家进行的癌症筛查评估的大多数研究项目，同时也设计成为发展本地常规卫生服务的工具，类似如在冈比亚进行的乙型肝炎病毒疫苗项目（参见"病毒和疫苗"一章）。三卡云高（Rengaswamy Sankaranarayanan）是这样来评论 IARC 实地调研特色的：

"我们希望研究是一种载体，不仅要解决研究问题，也要使我们后来的项目发展成为一个早期检测的服务。当地人们对继续开展这些早期检测活动表现出极大兴趣，并吸引了越来越多的人们来促进早期检测项目在本地区以及全国的普及发展。作为一名临床医生，我很清楚早期检测对于成功治疗的重要性。因此，无论我们在哪里设计一个研究项目，都应以全局的观点来看待它，既要解决研究问题，还要考虑在实际中如何培养诊断和治疗方面的人才，以此来改善当地的癌症控制设施。

"为了这些目的，我们充分利用 IARC 作为研究机构在世卫组织（WHO）框架内所处的位置，来链接各国政府和卫生服务职权部门。我们具有双重优势，既被视为公认的具有高学术标准的一个研究机构，同时作为 WHO 机构中的一员在公共卫生方面发挥作用。

"由于实行研究与卫生服务的发展相结合的方式，IARC 在一些发展中国家变得更有声望了。在疾病还没有显露出临床症状或症状刚露出端倪时进行癌症检测，为进一步的检测和治疗提供了即刻可视的信息。例如对宫颈癌而言，我们一直是单次来诊方法的主要倡导者，即筛查、诊断和治这种"发现并治疗"的干预措施，集筛查、诊断和治疗于一体的单次来诊方式，在边远地区以确保规范就医具有特别的价值。因为那里的妇女可能不得不长途旅行，来到配有适当装备的保健中心。鉴于其可行性和经济上可承受性，基于乙酸子宫颈的目测检查"筛查和治疗"方法，在许多国家已得到了广泛的实施，其中包括一些亚洲国家（孟加拉国和泰国）和非洲国家（安哥拉、布基纳法索、刚果、几内亚、马里、尼日尔和坦桑尼亚）。值得一提的是，IARC 一直以这种方式在为医护人员提供培训，也因此能够将其研究成果应用于实践中。

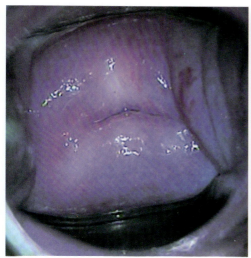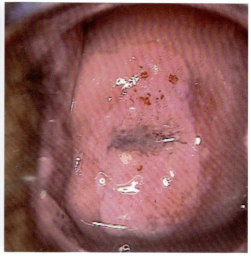

用乙酸方法进行宫颈目测的检查结果。在外观上一个正常宫颈（左）和一个具有病灶的宫颈（右）之间存在的明显差异，病变显示的是宫颈内表皮瘤，是宫颈癌的早期形态

口腔癌筛查

全球每年新增大约 30 万口腔癌病例，并有 15 万人死于口腔癌，其中三分之二的口腔癌发生在发展中国家，且三分之一在印度次大陆，在那里口腔癌是男性最常见的恶性肿瘤。这种高风险与极频繁地咀嚼含有被 IARC 专论项目列为致癌物的一种混合物有关。如果口腔癌在早期没有检测到并予以治疗，5 年存活率较低（40% 或更低）。鉴于口腔易于检查，很明显，口腔癌极适合于癌症筛查。

IARC 在印度次大陆的西南端喀拉拉邦（Kerala）协调进行了一项大型的随

机试验来进行口腔癌目视筛查。该试验涉及当地 13 个人群近 20 万名年龄在 35 岁或以上的男性居民。其中 7 个人群在 8 年期间接受了三轮目视筛查。另外 6 个人群作为对照组，接受喀拉拉邦现行的标准医疗保健。该目测检查是由接受过培训的、能识别癌症前期或癌症病变的非医学专业的大学毕业生来操作的。筛查及随后转诊治疗结果表明口腔癌死亡率有所降低，特别是对那些由于抽烟和／或饮酒的高风险男性；与对照组相比，试验组的口腔癌死亡率降低了 30%。对于这些高风险男性来说，所有的筛查方案花费的一切费用加在一起，与喀拉拉邦提供的标准医疗相比，挽救一年生命的成本仅增加约 150 美元。即使在中等资源配置的地区，这个费用也不算不合理了。

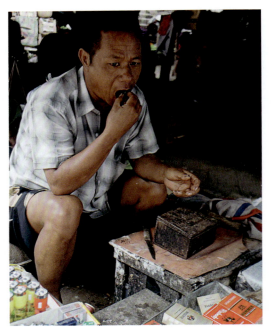

在印度次大陆，许多人喜欢咀嚼帕安（paan），一种含有石灰石的槟榔叶、槟榔果和晒干烟草的混合物

结肠直肠癌筛查

结肠和直肠癌是全球第三大最常见的癌症，且它的发病率在许多发展中国家变得越来越高。事实上，结肠和直肠癌的增加和全球人类发展水平的改善是相关联的。在发达国家，早期检测和腺瘤（腺）息肉的清除已被证明是有效的。在发展中国家，执行筛查并治疗方案是有必要的，最好是在预测的疾病发病率增加之前。

IARC 已经开始支持建立这样的项目，而且最近在泰国实施的一项大型试

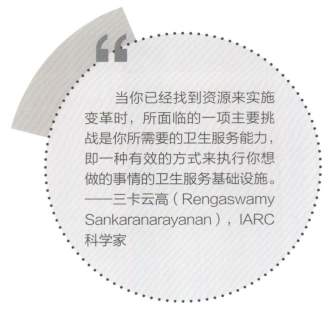

当你已经找到资源来实施变革时，所面临的一项主要挑战是你所需要的卫生服务能力，即一种有效的方式来执行你想做的事情的卫生服务基础设施。
——三卡云高（Rengaswamy Sankaranarayanan），IARC 科学家

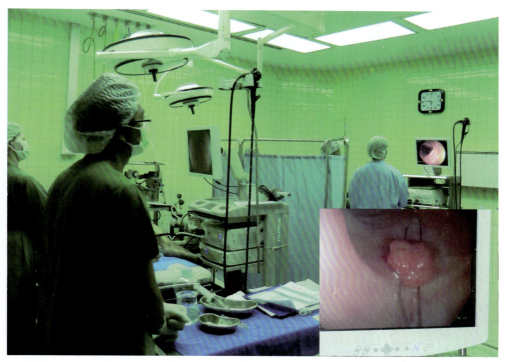

结肠黏膜的目测检查不仅能识别而且还切除癌前期病变如息肉。右下角的放大图像显示的是攥紧的准备切除的肠道息肉。评估需求以及组建临床诊断和治疗的能力，对实施一个成功的计划至关重要

点项目已经取得了成果。这项由 IARC 和泰国国家癌症研究所研究人员在南邦（Lampang）省进行的合作研究，涉及近 13 万名年龄在 50～65 岁的特定人群。用粪便隐血试验作为筛查方法，对有粪便隐血阳性患者紧接着进行结肠镜检查。在结肠镜检查过程中发现的息肉会被摘除掉，可疑的癌变则会进一步诊断，并依据标准方案来治疗。

　　这项研究是利用南邦省现有的日常医疗保健设施、在当地现有条件下进行的。初步结果记录了一个组织的筛查项目在程序上的可行性、可接受性以及安全性；其参与者是被邀请的并且参与比例较高。他们观察到农村地区比城市地区，女性比男性表现出更高的参与率。这些研究结果随后被推广使用到其他省份。值得关注的是，这种将一项研究整合于一个国家卫生项目的方式是有效的，适度的额外费用却带来了更多的价值。

《IARC 癌症预防手册》

　　第一本《IARC 癌症预防手册》出版于 1997 年，是关于非甾体类抗

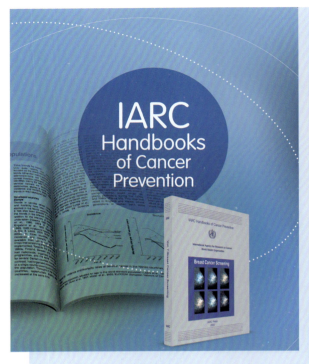

炎药物（NSAIDs）。这与当时一个观点相一致，即化学预防可以为癌症控制提供一个有效途径。该手册作为 IARC 专论的补充，其目的是来评估有关能够降低癌症的发病率或死亡率的某物质和干预措施的科学信息。这些手册有自己的序言，明确程序来评估化学预防试剂，后来扩展为评估其他类型的预防干预措施，包括基本预防和癌症筛查。

迄今为止，该手册涵盖的主题包括预防试剂（例如 NSAIDs、维生素 A、胡萝卜素和类视黄醇）、预防措施（例如使用防晒霜、控制体重及参加体育活动）、筛查（乳腺癌和宫颈癌）以及各种烟草的控制措施。在 2014 年，该手册项目重新启动，在新的系列中，第一册就是对乳腺癌筛查的重新评估。可以预见该手册系列将会包括宫颈癌（更新版）以及前列腺癌、肺癌、结肠癌（首次评估）的筛查。

该手册的总体意图是帮助国家和国际机构来制订促进健康与预防癌症的计划，并对某一个特定的干预措施的收益和风险进行评估。为了改善公共卫生，世界上急需这样的评估；基于 IARC 的专业知识、经验、信誉和独立性，IARC 处于最理想的位置对此作出回应。

审核筛查项目的证据

《IARC 癌症预防手册》系列评估了预防措施的证据（参见"人类环境中的致癌物"一章）。在 2002 年出版的该系列第 7 卷中，评估了乳腺癌的筛查。负责该卷的工作组的结论是，有足够的来自随机试验的证据表明乳房 X 射线造影筛查，对年龄在 50～69 岁的妇女的有效性，该方法是降低乳腺癌其死亡率的唯一筛查模式。然而，考虑到有关最佳筛选频繁程度和副作用这些较大不确定性，工作组制定了几项意见。比如，X 射线检查阳性的妇女中 50%～90% 在确认诊断程序完成后，事实上结果表明并没有乳腺癌。随后，在现有的研究数据再进行统计分析后，对这些悬而未决问题的辩论变得更为激烈。

临床乳房检查：是否有效？

　　在中低等收入国家中，组织乳房X射线筛查，通常是负担不起的，也不可行的，且乳腺癌的发病率和死亡率正在上升。在这些国家，一个比较可行的方案是临床乳房检查（由熟练的卫生工作人员目测和触诊）。IARC曾通过在印度喀拉拉邦的合作研究来解决评估该方法的有效性。

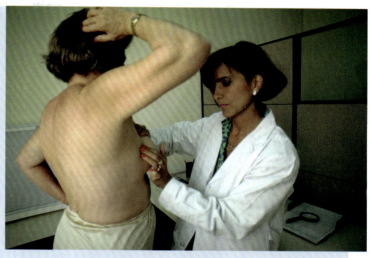

经过培训的卫生工作人员正在进行临床乳房检查，该方法可提供一种可替代X射线筛查的方案

　　超过11万年龄介于30～69岁、乳房完整并没有乳腺癌病史的妇女参与了这项研究。根据她们所在的居民选举区域（每个区形成一簇），她们被随机分配到筛查干预组或标准卫生保健组。临床乳房检查由具有学士学位并接受过3周严格的课程培训的女性卫生工作人员来完成。卫生工作人员提供平均历时6～9分钟的检查，这种检查可在妇女自己家中、附近的保健中心或在该地区的临时诊所。在临床乳房检查中显阳性的妇女，如果有可疑的发现，则推介到筛查项目办公室所设立的乳房诊所作进一步检查；如果乳腺癌被确诊，则进行治疗。

　　他们计划了时隔几年的三轮筛查。第一轮之后，筛查组与对照组相比表现出较高频率的早期乳腺癌和稍低频率的晚期乳腺癌。尽管这些结果与筛查所具有的有利作用相一致，但是只有在三轮筛查完成之后才能得出一个准确的评估（特别是在死亡率方面）。

　　在2014年，当工作组聚集在一起重新评估乳腺癌筛查的证据时（参见"《IARC癌症预防手册》"），IARC"癌症预防手册"这个项目才重新启动。工作组的主要结论——用 IARC 的编纂标准和语言来表述——有充分证据表明对 50～74 岁的妇女进行乳房 X 射线筛查，降低了乳腺癌的死亡率；并且也有充分证据表明，筛查导致了对癌症过度诊断（即那些在筛查中发现的可疑癌症，然而该女人在一生中并未被诊断为癌症）。一个明显的含义是，对于每个群体，平衡利弊需要仔细评估，特别是考虑到乳腺癌的频率特征和可用的健康资源。工作组认为，有充分证据证明，在乳腺癌发生频率高的国家，对 50～69 岁的妇女进行乳腺 X 射线筛查是符合成本效益的。但采用乳腺 X 射线筛查以外的其他方式对死亡率降低的结果还没有定论（参见"临床乳房检查：是否有效？"）。

多年来，IARC 一直在为世卫组织准备筛查和治疗癌前病变来预防宫颈癌和乳腺癌的指南过程提供其专业特长。此外，IARC 调查研究的结果为这些指南的形成（特别是对宫颈癌），提供了证据基础。IARC 还通过协调"欧洲癌症筛查和预防网络"，为宫颈癌、乳腺癌和大肠癌筛查的质量保证，以及提供欧洲指南作出了重大贡献。这些指南在整个欧洲国家筛查项目的发展中，已极具影响力。另外，在 2014 年 IARC 协调开发了《欧洲抗癌守则》第四版，其中包括 12 项建议。这些"降低患癌风险的 12 种方式"介绍了为降低患癌风险，人们可以采取的行动，包括正在进行的对宫颈癌、乳腺癌和大肠癌的筛查检测。

IARC 筛查小组网站（screening.iarc.fr）提供了 IARC 在早期检测和癌症治疗领域一个全面的活动概况，内容包括培训教材、科学论文、现场操作手册和干预措施指南。

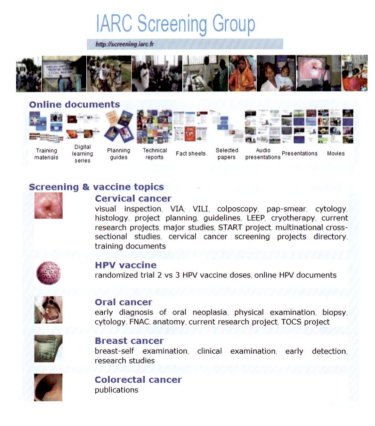

第十二章
国际癌症研究机构（IARC）：第二个五十年

社会的进步将因"集体智慧"而加速。我不仅仅使用我自己所有的智慧，而且还利用所有我可以借来的智慧。

—— 伍德罗·威尔逊（Woodrow Wilson）

大想法和小开端

国际癌症研究机构（IARC）诞生于一个大胆的想法：将重新规划各国投放在军备上的巨额资金中的一小部分，不是用来相互残杀，而是用来一起对付人类共同的敌人：癌症。是合作，而非冲突。

这个想法的倡导者设定了这样的一个挑战：从二战后最强大的军事力量双方的国防经费中，提取仅仅 0.5% 的极小一部分，来看看利用这些资金能取得什么样的成就——99.5% 的军费开支仍然不变，这样不会打破国家之间军事力量的平衡。如果这种象征性的资金转移，能够明显地减少人类的苦难，那么人们不禁要问，更进一步重新分配资源，将会取得什么样更好的收获？考虑到核裁军是促成该项目发展的几个因素之一，在当时的氛围下，当然还不止这一股子裁军与和平双重目的。其实，它的出发点是由于伊夫·波焦利的妻子因癌症而造成的个人的痛苦经历。波焦利敦促德阿斯捷利用他的影响力来战胜这种疾病，而不仅仅是为和平而战。

当然，IARC 梦想的财务模式从未实现。征收 0.5% 的国防预算将会产生每年 3.96 亿美元的总金额，这相当于 2014 年的 30 亿美元。相比之下，在 2014 年，美国国家癌症研究所的预算为 51 亿美元，德国国家癌症研究中心的预算约为 2.4 亿美元，而 IARC 获得的资金总额为 2400 万美元。对波焦利来说，IARC 在 1965 年那相对微不足道的、少于 100 万美元的预算，简直是对原先设想的背叛。没有纪录显示德阿斯捷是否和波焦利一样感到失望，但是法国代表团还在不断争取更高的财政捐助，这一点表明他们对建立一个有足够大影响力的组织的热情丝毫未减。尤金·奥雅勒坚持不懈地致力于 1965 年在世界卫生大会上的关键决议，那意味着最重要的一点——该机构的创立——实际上已经被接受。他们深信，当其他国家拥有这相同的理念，并作为参与国来加盟对癌症宣战时，资金将会源源不断。

可以说 1965 年的结果还是不错的，一个全新的国际癌症研究机构（IARC）成立了。当时，它既没有员工，没有楼房，也没有科学计划。这要求 IARC 书写自己的历史。如果一个新的机构从一诞生就将继承每年几亿美元的资产，它将面临着前所未有的期待，这也许会招惹到癌症研究界里不止一丁点的妒忌。那么毫无疑问，它将会是一个完全不一样的组织。可以推测，在自身的研究项目上，这个机构无法花掉如此大数目的资金。但该机构将会作为现有的国家科研机构和研究项目的一个资助者，来发挥更大的作用；而不是作为一个核心和催化剂来参与国际合作。

正因如此，IARC 允许有它自己的"童年"。新招聘到的科学家们有时间和自由来决定他们在哪方面可以作出最大的成就。值得注意的是，从一开始国际癌症研究界就对这个新机构就表达了极大的善意和尊重。接着，IARC 开始建立起那些在当地或区域可操作的并有全球意义的合作项目。IARC 研究项目的开展，是伴随着为合作国家培训科学家的方式来进行的——通常这是他们第一次来熟悉流行病学和其他领域的研究方法的机会。这种参与，强调平等合作，是建立在互惠互利和相互信任的基础之上的。在工作的开展上，IARC 不是依赖于巨大的财富，而是依靠一大批国际合作。

很明显，这种经过设计又具有必要性的合作模式催化了远远超出 IARC 自身的财力所能进行的研究。实际上，当地科学家们积极参与 IARC 联合研究的这种无私奉献，引发出来的科研活动是远非那些投资所能及的。如今的情况更是如此，当 IARC 与其合作伙伴联合获取研究经费时，这种模式得以进一步发扬光大。此外，很显然，一小笔经费在发展中国家可取得巨大的作用。例如，IARC 区域中心每年的维持费仅仅 5000 美元，并且许多由 IARC 牵头的、比这个花费更少的项目，已如雨后春笋，生机勃勃。

> "等同的和更多的功劳应归于那些在各个国家工作的同事们，因为他们一直工作在第一线。在这个庞大的网络中工作是一件令人欣慰的事情；要知道，这些在困难环境下工作的人们，还在帮助我们。——三卡云高（Rengaswamy Sankaranarayanan），IARC 科学家

因此，虽然这 0.5% 的征收财务模式从未具体实现过，但它的缺失也许有助于确保这个宏大想法的第二个组成部分——为对付共同的敌人而战的合作精神——能够实现并且蓬勃发展。这正是合作的力量。

IARC 作为世卫组织（WHO）的成员，这一身份毋庸置疑吸引着新的合作者。在 20 世纪 60 年代后期，合作的特征更为突出，表现在癌症研究领域的一些领先研究正改变着 IARC 的面貌。拥有振奋人心愿景的优秀科学家们开始吸引其他具有相同意愿的专家们，从世界各地集聚在一起，这便是发展的动力。1969 年底加入 IARC 的尼克·戴（Nick Day）回忆起先驱者们的兴奋之事时说："该机构才刚刚开始加足马力，我想我们大家都认为这完全起决于我们这群人来成就这个富有想象力的新事业。由于该机构代表着广泛的学科领域以及拥有可以依赖的全球联系，我们认为利用现代科学来专注于这些有吸引力的问题，我们能够干出一番不一样的事业。"这本书中记录的短暂历史，仅仅展示了 IARC 在它存在的第一个 50 年中所从事的领域中的一小部分活动。

癌症：恰当的时间，恰当的地点

过去的 50 年中，IARC 在完成减少全球癌症负担的使命方面，已取得了显著的进展。有关疾病分布模式的知识、发病原因及其生物学基础、科学方法和技术方面的进步，以及癌症研究界的组成和规模上的变化，都在影响着 IARC 的发展。与这些活动上的改变不同的是那些关键的原则，一直支撑着该机构对国际癌症研究做出独特贡献。有原则的适应性是未来成功的基础。

人类疾病的格局在不断变化。IARC 诞生于这样的一个世界：在发展中国家中发现了独特的不同寻常的癌症分布模式，并且通过调查这些分布模式的研究，了解了更多的癌症病因。不过，当时在这些国家，过早死亡的主要原因不是癌症，而是传染病、营养不良、产妇和婴儿死亡，以及其他因贫困而造成的后果。来自发展中国家的研究结果，在发达国家实际应用于癌症预防方面也不少见。例如，在发达国家慢慢被采纳的乙肝病毒疫苗，它就是源于这种病毒感染流行的地区。然而在 21 世纪初，在发展中国家已经见证了这些转型，因人口增长和老龄化以及伴随着不断出现的多种危险因素的驱使，这些因素综合起来导致非传染性疾病（包括癌症）的负担在急剧上升。

政治家们也正密切关注这些疾病趋势。通过世卫组织及其合作伙伴的领导作用，中低收入国家的政府渐渐地注意到非传染性疾病正在成为健康和经济的一个重要负担，并表现为人类可持续性发展中的一个障碍。尽管这种认识尚未转变为针对这些慢性疾病在健康发展方面的援助；但是当捐助国加入到科学家和政治家行列中来认识到这种转变时，可以肯定，这种转向是会发生的。

这些变化对 IARC 来说是显著的：那些仅能应用于发达国家的研究成果，在

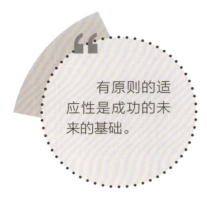

> 有原则的适应性是成功的未来的基础。

发展中国家获取的可能性越来越小。逐渐地，中低收入国家的科学家和卫生部门，将提议进行对本国或地区的癌症控制直接相关的研究。与此同时，控制癌症的科学证据，可以从高收入国家转移到中低收入国家；反之亦然，当这些国家面临着类似的挑战时。在这方面，该机构的合作模式是理想的，它允许 IARC 能自由地进行研究，不管哪里的重要问题都可以得到最好的解决，并将该信息提供给尽可能多的广大民众。

此外，在非传染性疾病中，肿瘤是一个特别复杂的疾病，表现在其多样性、不同的病因和生物学基础。幸运的是，在世卫组织机构的内部有这样一个专门的癌症机构。IARC 处于理想的地位来领导并制定癌症研究的议程，并为未来几十年的癌症控制提供证据基础。然而，如果想要这些与众不同的潜力得以完全实现，这样的回应将需要革新的方法和新的资源。

对于 IARC，这个未来机遇的出现，既非偶然，也不是由于好运，而是基于一个相关的使命和远见，一项强大的科研计划，以及在全世界与同事通过合作而取得的 50 年高质量的研究业绩。相互信任和尊重最终成就了今天的辉煌。

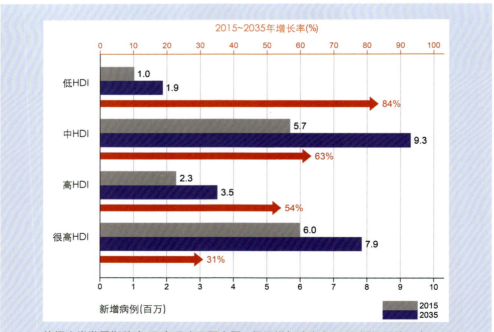

依据人类发展指数（HDI）四个不同水平，假设增长速率在 20 年期间保持不变，对 2015 年和 2035 年全球新癌症病例人数估计

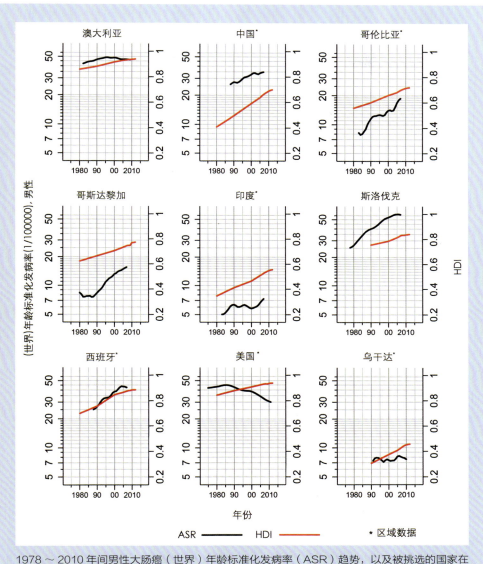

1978 ~ 2010 年间男性大肠癌（世界）年龄标准化发病率（ASR）趋势，以及被挑选的国家在 1980 ~ 2012 年间的人类发展指数（HDI）

预防：恰当的时间，合适的主题

　　癌症研究是一个广泛的努力，且 IARC 必须制定优先项目。其结果是注重 "以癌症预防为目的的癌症研究"。这样的研究是必要的，但是长期资助不足。例如，2014 年 "澳大利亚癌症" 报道，在澳大利亚、加拿大和英国的癌症研究中只有

> 我最美好的记忆就是和一批非常优秀的科学家一起工作，他们也非常友好。一个年轻科学家能够在那种环境下工作并获得经验，简直太棒了。——马诺利斯·卡格维纳斯（Manolis Kogevinas）IARC 前任科学家

2%～3% 资金分配到预防研究，也许其中的 10% 用于病因学的研究。事实上，快速增长的癌症负担以及不断飙升的治疗和护理成本，意味着没有一个国家可以找到解决癌症问题的出路。

在高收入国家，优先权投放在新的治疗方法的研究上。这是一个复杂的受多种因素如哲学、情感、宣传、经济、政治导向等问题，且远超出了本书的范围。然而，随着时间的推移，治疗的成本效益和早期发现及预防的收益之间的反差将会变得越来越大，以致于政策制定者对这个问题不能不理了。有鉴于此，在癌症研究的重点上，治疗和预防应该找到一个较好的平衡，至少在公共资源的分配这个问题上。为患者提供更好治疗的愿望是可以理解的，但必须由第一步尽早避免癌症发展的这些努力来补充。2014 年 IARC 世界癌症报告中引述了肯尼亚卡伦津（Kalenjin）部落的一个谚语："防火于未燃（It is better to put out the fire while it is still small）"，正体现了这种智慧的普遍实用性。这正是癌症预防的标语。

预防的含义因人而异。对于 IARC，其重点是描述癌症负担，了解病因，并评估干预措施及其实施。这个循环是依次通过观测到的癌症负担的减轻来完成的，它最终表现在癌症登记的测量中。这个重点项目最好是通过一个跨学科的方式来进行：一方面，利用以实验室为基础而衍生出的知识和技术的进展，来理解癌症生物学；另一方面，利用行为与社会科学等多学科，来阐述贯穿个体到社区或社会整个过程中起着重要作用的癌症风险因子。IARC 将会寻求多种学科的整合，一如既往地与当地国家具有专业知识的科学家

> 将来有一天，癌症预防将会成为一个根本性的问题，在这个问题上，IARC 能够有助于法国。癌症研究领域，癌症预防是滞后的。——蒂埃里·菲利普（Thierry Philip），IARC 长期合作者

们建立合作伙伴关系。

过去十年，在前所未有的大型全基因组关联分析（GWAS）中，IARC 一直在个体间的遗传变异的分子细节上，坚定地查寻癌症的病因。其中一个目标是鉴别遗传易感人群，并针对性地调整预防干预措施，这类似于专门针对遗传易感人群而进行的肿瘤临床治疗。然而，无论是基因的或是其他方面，癌症不能归因于一个简单的单个特征。这需要对健康问题有一个全新的理解，因为它受多种复杂的个体特征和更广泛的社会背景的影响。因此，广义上，流行病学的研究应该包含癌症的社会决定因素。一个综合因素将会是气候变化对健康的影响，目前关于它的作用规模和特性还是不能预测的。所有的这些考虑都将需要了解生命的不同阶段所经历的暴露效应，以便探索有效时段来采取干预措施。

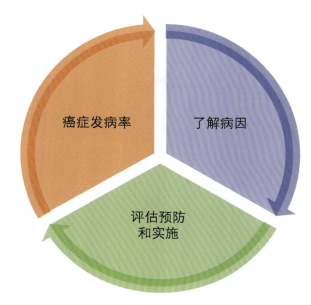

图示该机构描述癌症预防的三个主要活动领域：癌症发病率，了解病因，评估预防和实施

迄今为止，尽管在癌症预防方面已取得一些进展，但在试验条件下干预措施表现出的有效性，与一旦该措施应用于实际卫生服务上的成效之间仍然有差距。很明显，需要继续研究那些能够导致或阻止这措施成功实施的因素。由于自由市场经济导致的日益加大的不平等性，这些因素在社会内部和社会之间很可能有差别。因此，实施研究是一个重要的、但还没有展开的研究领域，这也正是 IARC 处在现今的位置上要做的事情。IARC 不仅通过其专业知识，还通过其国际地位带来的与科学家们和政府部门一起合作的机会，来评估和改善这

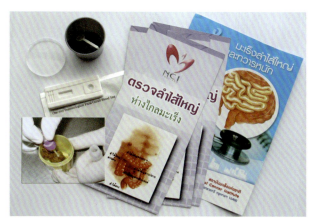

IARC 正在与泰国政府开展合作研究，来评估如何最好地实施一个有关大肠癌筛查方案，并保证这个方案能够有效地扩展到全国范围（参见"癌症筛查和早期诊断"一章）。这里展示的是一些有关该项目的教育材料，以及有关便血的测试方法

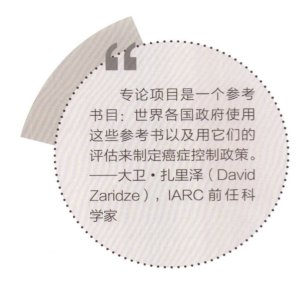

> 专论项目是一个参考书目：世界各国政府使用这些参考书以及用它们的评估来制定癌症控制政策。
> ——大卫·扎里泽（David Zaridze），IARC 前任科学家

些国家项目。毫无疑问，这项直接与大众健康相关的研究，将是该机构未来的一大特征。

IARC 正步入其生命的下一篇章，研究将进一步面向为制定政策提供信息；但是在这个着眼于应用的任务中，绝不会妥协科学质量。所有的有关癌症发生、风险因素和预防干预措施方面的准确数据，只有在它们是可靠的前提下，才能为癌症控制措施提供某一方面证据。因此，研究必须采用尖端的方法和知识。IARC 不仅将继续贡献原始研究成果，还作为权威机构提供一系列可信任的出版物，如 IARC 专论，IARC 癌症预防手册，世卫组织（WHO）肿瘤分类系列，以及"五大洲癌症发病率"和 GLOBOCAN 全球癌症统计等书籍。IARC 通过增加"科普丛书"（public goods）这种方式来减少世界范围的癌症负担。

授权独立

在创建 IARC 时，先辈们卓有远见的决定之一就是为它提供了一个高度的自治性，同时仍然保留在世卫组织内。事实上，世卫组织本身就处在这样的一个中心地位，即它的决议没有一个是不重要的。正如约翰·希金森在 1971 年所述，IARC 是"建立在世卫组织框架内，但有权发展自己的研究项目"。这是一个行之有效的模式，类似于在政治理念和实践中已经很好建立起来的、健康的权力的分离。

IARC 的管理结构允许它开展自己的研究，而不受政治压力的干扰。这个独立性也有助于那些面临内部压力的国家，因为来自 IARC 的科学结论是不受国家利益影响的。有时那些国家中的科学权威可能会受到或多或少的、这样或那样的责难，但是 IARC 的声音还是能被听到的。对于最近几年的一些主题，例如二手烟草烟雾、柴油机尾气、手机、轮班工作制、核辐射和乳腺癌筛查等，该机构能够站在科学的角度进行评估而不受外界影响。IARC 理事会在维护这种自由和独立方面起到了巨大的作用，这些都是 IARC 工作权威性的支持。展望未来，对利益冲突（conflict of interest）的问题必须时刻保持警惕，正如同科学的远景和研究的规划。

IARC 的品质、完整性和独立性在社会上备受推崇，但是这些特性变得越来越突出，超乎寻常。因此拥有这些价值不应该被认为是理所当然。IARC 工作于那些游说、宣传和既得利益的大漩涡之中，这些影响往往是间接的、不易被发觉。在过去的 20 年中，许多发达国家政府迫使 IARC 去咨询由私营机构资助的研究人员；毫无疑问，这种做法模糊了两个领域之间的界限。在将科学转化为技术和经济增长来造福人类的过程中，研究人员对

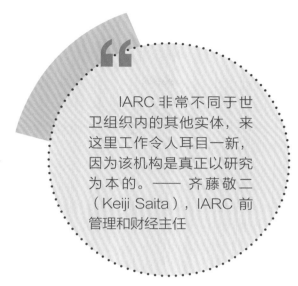

"

IARC 非常不同于世卫组织内的其他实体，来这里工作令人耳目一新，因为该机构是真正以研究为本的。—— 齐藤敬二（Keiji Saita），IARC 前管理和财经主任

来自私人资金的依赖，正在侵蚀着科学的独立性。当需要独立证据时，问题就出现了。例如，如果大多数在营养和癌症方面的研究都是由食品工业界资助的，那么想要保持自由独立，避免来自实际的或可预见的利益冲突的干扰，将会困难重重。

IARC 将继续保护其独立性，不受既得利益者的干扰，但必须接受外界监督来进一步核查是否仍在坚持自己的价值观。信誉易失，重拾困难。然而，若与私营部门保持一定距离，IARC 面临着工作经费上的挑战，特别是当一些国家倾向于实质上削减对国际组织的经费支持。最近几年 IARC 的经费主要来自两部分：总体开支的大约三分之二来自参与国的贡献；三分之一来源于预算外，主要来自竞争性的基金资助以及 IARC 已获批准的战略相匹配的资金。很显然，维护这种平衡很重要。捐助者和基金会提供了一个不同于参与国捐款的另一个资金来源，但是他们有自己的议程，而且必须监控那些随之而来的偏离使命的风险。因此，限制私营机构参与和维持 IARC 参与国适当的常规预算，这两种方式同时互补并存。IARC 核心常规预算，以及来自参与国的自愿捐款作为补充经费来支持一些特殊项目的初始构想，在过去七年的经济衰退的迹象解除后，必须重新进行规划。

将癌症议程与人类可持续发展目标的这个挑战相衔接的可能性，为开发辅助资金提供了一个有创造性的方式。认识到癌症与人类发展的关联，再次凸显了癌症和更广泛的社会背景之间的联系，即该疾病的社会决定因素。此外，随着癌症问题转型的发生，该机构的理事会组成也必须转换方式，以争取更多的来自南半球国家来参与，让他们走上前台，为全球癌症研究贡献他们的见解、专业知识和财力。

另一种存在方式

　　IARC 是一个专注于癌症的研究机构，它是建立在科学的基础上的。然而，其跨越人类和基础设施方面的多种障碍，追求合作的运作方式，为 21 世纪提供了一盏明灯，指引一个不同寻常的方向，特别是在社会内部和社会之间的裂痕都太明显的时候。在里昂，同一屋顶下，任何时候都有约 50 个不同国籍和无数种不同文化的人们在友好的气氛中，为实现共同的目标一起工作。这种能量是来源于早期络绎不绝的职业科学家们；他们来到 IARC 时，积极进取，雄心勃勃，为 IARC 添砖加瓦积极贡献。来自世界各地的合作者们组成了更广泛的 IARC"家庭"，使这种氛围得到更进一步的扩大。正是这种合作精神，即使面临敏感问题的时候，也能使大家成功地处理好每一天的日程。当然，在这样的环境下，误解和分歧在所难免；但是，因为有相近的理念来商讨解决人道主义问题的共同经验，一次次证明 IARC 是有能力来克服这些分歧的。

　　在实践中应用这一理论的一个例子，表现在 2013 年 IARC 召开的一次会议中。会议讨论了 1949～1962 年间苏联在哈萨克斯坦的塞米巴拉金斯克进行的地上核试验，以及由此产生的辐射暴露问题。参加圆桌会议的科学家们来自德国、日本、哈萨克斯坦、挪威、英国和美国，他们试图用最科学方法来进行一个能为低剂量辐射提供重要见解的研究项目，但那也会触及到历史上的一个困难时期。很少有

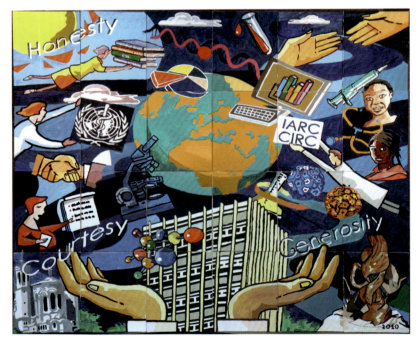

2010 年 IARC 员工活动日，大家集聚一起，以绘画方式来表现该机构的日常活动和价值观

像 IARC 这样的机构能够召集起来这样的会议，并为有成效的科技合作创造空间。这个以及其他由 IARC 协调的核暴露研究 ——捷恰（Techa）河的周边研究，切尔诺贝利和福岛的事故发生后，以及关于核工业界工人的国际性研究——在某些方面将我们带回到那个新成立癌症机构的早期支持者们面临的双重担忧：核力和癌症。也许是时候来重新审视道义上的论点，即仍然支持将公共支出的经费从国防到健康领域的重新分配。当然，在面对不断要求出具有于医疗保健干预措施的成本效益的证据时，人们会感觉到一定程度的被动和退却；然而在军事方面的这种干预措施的审查似乎从来就没有发生过。在更广泛的医疗保健界，这种状况不应该不受到质疑。

总之，人们很可能会指出 IARC 不仅仅是一个癌症研究机构，它还是一种模式：在那里，怀疑和自私自利让位于公开与合作；在那里，国家优先事项屈从于更广泛的公众利益。试图来丈量这种积极经验对该机构经历过的事件的影响，是不可能的，也很可能是不可取的；并且它绝不是建立 IARC 的原因。不过，以"IARC 方式"开展研究取得的成果，无一不是有价值的。这正是 IARC 的价值所在。

戴高乐将军在首次提及新的癌症机构时，指出了他希望该机构将体现的三个特点：人民之间合作，人类生存条件改善，以及科学的进步。虽然这个陈述来自一个完全不同的时代，但我们不能不惊叹它所表达的期望。让我们每一位为国际癌症研究机构（一个国际性的传承）的未来负责任的人，以此愿景来作为行动的指南。

延伸阅读

IARC Annual Reports, from 1968 to 1985. Lyon, France: IARC.

IARC Biennial Reports, from 1986–1987 to 2012–2013. Lyon, France: IARC.

Sohier R, Sutherland AGB (1990). The Origin of the International Agency for Research on Cancer. IARC Technical Report No. 6. Lyon, France: IARC. Available from: http://www.iarc.fr/en/publications/pdfs-online/treport-pub/treport-pub6/index.php.

Vignes CH (1967). Le Centre international de Recherche sur le Cancer. Annuaire français de droit international. 13:531–544.

WHO (1968). The Second Ten Years of the World Health Organization, 1958–1967. Geneva: WHO. Available from: http://www.who.int/global_health_histories/who_history/en/.

WHO (2008). The Third Ten Years of the World Health Organization, 1968–1977. Geneva: WHO. Available from: http://www.who.int/global_health_histories/who_history/en/.

资料来源

图

page v IARC photo library/R. Dray.

page 2 Courtesy of the Musée de l'Ordre de la Libération.

page 6 With kind permission from Le Monde, © Le Monde, 8 November 1963.

page 7 Courtesy of the Latarjet family.

page 10 © INSERM/Michel Depardieu.

page 12 Courtesy of the Union for International Cancer Control (UICC).

page 13 IARC photo library.

page 15 IARC archives.

page 19 IARC archives.

page 19 © 141118LPL890/PHOTOPQR/LE PROGRES.

page 22 IARC archives.

page 23 IARC photo library; WHO/Tibor Farkas.

page 24 WHO/Jean Mohr.

page 25 IARC archives.

page 26 IARC photo library; IARC photo library/R. Dray.

page 28 Courtesy of the Latarjet family.

page 29 IARC photo library.

page 30 WHO/Paul Almasy.

page 31-32 IARC photo library.

page 35 FIPOI © Luca Fascini.

page 36 Adapted from McKeown T (1976). The Role of Medicine: Dream, Mirage or Nemesis? London, United Kingdom:Nuffield Provincial Hospitals Trust; http://www. nuffieldtrust. org.uk/publications/role-medicine-dream-mirage-or-nemesis (accessed 5 October 2014), © The Nuffield Trust. Reproduced with permission; Adapted from Holland WW, Olsen J, Florey CdV, editors (2007). The Development of Modern Epidemiology: Personal Reports from Those Who Were There. Oxford, United Kingdom: Oxford University Press, Figure 4.1, by permission of Oxford University Press.

page 38 IARC photo library/R. Dray.

page 41 IARC photo library.

page 42 © Michael Crabtree/Troika.

page 45 IARC photo library/R. Dray.

page 48 Courtesy of the Union for International Cancer Control (UICC); Courtesy of the Waterhouse family.

page 52 Reprinted from Murphy M, Bobak M, Nicholson A, Rose R, Marmot M (2006) . The widening gap in mortality by educational level in the Russian Federation, 1980–2001. Am J Public Health. 96(7):1293–9. http:// dx.doi.org/10.2105/ AJPH.2004.056929 PMID:16735629, with permission from The Sheridan Press.

page 53 Reprinted from Milanovic B (2012). Global Income Inequality by the Numbers: in History and Now – An Overview. © World Bank; http://elibrary.worldbank. org/doi/pdf/10.1596/18 13-9450-6259. Licence: Creative Commons Attribution CC BY 3.0.

page 54 Reprinted from Ng M, Fleming T, Robinson M, Thomson B, Graetz N, Margono C, et al. (2014). Global, regional, and national prevalence of overweight and obesity in children and adults during 1980–2013: a systematic analysis for the Global Burden of Disease Study 2013. Lancet. 384(9945):766–81. http:// dx.doi. org/10.1016/S0140-6736(14)60460-8 PMID:24880830, © 2014, with permission from Elsevier.

page 57 IARC photo library.

page 59 Courtesy of Mónica Sierra.

page 60 IARC photo library; Courtesy of Jack Siemiatycki; IARC photo library.

page 61 © Lyon Reportage.

page 62 Courtesy of Cold Spring Harbor Laboratory Archives.

page 63 From IARC Laboratory Notebook 534 of Norman Moullan, page 72, 16/11/2001 (unpublished data).

page 65 IARC photo library.

page 65 Courtesy of Monique Davis.

page 67 IARC photo library.

page 68 IARC photo library.

page 69 IARC photo library.

page 70 © Hiroko Ohgaki; © Yoichi Nakazato; © Paul Kleihues; © Guido Reifenberger; © Arie Perry.

page 71 © Lyon Reportage.

page 72 IARC photo library.

page 73 IARC photo library.

page 74 IARC photo library.

page 75 Adapted from IARC (1971). IARC Annual Report 1970. Lyon, France: IARC.

page 78 Reprinted from IARC (1976). IARC Annual Report 1975. Lyon, France: IARC.

page 80 IARC photo library/R. Dray.

page 82 Reprinted from Armstrong B, Doll R (1975). Environmental factors and cancer incidence and mortality in different countries, with special reference to dietary practices. Int J Cancer. 15(4):617–31. http://dx.doi.org/10.1002/ijc.2910150411 PMID:1140864.

page 84 Reprinted from Clemmesen J (1965). Statistical Studies in the Aetiology of Malignant Neoplasms, Vol. 1, Review and Results. Copenhagen, Denmark: Munksgaard Publishers.; Figure 42, page 250. Adapted from Rigoni-Stern D (1844). Intorno al trattato critico sulla febbre del dott. G. B. Mugna ed all'arterite: Osservazioni. Verona, Italy: Tipografia di Giuseppe Antonelli.

page 85 IARC photo library.

page 86 IARC archives.

page 88 WHO/Jean Mohr.

page 90 Reprinted from Fritz A, Percy C, Jack A, Shanmugaratnam K, Sobin L, Parkin DM, et al., editors (2013). International Classification of Diseases for Oncology (ICD-O), 3rd edition, 1st revision. Geneva: World Health Organization.

page 91 IARC photo library.

page 93 IARC photo library.

page 94 IARC Section of Cancer Surveillance.

page 95 IARC Section of Cancer Surveillance.

page 96 IARC photo library.

page 98 © The Nuffield Trust. Reproduced with permission. Taken from Doll R (1967). Prevention of Cancer: Pointers from Epidemiology. London: Nuffield Provincial Hospitals Trust.

page 99 IARC photo library.

page 100 IARC photo library.

page 101 From Forman D, Bray F, Brewster DH, Gombe Mbalawa C, Kohler B, Piñeros M, et al., editors (2013). Cancer Incidence in Five Continents, Vol. X (electronic version). Lyon, France: IARC. Available at http://ci5.iarc.fr.

page 103 Reprinted from Badwe RA, Dikshit R, Laversanne M, Bray F (2014). Cancer incidence trends in India. Jpn J Clin Oncol. 44(5):401–7. http://dx.doi.org/10.1093/jjco/hyu040 PMID:24755545, by permission of Oxford University Press.

page 104 Reprinted from Steinitz R, Parkin DM, Young JL, Bieber CA, Katz L (1990). Cancer Incidence in Jewish Migrants to Israel, 1961–1981. IARC Scientific Publication No. 98. Lyon, France: IARC.

page 104 Reprinted from Steinitz R, Parkin DM, Young JL, Bieber CA, Katz L (1990). Cancer Incidence in Jewish Migrants to Israel, 1961–1981. IARC Scientific Publication No. 98. Lyon, France: IARC.

page 105-106 Reproduced from Thun M, Peto R, Boreham J, Lopez AD (2012). Stages of the cigarette epidemic on entering its second century. Tob Control. 21(2):96–101. http://dx.doi. org/10.1136/tobaccocontrol-2011 -050294 PMID:22345230, with permission from BMJ Publishing Group Ltd.

page 106 Adapted from Montanaro F, Bray F, Gennaro V, Merler E, Tyczynski JE, Parkin DM, et al.; ENCR Working Group (2003). Pleural mesothelioma incidence in Europe: evidence of some deceleration in the increasing trends. Cancer Causes Control. 14(8):791–803. http://dx.doi.org/10.1023/A:1026300619747 PMID:14674744. Springer/Kluwer Academic Publishers; Figure 2, page 795, with kind permission from Springer Science+Business Media.

page 107 IARC photo library.

page 108 Data compiled from the Global Health Observatory Data Repository.

page 109 From Ferlay J, Soerjomataram I, Ervik M, Dikshit R, Eser S, Mathers C, et al. (2013). GLOBOCAN 2012 v1.0, Cancer Incidence and Mortality Worldwide: IARC CancerBase No. 11 [Internet]. Lyon, France: IARC. Available at http://globocan.iarc.fr.

page 110 IARC photo library.

page 113 CCDC/Barbara Jenkins, NIOSH, Dick Robbins.

page 115 IARC photo library.

page 116 IARC photo library.

page 119 IARC photo library/R. Dray; IARC photo library.

page 121 Courtesy of Gerald N. Wogan.

page 122 IARC photo library.

page 124 IARC photo library.

page 125 Reprinted from Saracci R, Simonato L, Baris Y, Artvinli M, Skidmore J (1982). The age-mortality curve of endemic pleural mesothelioma in Karain, Central Turkey. Br J Cancer. 45(1):147–9. http://dx.doi.org/10.1038/bjc.1982.19 PMID:7059459, by permission of Macmillan Publishers Ltd on behalf of Cancer Research UK, © 1982.

page 128 Courtesy of the United States Public Health Service, Office of the Surgeon General.

page 129 Adapted from Boffetta P, Agudo A, Ahrens W, Benhamou E, Benhamou S, Darby SC, et al. (1998). Multicenter case-control study of exposure to environmental tobacco smoke and lung cancer in Europe. J Natl Cancer Inst. 90(19):1440–50. http://dx.doi.org/10.1093/jnci/90.19.1440 PMID:9776409, with permission from Oxford University Press.

page 130 Reproduced with permission from BMJ Publishing Group Ltd. Doll R, Peto R, Boreham J, Sutherland I (2004). Mortality in relation to smoking: 50 years' observations on male British doctors. BMJ, 328:1519–1527. http://dx.doi.org/10.1136/bmj.38142.554479.AE PMID:15213107, © 2004.

page 131 IARC photo library.

page 132 Reprinted from Tannenbaum A, Silverstone H (1953). Nutrition in relation to cancer. Adv Cancer Res. 1:451–501. http://dx. doi.org/10.1016/S0065-230X(08)60009-3 PMID:13057710, © 1953, with permission from Elsevier.

page 133-134 Reprinted from IARC (1971). IARC Annual Report 1970. Lyon, France: IARC; IARC photo library.

page 135 Courtesy of Imperial College London/Thomas Angus.

page 136 Adapted from Wikimedia Commons: Mohammadreza Kamali © 2011.

page 137 Reprinted from Riboli E, Elmståhl S, Saracci R, Gullberg B, Lindgärde F (1997). The Malmö Food Study: validity of two dietary assessment methods for measuring nutrient intake. Int J Epidemiol. 26(90001) Suppl 1:S161–73. http://dx.doi. org/10.1093/ije/26.suppl_1.S161 PMID:9126544.

page 138 Adapted from Bingham S, Riboli E (2004). Diet and cancer–the European Prospective Investigation into Cancer and Nutrition. Nat Rev Cancer. 4(3):206–15. http://dx.doi.org/ 10.1038/nrc1298 PMID:14993902, by permission from Macmillan Publishers Ltd, © 2004.

page 140 IARC photo library/R. Dray.

page 141 Reprinted from Crispim SP, Nicolas G, Casagrande C, Knaze V, Illner AK, Huybrechts I, et al. (2014). Quality assurance of the international computerised 24 h dietary recall method (EPIC-Soft). Br J Nutr. 111(3):506–15. http://dx.doi.org/ 10.1017/S0007114513002766 PMID:24001201, reproduced with permission from Cambridge University Press.

page 142 Courtesy of Norfolk and Norwich University Hospital.

page 143 IARC photo library.

page 144-145 Adapted from Slimani N, Fahey M, Welch AA, Wirfält E, Stripp C, Bergström E, et al. (2002). Diversity of dietary patterns observed in the European Prospective Investigation into Cancer and Nutrition (EPIC) project. Public Health Nutr. 5(6B) 6B:1311– 28. http://dx.doi.org/10.1079/PHN2002407 PMID:12639235.

page 147 Reprinted from Norat T, Bingham S, Ferrari P, Slimani N, Jenab M, Mazuir M, et al. (2005). Meat, fish, and colorectal cancer risk: the European Prospective Investigation into Cancer and Nutrition. J Natl Cancer Inst. 97(12):906–16. http://dx.doi. org/10.1093/jnci/dji164 PMID:15956652.

page 148 Adapted from Pischon T, Boeing H, Hoffmann K, Bergmann M, Schulze MB, Overvad K, et al. (2008). General and abdominal adiposity and risk of death in Europe. N Engl J Med. 359 (20):2105–20. http://dx.doi.org/10.1056/NEJMoa0801891 PMID: 19005195.

page 150 IARC/Nadia Slimani. Compiled from Pisa PT, Landais E, Margetts B, Vorster HH, Friedenreich CM, Huybrechts I, et al. (2014). Inventory on the dietary assessment tools available and needed in Africa: a prerequisite for setting up a common methodological research infrastructure for nutritional surveillance, research and prevention of diet-related non-communicable diseases. Crit Rev Food Sci Nutr. http://dx.doi.org/10.1080/1040 8398.2014.981630.

page 152 IARC Biobank.

page 153 Reprinted from Groopman JD, Hall AJ, Whittle H, Hudson GJ, Wogan GN, Montesano R, et al. (1992). Molecular dosimetry of aflatoxin-N7-guanine in human urine obtained in The Gambia, West Africa. Cancer Epidemiol Biomarkers Prev. 1(3):221–7. PMID:1339082, © 1992 American Association for Cancer Research.

page 164 Reprinted from Wild CP, Scalbert A, Herceg Z (2013). Measuring the exposome: a powerful basis for evaluating environmental exposures and cancer risk. Environ Mol Mutagen. 54(7):480–99. http://dx.doi.org/10.1002/em.21777 PMID:23681765.

page 155 IARC photo library.

page 156 IARC photo library.

page 157-158 Adapted from Shi H, Le Calvez F, Olivier M, Hainaut P (2005). Patterns of TP53 mutations in human cancer: interplay between mutagenesis, DNA repair and selection. In: Hainaut P, Wiman KG, editors. 25 Years of p53 Research. Dordrecht, The Netherlands: Springer, pp. 293–319, Figure 1, with kind permission from Springer Science+Business Media; WHO/Jean Mohr

page 158 Reprinted from Scelo G, Riazalhosseini Y, Greger L, Letourneau L, Gonzàlez-Porta M, Wozniak MB, et al. (2014). Variation in genomic landscape of clear cell renal cell carcinoma across Europe. Nat Commun. 5:5135. PMID:25351205, by permission from Macmillan Publishers Ltd, © 2014.

page 159 IARC photo library.

page 160-161 Adapted from © iStockphoto/VLADGRIN 2014; Adapted from Sobol H, Narod SA, Nakamura Y, Boneu A, Calmettes C, Chadenas D, et al. (1989). Screening for multiple endocrine neoplasia type 2a with DNA-polymorphism analysis. N Engl J Med. 321(15):996–1001. http://dx.doi.org/10.1056/NEJM198910123211502 PMID:2571086, © 1989 Massachusetts Medical Society. Reprinted with permission from Massachusetts Medical Society.

page 161 IARC photo library.

page 163 Reprinted from Rothman N, Hainaut P, Schulte P, Smith M, Boffetta P, Perera F, editors (2011). Molecular Epidemiology: Principles and Practices. IARC Scientific Publication No. 163. Lyon, France: IARC.

page 164 Courtesy of the American Association for Cancer Research.

page 165-166 Reprinted from IARC (1999). IARC Biennial Report 1998–1999. Lyon, France: IARC; IARC photo library.

page 167 Adapted from Ohgaki H, Dessen P, Jourde B, Horstmann S, Nishikawa T, Di Patre PL, et al. (2004). Genetic pathways to glioblastoma: a population-based study. Cancer Res. 64(19):6892–9. http://dx.doi.org/10.1158/0008-5472.CAN- 04-1337 PMID:15466178, © 2004 American Association for Cancer Research.

page 169-170 IARC photo library; © Elaine S. Jaffe.

page 170-171 IARC photo library; Adapted from Geser A, de Thé G, Lenoir G, Day NE, Williams EH (1982) . Final case reporting from the Ugandan prospective study of the relationship between EBV and Burkitt's lymphoma. Int J Cancer. 29(4):397– 400. http://dx.doi.org/10.1002/ijc.2910290406 PMID:6282763, with permission from Wiley.

page 172 Adapted from IARC (1972). IARC Annual Report 1971. Lyon, France: IARC.

page 173 Reprinted from Muñoz N, Bosch FX, de Sanjosé S, Tafur L, Izarzugaza I, Gili M, et al. (1992). The causal link between human papillomavirus and invasive cervical cancer: a population-based case-control study in Colombia and Spain. Int J Cancer. 52(5):743–9. http://dx.doi.org/10.1002/ijc.2910520513 PMID:1330933, © 2006. Available from: http://onlinelibrary.wiley. com/doi/10.1002/ijc.2910520513/abstract.

page 174 IARC photo library.

page 175 Courtesy of Nubia Muñoz.

page 176 Reprinted from Robboy SJ, Mutter GL, Prat J, Bentley RC, Russell P, Anderson MC, editors (2009). Robboy's Pathology of the Female Reproductive Tract, 2nd edition, p. 191. © 2009, with permission from Churchill Livingstone/Elsevier.

page 177 Reprinted from Crosbie EJ, Einstein MH, Franceschi S, Kitchener HC (2013). Human papillomavirus and cervical cancer. Lancet. 382(9895):889–99. http://dx.doi.org/10.1016/S0140- 6736(13)60022-7 PMID:23618600, © 2013, with permission from Elsevier.

page 178 Adapted from an unpublished f igure (courtesy of Robert D. Burk and Zigui Chen).

page 179 Reprinted from de Martel C, Ferlay J, Franceschi S, Vignat J, Bray F, Forman D, et al. (2012). Global burden of cancers attributable to infections in 2008: a review and synthetic analysis. Lancet Oncol. 13(6):607–15. http://dx.doi.org/ 10.1016/S1470-2045(12)70137-7 PMID:22575588, © 2012, with permission from Elsevier.

page 181 Reprinted from Shimakawa Y, Lemoine M, Mendy M, Njai HF, D'Alessandro U, Hall A, et al. (2014). Population-based interventions to reduce the public health burden related with hepatitis B virus infection in The Gambia, West Africa. Trop Med Health. 42(2) Suppl:59–64. http://dx.doi.org/10.2149/tmh.2014-S08 PMID:25425952.

page 181 Adapted from Shimakawa Y, Lemoine M, Mendy M, Njai HF, D'Alessandro U, Hall A, et al. (2014). Population-based interventions to reduce the public health burden related with hepatitis B virus infection in The Gambia, West Africa. Trop Med Health. 42(2) Suppl:59–64. http://dx.doi.org/10.2149/ tmh.2014-S08 PMID:25425952.

page 183 Courtesy of Andrew Hall/London School of Hygiene & Tropical Medicine.

page 186 Reprinted from Läärä E, Day NE, Hakama M (1987). Trends in mortality from cervical cancer in the Nordic countries: association with organised screening programmes. Lancet. 329(8544):1247–9. http://dx.doi.org/10.1016/S0140- 6736(87)92695-X PMID:2884378, © 1987, with permission from Elsevier.

page 187 Adapted from de Koning HJ (2009). The mysterious mass(es). [Inaugural address, Professor of Screening Evaluation.] Rotterdam, The Netherlands: Erasmus MC.

page 188 IARC photo library.

page 189 IARC photo library.

page 190 From Sankaranarayanan R, Nene BM, Shastri SS, Jayant K, Muwonge R, Budukh AM, et al. (2009). HPV screening for cervical cancer in rural India. N Engl J Med. 360(14):1385– 94. http://dx.doi.org/10.1056/NEJMoa0808516 PMID:19339719, © 2009, Massachusetts Medical Society. Reprinted with permission from Massachusetts Medical Society.

page 191 IARC Screening Group.

page 192 WHO/SEARO/Anubhav Das.

page 193 Rengaswamy Sankaranarayanan/IARC.

page 194 IARC photo library.

page 195 WHO/PAHO/Carlos Gaggero.

page 196 IARC photo library.

page 200 Freddie Bray/IARC.

page 201 Data compiled from Ferlay J, Soerjomataram I, Ervik M, Dikshit R, Eser S, Mathers C, et al. (2013). GLOBOCAN 2012 v1.0, Cancer Incidence and Mortality Worldwide: IARC CancerBase No. 11 [Internet]. Lyon, France: IARC. Available at http://globocan.iarc.fr, and the United Nations Development Programme.

page 203 Christopher P. Wild/IARC; Krittika Pitaksaring-karn/IARC.

page 206 IARC photo library/R. Dray.

page 218 IARC photo library/R. Dray.

page 220 IARC photo library; IARC photo library/R. Dray.

表

page 43 Compiled from Doll R (1967). Prevention of Cancer: Pointers from Epidemiology. London: Nuffield Provincial Hospitals Trust. [In addition, Doll mentions as doubtful at the time the evidence of carcinogenicity for some other factors, including urban air pollution.]

page 48 Data for 1947–1951: Compiled from Shimkin MB, Griswold MH, Cutler SJ (1984) . Classics in oncology. Survival in untreated and treated cancer. CA Cancer J Clin. 34(5):282–94. http://dx.doi.org/10.3322/canjclin.34.5.282 PMID:6432240 (data of the Connecticut Tumor Registry). Data for 1975–1977 and 2003–2009: Compiled from American Cancer Society (2014). Cancer Facts & Figures 2014. Atlanta, Georgia: American Cancer Society (from nine registration areas within the USA; data for all ethnicities and both sexes combined).

page 49 Adapted from United Nations, Department of Economic and Social Affairs, Population Division (2011). World Population 2010 (Wall Chart). ST/ESA/SER.A/307.

page 51 Reproduced, with the permission of the publisher, from WHO (2008). Closing the Gap in a Generation: Health Equity Through Action on the Social Determinants of Health: Final Report of The Commission on Social Determinants of Health. Geneva: World Health Organization (Table 2.1, Page 32, http://www.who.int/social_ determinants/final_report/csdh_finalreport_2008.pdf, accessed 9 September 2014).

page 55 Compiled from Baade PD, Youlden DR, Valery PC, Hassall T, Ward L, Green AC, et al. (2010). Population-based survival estimates for childhood cancer in Australia during the period 1997–2006. Br J Cancer. 103(11):1663–70. http:// dx.doi.org/10.1038/sj.bjc.6605985 PMID:21063404; Bao PP, Zheng Y, Wu CX, Peng P, Gong YM, Huang ZZ, et al. (2012). Population-based survival for childhood cancer patients diagnosed during 2002–2005 in Shanghai, China. Pediatr Blood Cancer. 59(4):657–61. http://dx.doi.org/10.1002/pbc.24043 PMID:22302759; Swaminathan R, Rama R, Shanta V (2008). Childhood cancers in Chennai, India, 1990–2001: incidence and survival. Int J Cancer. 122(11):2607–11. http://dx.doi. org/10.1002/ijc.23428 PMID:18324630; Wiangnon S, Veerakul G, Nuchprayoon I, Seksarn P, Hongeng S, Krutvecho T, et al. (2011). Childhood cancer incidence and survival 2003–2005, Thailand: study from the Thai Pediatric Oncology Group. Asian Pac J Cancer Prev. 12(9):2215–20. PMID:22296359.

page 110 Compiled from Forman D, Bray F, Brewster DH, Gombe Mbalawa C, Kohler B, Piñeros M, et al., editors (2013). Cancer Incidence in Five Continents, Vol. X (electronic version). Lyon, France: IARC. Available at http://ci5.iarc.fr.

page 121 Reprinted from IARC (1971). IARC Annual Report 1970. Lyon, France: IARC.

文字

除非特别说明，本书其他引文均摘自 IARC 为撰写此书所进行的访谈。

page 1 (Tomatis quotation) From Sohier R, Sutherland AGB (1990). The Origin of the International Agency for Research on Cancer. IARC Technical Report No. 6. Lyon, France: IARC. Available from: http://www.iarc.fr/en/publications/pdfs- online/treport-pub/treport-pub6/index.php.

pages 2–3 ("Emmanuel d'Astier de La Vigerie – liberation from the burden of cancer") From Crémieux F (1966). Entretiens avec Emmanuel d'Astier. Paris: Éditions Pierre Belfond; and d'Astier de La Vigerie G (2010). Emmanuel d'Astier de La Vigerie: Combattant de la Résistance et de la Liberté, 1940–1944. Chaintreaux: Éditions France-Empire Monde.

page 3 From Crémieux F (1996). Entretiens avec Emmanuel d'Astier. Paris: Éditions Pierre Belfond.

page 4 From Emmanuel d'Astier (1963). Une Requête. Le Monde, 21 November 1963.

page 4 From Emmanuel d'Astier (1963). Une Requête. Le Monde, 21 November 1963; (Co- signatories to the open letter) From Sohier R, Sutherland AGB (1990). The Origin of the International Agency for Research on Cancer. IARC Technical Report No. 6. Lyon, France: IARC. Available from: http://www. iarc.fr/en/publications/pdfs-online/treport-pub/treport-pub6/ index.php.

page 8 ("Reply from General de Gaulle") From Sohier R, Sutherland AGB (1990). The Origin of the International Agency for Research on Cancer. IARC Technical Report No. 6. Lyon, France: IARC. Available from: http://www. iarc.fr/en/publications/ pdfs-online/treport-pub/treport-pub6/index.php.

page 9 From WHO interview with AGB Sutherland, IARC archives.

page 11 From WHO (2008). The Third Ten Years of the World Health Organization, 1968–1977. Geneva: WHO. Available from: http://www.who.int/global_health_histories/ who_history/en/.

page 13 From Alexander Haddow's opening speech at the UICC conference in Stockholm, September 1964, IARC archives.

page 14 (line 3) From an interview between AGB Sutherland and Jean-Francisque Delafresnaye, IARC archives.

pages 16-17 ("Places, names, and dollars") From minutes of meetings, IARC archives.

page 18 From minutes of meetings, IARC archives.

page 20-21 ("The first IARC Scientific Council") From Sohier R, Sutherland AGB (1990). The Origin of the International Agency for Research on Cancer. IARC Technical Report No. 6. Lyon, France: IARC. Available from: http://www.iarc.fr/en/publications/ pdfs-online/treport-pub/treport-pub6/index.php.

page 20 From letter from Richard Doll to John Higginson, IARC archives.

page 24 From John Gray's address at the inauguration of the IARC new building in 1972, IARC archives; From IARC archives.

page 28 From Jacob F (1997). La Souris, la Mouche et l'Homme. Paris: Éditions Odile Jacob.

page 34 (Ricoeur quotation) From Ricoeur P (1992). Lectures 2, La Contrée des Philosophes. Paris: Seuil, p. 202.

page 37 Schoenheimer R (1942). The Dynamic State of Body Constituents. Cambridge, Massachusetts: Harvard University Press.

page 39 From Klug A (1968). Rosalind Franklin and the discovery of the structure of DNA. Nature. 219(5156):808–44. http://dx.doi.org/10.1038/219808a0 PMID:4876935.

page 39 (line 33) From Cutler SJ, Griswold MH, Shimkin MB (1956). Survival in untreated and treated cancer. Ann Intern Med. 45(2):255–67. http://dx.doi.org/10.7326/0003-4819-45-2-255 PMID:13355149.

pages 41-42 ("Preventing cancer") From Doll R (1967). Prevention of Cancer: Pointers from Epidemiology. London: Nuffield Provincial Hospitals Trust. Reprinted with permission. © 1967 by The Nuffield Provincial Hospitals Trust, London.

page 43 From Higginson J (1979). Cancer and environment: Higginson speaks out. Science. 205(4413):1363–4, 1366. http://dx.doi.org/10.1126/science.472753 PMID:472753.

page 43 Clemmesen J (1965). Statistical Studies in the Aetiology of Malignant Neoplasms: A Manual of Cancer Epidemiology. Copenhagen, Denmark: Munksgaard Publishers.

page 50-51 ("Health and disease are socially deter-mined") From WHO (2008). Closing the Gap in a Generation: Health Equity Through Action on the Social Determinants of Health: Final Report of the Commission on Social Determinants of Health. Geneva: World Health Organization. Reprinted with permission. © World Health Organization 2008.

page 81 Plummer M (2008). Penalized loss functions for Bayesian model comparison. Biostatistics. 9(3):523–39. http://dx.doi.org/10.1093/biostatistics/kxm049 PMID:18209015.

page 83 From Ferrari P, Carroll RJ, Gustafson P, Riboli E (2008). A Bayesian multilevel model for estimating the diet/disease relationship in a multicenter study with exposures measured with error: the EPIC study. Stat Med. 27(29):6037–54. http://dx.doi.org/10.1002/sim.3444 PMID:18951369.

page 84 From Clemmesen J (1965). Statistical Studies in the Aetiology of Malignant Neoplasms, Vol. 1, Review and Results. Copenhagen, Denmark: Munksgaard Publishers, p. 248.

page 86-87 ("*Cancer Incidence in Five Continents*, Volume I") From Doll R, Payne P, Waterhouse JAH, editors (1966). Cancer Incidence in Five Continents, Vol. I. Geneva: International Union Against Cancer (UICC).

page 111 From Stewart BW, Wild CP, editors (2014). World Cancer Report 2014. Lyon, France: IARC, p. xi.

page 114 From Turusov V, Rakitsky V, Tomatis L (2002). Dichlorodiphenyltrichloroethane (DDT): ubiquity, persistence, and risks. Environ Health Perspect. 110(2):125–8. http://dx.doi.org/10.1289/ehp.02110125 PMID:11836138.

page 115 From Tomatis L (2002). Primary prevention protects public health. Ann N Y Acad Sci. 982(1):190–7. http://dx.doi.org/10.1111/j.1749-6632.2002.tb04933.x PMID: 12562637; From Tomatis L, Huff J (2002). Evolution of research in cancer etiology. In: Coleman WB, Tsongalis GJ, editors. The Molecular Basis of Human Cancer. Totowa, New Jersey: Humana Press Inc., pp. 189–201; From Tomatis L (2006). Role of experimental and epidemiological evidence of carcinogenicity in the primary prevention of cancer. Ann Ist Super Sanita. 42(2):113–7. PMID:17033130.

page 123 From IARC (1971). IARC Annual Report 1970. Lyon, France: IARC, pp. 86–7.

page 123 From IARC (1976). Some naturally occurring substances. IARC Monogr Eval Carcinog Risk Chem Man, 10:1–342. PMID:992652.

page 128 Doll R, Hill AB (1964). Mortality in relation to smoking: ten years' observations of British doctors. Br Med J. 1(5396):1460–7. http://dx.doi.org/10.1136/bmj.1.5396.1460 PMID:14132080.

page 129 From IARC (2004). Tobacco smoke and involuntary smoking. IARC Monogr Eval Carcinog Risks Hum, 83:1–1438. PMID:15285078.

page 132 From Tannenbaum A, Silverstone H (1953). Nutrition in relation to cancer. Adv Cancer Res. 1:451–501. http:// dx.doi.org/10.1016/S0065-230X(08)60009-3 PMID:13057710, © 1953, with permission from Elsevier.

pages 148 (Margaret Chan quotation) From World Health Organization Director-General Dr Margaret Chan's opening address at the World Conference on Social Determinants of Health, Rio de Janeiro, Brazil, 19 October 2011. Available from: http://www.who.int/dg/speeches/2011/ social_determinants_19_10/en/.

page 169 From Lenoir GM, O'Conor GT, Olweny CLM, editors (1985). Burkitt's Lymphoma: A Human Cancer Model. IARC Scientific Publication No. 60. Lyon, France: IARC, p. 11.

page 172 From Doll R, Peto R (1981). The causes of cancer: quantitative estimates of avoidable risks of cancer in the United States today. J Natl Cancer Inst. 66(6):1191–308. PMID:7017215.

page 173-174 ("1989: Cervical cancer and infection – growing evidence amid much uncertainty") From Muñoz N, Bosch FX, Jensen OM, editors (1989). Human Papillomavirus and Cervical Cancer, IARC Scientific Publication No. 94. Lyon, France: IARC.

page 180 ("Liver cancer as seen in 1969") From IARC (1971). Liver Cancer: Proceedings of a Working Conference held at the Chester Beatty Research Institute, London, England, 30 June to 3 July 1969. IARC Scientific Publication No. 1. Lyon, France: IARC.

page 186 From Shimkin MB (1977). Contrary to Nature. Washington, DC: United States Department of Health, Education and Welfare, p. 384.

page 204 From IARC (1971). Liver Cancer: Proceedings of a Working Conference held at the Chester Beatty Research Institute, London, England, 30 June to 3 July 1969. IARC Scientific Publication No. 1. Lyon, France: IARC, p. 5.

主任和委员会主席

IARC 主任

John Higginson (1966–1981)

Lorenzo Tomatis (1982–1993)

Paul Kleihues (1994–2003)

Peter Boyle (2004–2008)

Christopher Wild (2009–present)

理事会主席

E.J. Aujaleu, France (1965–1967)

R.J.H. Kruisinga, Netherlands (1968–1970)

J.A.B. Gray, United Kingdom (1971–1973)

N.N. Blokhin, Soviet Union (1974–1975)

S. Halter, Belgium (1976–1977)

H. Voigtländer, Federal Republic of Germany (1978–1979)

R. Vannugli, Italy (1980–1981)

G.T. O'Conor, USA (1981–1983)

B.P. Kean, Australia (1984–1985)

E. Somers, Canada (1986–1988)

H. Danielsson, Sweden (1989–1990)

J.K. Huttunen, Finland (1991–1992)

H. Voigtländer, Germany (1993–1994)

B. Mørland, Norway (1995–1996)

A. Adams, Australia (1997–1998)

T. Zeltner, Switzerland (1999–2000)

D. Dunstan, United Kingdom (2001–2002)

J. Larivière, Canada (2003–2004)

J.W. Hartgerink, Netherlands (2004–2006)

L.E. Hanssen, Norway (2007–2010)

P. Puska, Finland (2011–2013)

M. Palmer, United Kingdom (2014–present)

学术委员会主席

O. Mühlbock, Netherlands (1965)[a]

W.R.S. Doll, United Kingdom (1966–1967)

H. Hamperl, Federal Republic of Germany (1967)

I. Berenblum, Israel (1968)

P.F. Denoix, France (1969)

N.N. Blokhin, Soviet Union (1970)

C.G. Schmidt,
Federal Republic of Germany (1971)[b]

R. Latarjet, France (1972)

D.W. Van Bekkum, Netherlands (1973)

B.E. Gustafsson, Sweden (1974–1975)

G.L. Ada, Australia (1976)

A.C. Upton, USA (1977)

S. Eckhardt, Hungary (1978)

K. Munk, Federal Republic of Germany (1979)

J. Miller, Australia (1980)

M. Tubiana, France (1981)

J. Cairns, United Kingdom (1982)

N.E. Gray, Australia (1983–1984)

A.B. Miller, Canada (1985)

H.J. Evans, United Kingdom (1986)

B.K. Armstrong, Australia (1987)

R. Simard, Canada (1988)

R. Monier, France (1989)

E.J. Saksela, Finland (1990)

A.J. McMichael, Australia (1991–1992)

L.G. Israels, Canada (1993)

T. Sanner, Norway (1994–1995)

A.C. Green, Australia (1996)

A.R. Sarasin, France (1997)

J.C. Barrett, USA (1998)

H.E. Blum, Germany (1999)

J.L. Hopper, Australia (2000)

C. Bonaïti-Pellié, France (2001)

M. Aguet, Switzerland (2002)

L.K. Borysiewicz, United Kingdom (2003–2004)

J.D. Potter, USA (2005–2006)

B. Ponder, United Kingdom (2007–2008)[c]

J. Siemiatycki, Canada (2009)

H. Comber, Ireland (2010)

E.J. Rivedal, Norway (2011)

I. Frazer, Australia (2012)

M. Melbye, Denmark (2013–2014)

C. Ulrich, Germany (2015)

---

a. First meeting of the Scientific Committee.

b. Elected chair after the death of J.H.F. Maisin.

c. Could not attend; was replaced by the vice-chair (J. Siemiatycki, Canada, in 2007 and E. Ron, USA, in 2008).

研究成功的保障

　　本书概述了 IARC 的历史，从起源至现今。它着重呈现了该机构仅仅少数几个方面的科学成就以及对癌症预防的贡献。这些成就已获得广泛认可和赞誉。世界各地的科学家们，在他们职业生涯中不同的阶段来到 IARC，并以此作为起点，在其他地方继续为国际癌症研究作出宝贵的贡献。事实上，该机构的一大特点就是这种研究人员的流动性，他们通过经历来获取知识，并为将来丰满羽翼。

　　在国际癌症研究机构，有另外一群人，他们虽不常流动但支撑着所有这些成就。这群人通常被称为"支撑人员"，但是"支撑"这词不足够表达他们的重要作用。IARC 必须为其科学家们提供基础设施，没有这些设施什么都做不成；并且这些同事为科学家们提供了必需的工作环境。这类"支撑"系统意味着维持工作大楼的开启、安全以及正常的运转（而这并不是一件容易的事）；意味着人力资源、财务、预算、合同和基金管理、采购、信息技术以及总是忙碌的服务台等这些行政结构；包括在实验室中操作复杂设备、维护实验室整洁，以及管理和分析收集到的万亿字节（terabytes）数量级的科学数据的专家们；还包括接待来访者，管理堆积如山的来往信件、电子邮件和其他方式信函的工作人员；监管不断扩大的生物样品库的工作人员；保证科学家们在正确的时间到达正确的地方的工作人员；编辑书籍、宣传成就、翻译文件、发布网络内容的工作人员；以及为我们提供膳食并保持我们身体健康和安全的所有工作人员。这一群人包括所有的现在还在这里和更多的已经离开的，默默而有效地奉献于 IARC 的使命，

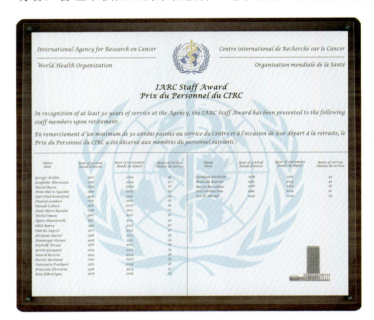

并自豪地分享该组织的成就的人们。

    IARC 的成功在很大程度上归功于这些宝贵的同事。2009 年，该机构设立了 IARC 员工奖，来体现这个价值，嘉奖在 IARC 度过 30 或 30 多年职业生涯的员工们。2011 年，IARC 推出另一奖励计划，来捕捉更多一点点事迹，即允许该机构内同行来表彰自己的同事做出的杰出贡献，他们往往来自这些"支撑"系统。然而，所有这些努力，对感谢他们的贡献，才仅仅作了一点点面上工作。

    因此，本纪念册也庆祝并呈献给过去 50 年来促进 IARC 科学事业成功进行的人们。成功也属于你们。

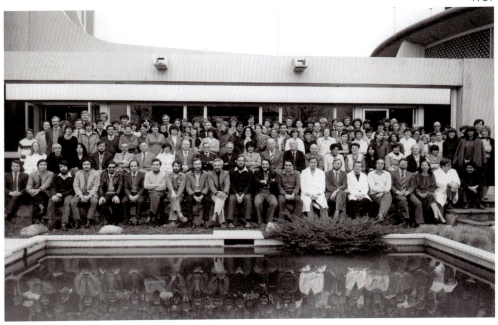

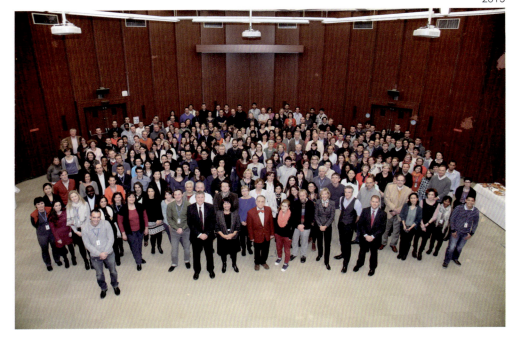

国际癌症研究机构（IARC）诞生于一个大胆的设想：在第二次世界大战之后，将最强大国家投资在军事实力上的巨额资金的一部分重新定向，不是用它们来相互厮杀，而是一起对付人类共同的敌人：癌症。合作，而不是冲突。

　　虽然这个资金模型从未实现，但这个宏大的理念第二个成分，即合作精神得以实现并蓬勃发展。自1965年创建的世界卫生组织内的专门癌症机构，IARC已经在世界各地开展了研究。通过奖学金、课程和合作项目的方式，帮助培养几千名来自发展中国家的癌症研究人员，磨练他们的技能。

　　本书概述了IARC于20世纪60年代的诞生背景，对国际合作和医学科学来说，那是一个极好的乐观主义时期。紧接着介绍了过去50年中该机构的主要成就，表现在进行癌症研究工具的开发、风险因素的识别和预防性干预措施的评估。

　　通过研究IARC的历史，尽管癌症研究领域一直在变化，作者阐述了初始的理想是如何继续有效地满足全球癌症预防和控制的需要。特别是在发展中国家，疾病负担越来越沉重的情形，越来越依赖于通过国际上的合作研究，来解决这些在癌症控制方面的国家优先事项。